LABORWERTE EINFACH VERSTEHEN

MOLEKULARMEDIZINERIN
CHRISTINA WINZIG

LABORWERTE EINFACH VERSTEHEN

Was der Laborbericht
über unsere Gesundheit verrät und
wie wir langfristig fit bleiben

DK

Inhalt

Vorwort

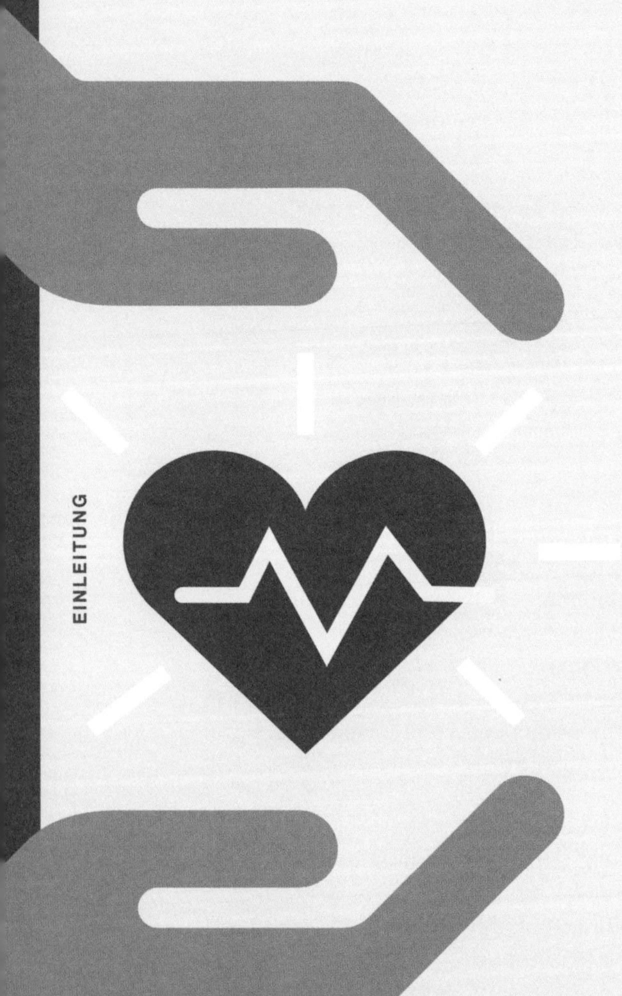

Stell dir vor, deine Gesundheit ist aufgebaut wie ein Girokonto. Du kommst auf die Welt und auf diesem Konto befindet sich bereits ein hübscher Betrag, der von deinen Eltern eingezahlt wurde (deine Gene).

Das Geld auf diesem Konto ist das Kapital, das dir fürs Leben mitgegeben wurde, um all deine Vorhaben und Wünsche zu erfüllen – deine Energie, deine Vitalität, dein Wohlbefinden. Idealerweise sollte dieses Guthaben bis zum Ende deines Lebens ausreichen, damit du lange gesund und voller Leben bleiben kannst.

Doch wie bei jedem Konto gibt es auch hier Ausgaben: Stress, ungesunde Ernährung, zu wenig Schlaf, Umweltgifte, Bewegungsmangel, das Alter – all das zieht nach und nach von deinem Konto ab. Manchmal sind diese Abzüge so klein und schleichend, dass du sie kaum bemerkst. Aber auch kleine Entnahmen summieren sich, bis der Kontostand gefährlich niedrig wird, vor allem wenn du nicht genug einzahlst in Form von guter Ernährung, Pausen, Bewegung oder erholsamem Schlaf.

Ist dein Gesundheitskontostand gefährlich niedrig, fühlst du dich erschöpft, dein Immunsystem streikt, Krankheiten schleichen sich ein. Doch bevor du im Dispo landest und die Schulden zu spüren beginnst – sprich, dich wirklich krank fühlst – gibt es ein Frühwarnsystem, das dir hilft, rechtzeitig gegenzusteuern: deine Laborwerte.

Laborwerte sind mehr als nur Zahlen auf einem Blatt Papier. Sie sind auch ein Instrument, mit dem du Einblicke in deinen persönlichen Kontostand erhältst. Außerdem geben sie dir Auskunft darüber, ob du gerade von deinen Reserven lebst oder noch ein solides Polster hast.

Mithilfe von Laborwerten kannst du erkennen, ob du vielleicht mehr ausgibst, als dein Körper auf Dauer verkraften kann. Wie bei einem Kontoauszug erlauben sie dir auch Rückschlüsse darauf, wo du etwas ändern solltest. Vielleicht hast du ein Defizit an Vitalstoffen, dein Cholesterinspiegel ist gestiegen oder deine Leber arbeitet unter Hochdruck.

Oft werden wir erst aktiv, wenn das Konto tiefrot wird, denn erst dann merken wir, dass etwas nicht stimmt. Doch die Magie liegt darin, schon früh die Warnsignale zu deuten und zu verstehen, bevor sich echte Schulden, also schwerwiegende gesundheitliche Probleme, ergeben.

In diesem Buch werden wir gemeinsam lernen, wie du deine Laborwerte als Werkzeug nutzen kannst. Sie sind der Schlüssel, um besser zu verstehen, wie es deinem Körper wirklich geht.

Stell dir vor, du hast jederzeit die Kontrolle über dein gesundheitliches »Bankkonto«: Du weißt, welche Maßnahmen du ergreifen kannst, um dein Guthaben aufzustocken, und erkennst, wo du vielleicht Guthaben verlierst.

Laborwerte sind die Sprache, in der dein Körper mit dir spricht. Dieses Buch wird dir helfen, diese Sprache zu verstehen, sie zu deuten und vor allem auf die Zeichen zu hören, bevor es zu spät ist.

Deine Gesundheit ist dein wertvollstes Kapital, und es liegt an dir, klug damit zu wirtschaften.

Lass uns gemeinsam dein Gesundheitskonto im Blick behalten und dafür sorgen, dass du bis ins hohe Alter auf einem stabilen Fundament stehst.

Warum ist Labordiagnostik so wichtig?

Laborwerte sind in der modernen Medizin unverzichtbar. Sie werden nicht nur dann bestimmt, wenn wir bereits krank sind oder Beschwerden haben, sondern auch bei Vorsorgeuntersuchungen und während medizinischer Behandlungen. Ärzte und Ärztinnen nutzen diese Werte, um Krankheiten zu diagnostizieren, den Verlauf einer Erkrankung zu beobachten oder die Wirksamkeit von Therapien und Medikamenten zu bewerten.

Aber Laborwerte haben noch viel mehr zu bieten: Sie geben uns wertvolle Einblicke in unseren Lebensstil und dessen Auswirkungen auf unsere Gesundheit. Sie zeigen, ob wir unsere Ernährung, Bewegung und unser Stressmanagement optimal gestalten, oder ob wir etwas verbessern können. Besonders spannend ist ihre Bedeutung für die Prävention.

Wenn wir regelmäßig – am besten einmal im Jahr – unsere Laborwerte bestimmen lassen und diese über einen längeren Zeitraum hinweg dokumentieren, entsteht ein aussagekräftiger Datensatz. Dadurch können wir Veränderungen und Trends frühzeitig erkennen. Schon kleinste Abweichungen können anzeigen, dass etwas aus dem Gleichgewicht gerät. So lassen sich mögliche Risiken auf chronische Erkrankungen wie Diabetes früh erkennen und gezielt gegensteuern.

Labordiagnostik ist also weit mehr als nur eine Methode, um bestehende Krankheiten zu identifizieren. Sie ist ein machtvolles Instrument, um Gesundheit langfristig zu erhalten und zu fördern. Je früher wir Veränderungen wahrnehmen, desto besser können wir handeln – und das oft schon, bevor Symptome auftreten.

Auch in der Forschung spielt die Labordiagnostik eine zentrale Rolle. Die Messdaten helfen, Krankheiten besser zu verstehen und neue Therapieansätze sowie Medikamente zu entwickeln. Das Potenzial ist riesig, doch leider werden die Möglichkeiten, über die wir heute verfügen, nicht immer ausreichend genutzt.

Laborwerte verdienen es, als das gesehen zu werden, was sie sind: ein Schlüssel zur Prävention, zur persönlichen Gesundheitssteuerung und zur Entwicklung innovativer Therapien. Mit ihrer Hilfe können wir nicht nur Krankheiten bekämpfen, sondern Gesundheit aktiv gestalten.

Was sind Laborwerte überhaupt und wo bestimmt man sie?

Laborwerte sind messbare biologische Parameter, die durch Tests in Körperflüssigkeiten, Gewebe oder Ausscheidungen bestimmt werden können. Die Interpretation der Daten erfordert fachspezifisches Wissen und sollte immer im Kontext einer gründlichen Anamnese, also zum Beispiel einer ärztlichen Untersuchung, erfolgen. Das bedeutet einfach, dass man nie die Laborwerte für sich allein genommen betrachten sollte, sondern immer auch die eventuell vorliegenden Beschwerden und vor allem auch den Lebensstil mit einbeziehen sollte. Nur so erhält man ein ganzheitliches Bild der Situation und kann die gesammelten Messwerte besser deuten.

Laborwerte können uns mehr über unseren Körper und dessen Systeme verraten. Beispielsweise können wir anhand der ermittelten Daten ablesen, ob unsere Immunabwehr schwächelt, der Säure-Basen-Haushalt stabil ist und ob unsere Organe korrekt funktionieren. Außerdem geben uns die Werte wichtige Hinweise darauf, ob wir ausreichend mit Nährstoffen versorgt sind, die Hormone im Einklang sind oder ob die Stressbelastung im Körper zu hoch ist.

Laborwerte lassen sich sinngemäß in drei Kategorien einteilen:

1. Werte, die anzeigen, dass alles im grünen Bereich liegt und die Gesundheit stabil ist.
2. Werte, die auf ein erhöhtes Risiko für bestimmte Erkrankungen hinweisen, wenn sie sich verändern.
3. Werte, die bei Abweichungen bestehende Probleme oder Erkrankungen anzeigen.

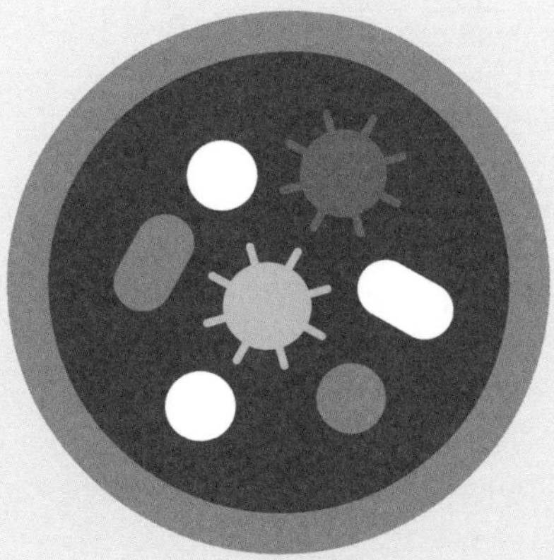

Wenn wir an Laborwerte denken, kommt uns zuerst die Blutentnahme in den Sinn. Es gibt aber noch viele weitere Materialien, die zur Bestimmung von Laborwerten genutzt werden können. Folgende Medien können labormedizinisch untersucht werden:

- **Blut** für beispielsweise die Analyse des Blutbilds, der Organwerte, Hormonwerte oder Nährstoffe.
- **Urin** zur Beurteilung von Nierenfunktion, Infektionen oder Stoffwechselvorgängen.
- **Stuhl** für die Analyse der Darmgesundheit und den Nachweis von Parasiten oder Bakterien.
- **Speichel,** häufig verwendet zur Bestimmung von Hormonen wie Cortisol (s. S. 151ff.).
- **Haare,** nützlich für Langzeitanalysen von Spurenelementen oder toxischen Belastungen.
- **Liquor (Gehirn-Rückenmarks-Flüssigkeit)** zur Diagnose neurologischer Erkrankungen.
- **Gewebeproben** zur Untersuchung von Zellen und zur Identifikation von Tumoren.
- **Schweiß** zur Messung des Elektrolytgehalts, beispielsweise im Rahmen der Mukoviszidose-Diagnostik.
- **Magen- und Verdauungssäfte** zur Diagnostik von Magen- und Dünndarmstörungen, Infektionen oder Tumoren.
- **Spezialtests** wie Allergietests, Kulturuntersuchungen (z. B. Bakterien, Viren, Pilze), Punktate aus Zysten oder Flüssigkeitsansammlungen im Körper (Ergüsse, Aszites etc.), um z. B. Viren, Bakterien, Pilze, Enzyme oder Tumormarker nachzuweisen.

Gut zu wissen

Für Laboruntersuchungen musst du nicht zwingend in die Arztpraxis oder ins Labor. Es gibt inzwischen Heimtests, mit denen du Proben wie Stuhl, Speichel, Urin, Haare oder Kapillarblut entnehmen und bequem ins Labor schicken kannst. Diese Tests erleichtern den Zugang zu wichtigen Informationen über die eigene Gesundheit und sind eine praktische Ergänzung zur klassischen Labordiagnostik.

Worauf sollte man bei der Bestimmung achten?

Um verlässliche Werte zu erhalten, ist die korrekte Vorbereitung und Durchführung der Probenentnahme enorm wichtig. Andernfalls riskiert man die Verfälschung der Werte, was die Interpretation wiederum erschwert.

Auf folgende Punkte solltest du achten, um dich bestmöglich auf die Blutentnahme vorzubereiten:

- **Nüchtern erscheinen:** Verzichte 12 Stunden vor der Blutentnahme auf Mahlzeiten (bei Insulinmessung besser 15–18 Stunden). Wasser ist erlaubt, jedoch solltest du nicht unmittelbar vor der Blutentnahme große Mengen trinken.
- **Optimaler Zeitpunkt:** Die Blutabnahme sollte idealerweise zwischen 7:00 und 9:30 Uhr erfolgen, da viele Werte tageszeitlichen Schwankungen unterliegen.
- **Kein Nikotin, kein Kaffee:** Rauchen und Kaffee können bestimmte Laborwerte wie Stresshormone oder Schilddrüsenwerte beeinflussen.
- **Keine Nahrungsergänzungsmittel und Medikamente:** Verzichte am Tag der Blutentnahme auf Nahrungsergänzungsmittel und Medikamente, soweit dies mit deinem Arzt abgestimmt ist. Bei manchen Nahrungsergänzungsmitteln sollte das Absetzen sogar mehrere Tage vor der Blutentnahme erfolgen, da sie Schilddrüsenwerte, Tumormarker oder Enzymmessungen verfälschen können. Dies ist zum Beispiel bei hochdosierten biotinhaltigen Präparaten der Fall, welche am besten 5 Tage vor der Messung abgesetzt werden sollten.
- **Keine körperliche Anstrengung:** Vermeide Sport und andere körperliche Anstrengungen, wie Treppensteigen, vor der Probenentnahme.
- **Hormonelle Untersuchungen:** Frauen sollten bei Sexualhormonanalysen den Zyklustag beachten. FSH, LH und Östradiol werden am besten zwischen dem 4. und 6. Zyklustag bestimmt, Östradiol und Progesteron zwischen dem 19. und 21. Zyklustag (s. S. 148ff.).

Einflussfaktoren auf die Laborwerte

Laborwerte sind von zahlreichen Faktoren abhängig, die sowohl innerhalb als auch außerhalb des Körpers liegen können. Ich möchte hier auf einige eingehen und auf ihre mögliche Auswirkung auf verschiedene Parameter.

Lebensstil und Gewohnheiten

Die Ernährung hat einen großen Einfluss auf unsere Laborwerte. Besonders Mahlzeiten vor dem Termin der Blutabnahme können die Blutzucker- und Blutfettwerte beeinflussen (s. S. 113ff.). Deshalb sollte die Blutentnahme am besten nüchtern erfolgen.

Auch der Konsum von Alkohol oder Koffein wirkt sich auf verschiedene Parameter aus, darunter Leberwerte, Entzündungswerte, Stresshormone und Schilddrüsenhormone.

Bei Rauchern sollte berücksichtigt werden, dass es oft zum Anstieg der Leukozyten kommt und auch Tumormarker wie das carcinoembryonale Antigen (CEA) verfälscht sein können.

Körperliche Aktivität am Abend oder sogar noch am Morgen vor der Blutentnahme kann unter anderem Cholesterinwerte, Hämoglobin, Hämatokrit, Kreatinkinase, Kreatinin, Laktat, LDH und Leberparameter beeinflussen. Akuter Stress vor der Blutentnahme verändert die Messergebnisse von Stresshormonen (z. B. Cortisol), anderen Hormonen und Enzymen.

Körperliche Faktoren

Ein Großteil der Parameter unterscheidet sich erheblich, je nach Geschlecht und Alter. Männer und Frauen zeigen beispielsweise große Unterschiede in Muskelmasse, Hormonstatus und Körperzusammensetzung, was häufig zu unterschiedlichen Referenzwerten führt. Darüber hinaus verändern sich viele Werte mit steigendem Alter. Zum Beispiel steigt der Cholesterinspiegel, während die Aktivität bestimmter Enzyme wie die der Alkalischen Phosphatase abnimmt.

Auch Tageszeit und Jahreszeit können Laborwerte stark beeinflussen. Viele Hormone unterliegen tageszeitlichen Schwankungen, weshalb der Zeitpunkt der Abnahme entscheidend ist. Um vergleichbare Ergebnisse zu erzielen, sollten Kontrollen daher möglichst immer zur gleichen Uhrzeit erfolgen. Bei Messungen im Winter und Sommer sollte man auch immer die veränderten

Anforderungen an den Körper berücksichtigen. Eine Studie aus Japan zeigte beispielsweise, dass TSH-Werte im Winter tendenziell höher sind als im Sommer. Da TSH die Hormonbildung der Schilddrüse reguliert (s. S. 145f.), werden im Winter häufiger Schilddrüsenunterfunktionen diagnostiziert und behandelt, obwohl dies vielleicht gar nicht notwendig wäre.

Bei Frauen kommen zyklusabhängige Schwankungen hinzu, die bei der Messung und Analyse von Werten beachtet werden sollten. Während einer Schwangerschaft kommt es zu weiteren, deutlichen Veränderungen der Laborwerte. Dazu zählen z. B. eine Erhöhung der Blutsenkungsgeschwindigkeit, der Enzymwerte, der Leukozyten und Blutfettwerte sowie veränderte Hormonspiegel oder erniedrigte Hämatokrit-, Eisen-, Magnesium-, Kalium- und Gesamteiweißwerte.

Achtung

Besonders bei sehr auffälligen niedrigen Ausreißern lohnt sich eine erneute Messung der betreffenden Werte. Es besteht nämlich die Möglichkeit von prä-, intra- oder postanalytischen Fehlern, also Fehlern, die vor, während oder nach der Analyse passieren.

Externe Einflüsse

Medikamente können Laborwerte stark beeinflussen, weshalb es essenziell ist, dass den Ärzten alle eingenommenen Arzneimittel bekannt sind. Medikamente können beispielsweise die Konzentration bestimmter Substanzen im Blut verändern oder die Aktivität von Enzymen beeinflussen, was die Interpretation der Ergebnisse erschwert.

Auch die Körperlage während der Blutentnahme spielt eine Rolle: Ob die Blutprobe im Sitzen oder Liegen entnommen wird, kann die Konzentration bestimmter Stoffe im Blut, wie beispielsweise Eiweiße oder Hormone, beeinflussen. Daher sollte die Position bei wiederholten Untersuchungen immer einheitlich sein, um möglichst gut vergleichbare Messwerte zu erhalten.

Das Klima und die Höhenlage haben ebenfalls Auswirkungen auf eine Reihe von Parametern. Hitze und Kälte können beispielsweise auf die Blutgerinnung großen Einfluss nehmen. Längere Aufenthalte in großer Höhe steigern die Erythrozytenzahl im Blut, da sich der Körper an den geringeren Sauerstoffgehalt in der Luft anpasst (s. S. 23ff.).

Störfaktoren innerhalb der Blutprobe

Die erhöhte Konzentration bestimmter Zellen und Stoffe kann die Messung anderer Parameter erschweren. Zum Beispiel fallen bei einem erhöhten Hämatokrit die Gerinnungstests meist falsch-niedrig aus und bei zu vielen Fettpartikeln im Blut können photometrische Messverfahren nicht korrekt durchgeführt werden. Ein verstärkter Zerfall der roten Blutkörperchen (Hämolyse) kann zu falsch-erhöhten Enzymwerten führen und bei einer erhöhten Leukozytenzahl im Blut kommt es meist zu falsch-erhöhten Hämoglobinwerten.

Warum wir Referenzwerte kritisch betrachten sollten

Referenzwerte, oft auch als Referenzbereiche oder Normbereiche bezeichnet, sind statistische Mittelwerte, die aus zahlreichen Laboruntersuchungen errechnet werden. Definitionsgemäß liegen in diesem Bereich 95 % aller gesunden Menschen mit ihren individuellen Messwerten. Dementsprechend befinden sich 5 % der Population außerhalb dieser Bereiche, ohne dass dies einen Krankheitswert haben muss.

Achtung

Ein Blutzuckerwert knapp unter der Grenze für Diabetes (z. B. HbA1c) kann bereits auf ein erhöhtes Risiko hindeuten, obwohl er noch als »normal« gilt (s. S. 114ff.).

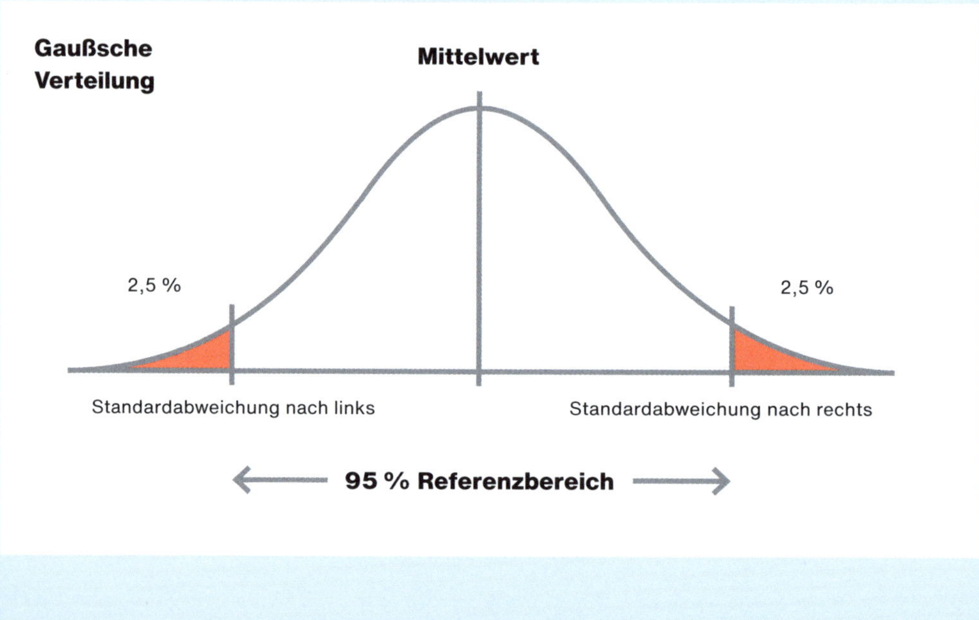

Gut zu wissen

Es gibt Situationen, in denen sich Referenzwerte von den Richtwerten bzw. Grenzwerten für die Diagnose von Krankheiten und für Therapieentscheidungen etwas unterscheiden können.

Die Referenzbereiche basieren auf statistischen Analysen und sind nicht immer gleichbedeutend mit optimaler Gesundheit oder individuellen Bedürfnissen. Aber dazu kommen wir gleich.

Referenzwerte sollen dem Arzt und der Ärztin dabei helfen, die gemessenen Laborwerte besser einordnen zu können, um ihnen u. a. bei der Diagnostik von Krankheiten oder der Therapiekontrolle zu helfen. Idealerweise sollten die Werte innerhalb des Referenzbereichs liegen, um als »normal« bzw. »unauffällig« oder »üblich« zu gelten. Aber Vorsicht: »Normal« bedeutet nicht immer, dass es »optimal« ist und »abnormal« heißt nicht zwangsläufig, dass es »krankhaft« ist. Deshalb sollte man auch von Referenzbereichen als Normbereichen sprechen.

Um die Hinweise unseres Körpers in den Laborwerten besser deuten zu können, braucht es daher unbedingt die Betrachtung des Gesamtkontextes. Im Klartext bedeutet das, dass wir die Ergebnisse der Laboruntersuchung immer im Zusammenhang mit den Beschwerden, der Vorgeschichte und dem Lebensstil betrachten müssen, um ein klareres Bild zu erhalten.

Wie kommen Referenzwerte eigentlich zustande?
Referenzwerte basieren auf statistischen Auswertungen großer Datenmengen von definierten, meist »gesunden« Probandenkollektiven. Diese werden nach Ein- oder Ausschlusskriterien gewählt und die Werte nach festgelegten statistischen und analytischen Methoden bestimmt.

Es gibt zwei Hauptansätze:

- **Direkte Methode:** Hier wird eine definierte Gruppe gesunder, repräsentativer Personen nach bestimmten Kriterien (z. B. Nichtraucher) und unter standardisierten Bedingungen (z. B. Nüchternentnahme) untersucht. Wichtig ist eine adäquate Gruppengröße (CLSI empfiehlt mindestens 120 Probanden pro Untergruppe).
- **Indirekte Methode:** Hier erstellt man Ableitungen aus bestehenden Routinedaten, indem man statistisch die Werte Gesunder von den Werten Kranker trennt (extreme Werte schließt man dabei z. B. als pathologisch aus). Dies erfordert sehr große Datenmengen (ca. 4000 Werte pro Parameter). Oft werden beide Methoden kombiniert.

Limitationen der Referenzwerte
Referenzbereiche können als allgemeine Richtwerte verstanden werden. Es ist wichtig, dass Laborwerte immer im Zusammenhang mit bestehenden Diagnosen und Beschwerden betrachtet werden. Die Referenzwerte sollten als eine Orientierungshilfe gesehen werden, aber für eine Diagnosestellung reichen sie allein nicht aus.

Die verwendete Methode hat einen Einfluss auf die Referenzbereiche.

Bestimmt ist dir auch schon einmal aufgefallen, dass sich Referenzwerte je nach Quelle oder Labor unterscheiden. Das liegt daran, dass Labore verschiedene Datenquellen (wie Herstellerstudien und eigene Analysen) sowie Methoden nutzen. Referenzbereiche sind methodenspezifisch. So können unterschiedliche Messverfahren zu abweichenden Resultaten führen. Auch regionale Unterschiede der untersuchten Population können eine Rolle spielen. Dies kann bedeuten, dass ein Wert bei einem Labor auffällig ist, bei einem anderen jedoch nicht.

Bei der Definition von Referenzwerten gibt es noch weitere Probleme, auf die ich im Folgenden eingehen möchte.

Problematisch kann die Auswahl und Zusammensetzung der definierten Population bei Referenzwerten sein. Oft fließen nämlich auch Werte von Menschen mit Beschwerden (ohne Diagnosen) in die Berechnungen ein, da sie als »gesund« gelten. Dies kann Referenzbereiche verschieben und suboptimale Werte normalisieren.

Was das genau bedeutet, möchte ich dir an einem Beispiel veranschaulichen:

Offiziellen Daten (Journal of Health Monitoring, 2016) zufolge zeigen etwa 30 % der Erwachsenen in Deutschland eine mangelhafte Versorgung mit Vitamin D. Der Bereich in dieser Statistik, ab dem man von einer mangelhaften Versorgung spricht, liegt unter 12 ng/ml (30 nmol/l). Bei vielen Laboren liegt der untere Grenzwert mittlerweile bei 20–30 ng/ml. Wenn wir also von der unteren Grenze von 20 ng/ml ausgehen, liegt der prozentuale Anteil an Menschen mit Vitamin-D-Mangel in Deutschland über 30 %. Hinzu kommt, dass Stimmen aus der Forschung vorschlagen, die untere Grenze auf 30 ng/ml zu setzen, da gemäß ihren Untersuchungen erst ab diesem Wert eine adäquate Versorgung gewährleistet ist – vor allem hinsichtlich der Prävention chronischer Erkrankungen.

Kommen wir nun zum eigentlichen Beispiel. Ein Patient klagt über Müdigkeit, wiederkehrende Muskelschwäche und Infektanfälligkeit. Bei der Blutuntersuchung sind alle Werte im Referenzbereich. Auch der Vitamin-D-Wert liegt bei 25 ng/ml und somit in der Referenz. Auf dem Papier gilt der Patient als »gesund«, obwohl er Symptome eines

Gut zu wissen

Athleten können durch eine hohe Muskelmasse höhere Kreatininwerte haben, die außerhalb des Referenzbereichs liegen, aber keinen Krankheitswert besitzen (s. S. 92ff.).

Ein leicht erhöhter Cholesterinwert kann für eine Person mit familiärer Fettstoffwechselstörung (Hypercholesterinämie) ein Risiko darstellen, während er bei einer anderen unbedenklich ist (s. S. 120ff.).

Vitamin-D-Mangels zeigt. Somit fließen seine Werte in die Datenbank mit ein, auf Basis derer die Referenzwerte erstellt werden. Dies hat zur Folge, dass sich Referenzwerte auch in »Mangelbereiche« erstrecken und so Mängel immer häufiger übersehen werden. Über Jahre hinweg können diese Mängel weitere Probleme verursachen und sich verschlimmern, bis man aus der Norm fällt und endlich tätig wird. Dabei hätte man präventiv schon viel früher agieren können.

Dieses Beispiel verdeutlicht nochmals, wie wichtig es ist, die Laborwerte im Kontext der Beschwerden und anderer Laborwerte zu betrachten. Gerade wenn sich Werte nahe den Grenzen befinden und Beschwerden vorhanden sind, lohnt es sich, das Ganze zu hinterfragen und vor allem zu bedenken, dass Referenzwerte viele individuelle Faktoren nicht berücksichtigen und der eigentliche Optimalbereich für diese Person höher oder tiefer liegen kann als der durchschnittliche Referenzbereich.

> **Gerade bei der isolierten Betrachtung von Laborwerten kann es aufgrund von Messunsicherheiten zu Fehlern kommen.**

Referenzwerte sind auch nicht in Stein gemeißelt. Im Laufe der Zeit können sie sich ändern, z. B. aufgrund von neuen wissenschaftlichen Erkenntnissen, gesellschaftlichen Entwicklungen und Änderungen im Lebensstil. Bei auffälligen oder unklaren Ergebnissen – vor allem, wenn die Beschwerden weiterhin bestehen – können auch Wiederholungen oder Vergleichsmessungen in anderen Laboren sinnvoll sein.

Wenn deine Beschwerden weiterhin bestehen, aber alle Werte »im Referenzbereich« liegen, lohnt es sich, eine zweite Meinung einzuholen oder eine tiefere Analyse durchzuführen.

Hinweis für Referenzwerte und Optimalbereiche in diesem Buch:
In diesem Buch habe ich mit großer Sorgfalt darauf geachtet, dass die angegebenen Referenzwerte auf dem aktuellen Stand sind. Die Bezugsquellen für die Referenzbereiche sind im Quellenverzeichnis aufgeführt. Zudem beziehe ich mich auf die Angaben des Labors für Laboratoriumsmedizin und Pathobiochemie der Charité-Universitätsmedizin Berlin, auf die Angaben der Klinischen Chemie der Universität Ulm, die Online-Plattform *Labor und Diagnose* von Prof. Dr. L. Thomas und auf die Angaben des Instituts für Medizinische Diagnostik Berlin.

Bitte beachte beim Vergleich mit deinen eigenen Werten immer, dass sich – wie auf S. 16 erwähnt – die Referenzbereiche von Labor zu Labor unterscheiden.

Bei einigen Werten in diesem Buch werde ich zusätzlich zu den Referenzbereichen auch optimale Bereiche definieren, die auf jahrelanger Erfahrung (Auswertung Tausender Laborberichte), Studien und Austausch mit zahlreichen Ärzten und Therapeuten basieren.

Grundlagen

Laborwerte können nicht nur im Blut, sondern noch in vielen weiteren Medien bestimmt werden, z. B. im Speichel, Urin, Stuhl oder Gewebe. Je nachdem, welche Werte man untersuchen lassen möchte, gilt es, die korrekte Probenart zu wählen. Keine Angst, das musst du nicht selbst tun. Für alle Laborparameter ist vorgegeben, in welchen Materialien sie bestimmt werden können.

Aber sehen wir uns für einen vollständigen Überblick kurz die verschiedenen Medien an, aus denen wir Werte bestimmen können.

Das Blut wird genutzt, um hämatologische Parameter zu messen. Dazu zählen die Zellbestandteile des Blutes, wie die roten Blutkörperchen Erythrozyten, die weißen Blutkörperchen Leukozyten und die Blutplättchen Thrombozyten. Zudem ermittelt man mithilfe des Blutes unter anderem die Blutgerinnung, biochemische Werte (z. B. Elektrolyte, Zuckerwerte, Blutfettwerte, Enzymaktivitäten, Organwerte), immunologische Parameter (z. B. Antikörper), endokrinologische Werte (Hormone), Entzündungswerte, Mineralien, Vitamine und Blutgase.

Den Urin können wir unter anderem auf Blutzellen, Immunzellen, Glukose, Proteine, Ketone, Stickstoffverbindungen, Entzündungsmarker, pH-Wert, Hormone sowie deren Abbaustoffe, Neurotransmitter(metabolite), Mineralstoffe und Bakterien analysieren. Auch makroskopische Eigenschaften (z. B. Farbe, Trübung, Zylinder, Kristalle, pH-Wert) verraten uns mehr über unseren Stoffwechsel und die Nierengesundheit.

Den Stuhl können wir zur Untersuchung der Darm- und Stoffwechselgesundheit nutzen. Neben Farbe, Geruch und Konsistenz können auch Bakterien, Viren, Pilze, Parasiten, Entzündungswerte, pH-Wert, Verdauungsrückstände, Enzyme, Darmschleimhautbestandteile und Blut im Stuhl (sogenanntes okkultes Blut) analysiert werden.

Der Speichel eignet sich gut zur Analyse von DNA sowie epigenetischen Markern, zur Bestimmung verschiedener Hormone (wie z. B. Cortisol), Enzyme und Antikörper (z. B. sIgA, einer Form des Immunglobulins A). Zudem können Bakterien und Viren, die im Speichel nachgewiesen werden, auf Infektionen hinweisen.

Gewebeproben werden genutzt, um Zellveränderungen bei Tumoren oder entzündlichen Erkrankungen nachzuweisen, auf Antikörper hin zu untersuchen oder auch auf mögliche Infektionen zu testen, etwa durch Nachweis von Erregern in Haut- und Schleimhautproben (Streptokokken etc.).

Neben diesen Medien gibt es weitere Körperflüssigkeiten wie Liquor (Gehirn-Rückenmarks-Flüssigkeit), Sputum (Hustensekret) oder Sperma, die ebenfalls zur Bestimmung von speziellen Parametern (z. B. Erregern, Tumorzellen, Enzymen, Proteinen, Glukose oder Autoantikörpern) genutzt werden. Hierzu gibt es Spezialtests, die bei Symptomen durchgeführt werden können (s. S. 10).

Die meisten Parameter in diesem Buch werden im Blut bestimmt. Blut lässt sich in arterielles und venöses Blut einteilen. Mithilfe des venösen Blutes werden Blutbilder erstellt und Laborwerte ermittelt. Arterielles Blut kann bei Verdacht auf bestimmte Krankheiten untersucht werden. Darüber hinaus gibt es noch die Gewinnung kleiner Blutproben aus den Kapillaren, z. B. durch einen Einstich mit einer Lanzette in den Finger oder das Ohrläppchen. Dieses Kapillarblut ist quasi arterielles Blut, kann aber nicht für die gleichen Untersuchungen wie arterielles Blut genutzt werden.

Zu labordiagnostischen Zwecken wird venöses Blut als Vollblut, Plasma oder Serum genutzt.

Unterschiede zwischen Vollblut, Plasma und Serum

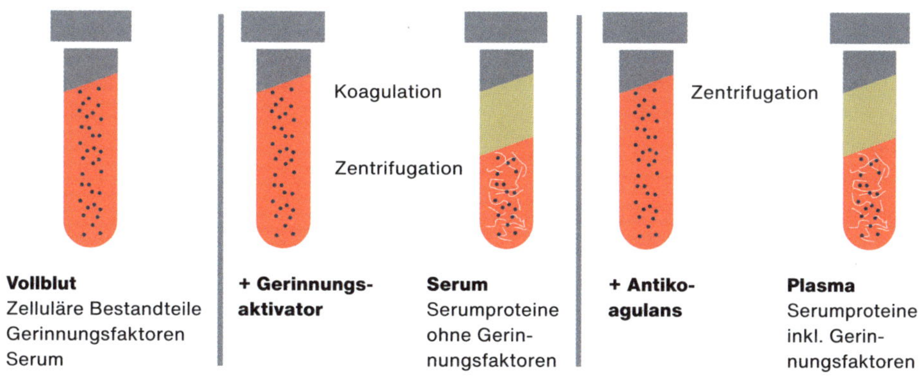

Vollblut ist dabei Blut im ursprünglichen Zustand, das alle zellulären Bestandteile (wie z. B. rote und weiße Blutkörperchen) sowie das flüssige Plasma enthält. Plasma ist der flüssige, zellfreie Anteil des Blutes, der nach Zugabe eines Gerinnungshemmers gewonnen wird und somit noch Gerinnungsfaktoren enthält. Serum hingegen ist der flüssige Anteil, der nach Abschluss der Blutgerinnung übrig bleibt und daher keine Gerinnungsfaktoren mehr aufweist. Blutuntersuchungen dienen hauptsächlich der Erstellung von Blutbildern, Hormonanalysen, der Bestimmung von Organwerten und der Analyse von Entzündungsmarkern.

Kapillarblut wird häufig für Schnelltests, Blutzuckermessungen oder Hämoglobinbestimmungen genutzt.

Achtung Fehlerquellen!
Bei der Blutentnahme und bei der Weiterverarbeitung kann es zu einigen Fehlern kommen. Beispielsweise kann es durch zu viel Druck, ein zu langes Verweilen des Stauschlauchs, die falsche Stechtechnik oder eine zu lange oder falsche Lagerung der Blutprobe zu einem Zerfall der roten Blutkörperchen (Hämolyse) kommen, wodurch die Messwerte erheblich verfälscht werden. Kontamination, falsche Lagerung sowie ein zu langsamer oder falscher Transport können generell auch zu Veränderungen in sensiblen Werten, zum Beispiel bei Enzymen oder Hormonen, führen. Auch bei anderen Probematerialien sind Fehlerquellen möglich. Achte daher immer genau auf die Anweisungen (z. B. bei Heimtests), um die Fehler möglichst gering zu halten.

Wie dieses Buch funktioniert
Du wirst zu fast jedem beschriebenen Laborwert in diesem Buch eine Übersichtstabelle finden, in der ich wichtige Indikationen zur Bestimmung des Wertes, Referenz- und Optimalbereiche, weitere sinnvolle Parameter bei Auffälligkeiten, Bewertung erhöhter und erniedrigter Werte sowie Hinweise und manchmal auch Maßnahmen zur Verbesserung dargestellt habe.

Sowohl bei den Indikationen als auch bei der Bewertung von Abweichungen des Werts habe ich mich immer auf die wichtigsten Punkte fokussiert, die im Rahmen von Prävention und auch Alltagsbeschwerden von Bedeutung sind.
Bitte beachte, dass es bei den meisten Parametern noch weitere Ursachen für erhöhte und erniedrigte Werte (z. B. genetische Erkrankungen) sowie weitere Indikationen geben kann und sprich hier immer mit deinem behandelnden Arzt oder Ärztin.

KAPITEL 1

BLUTBILD, BLUTGERINNUNG & EISENSTOFF-WECHSEL

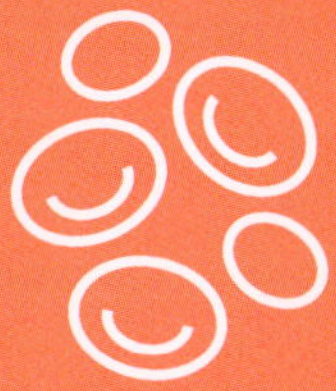

In diesem Kapitel tauchen wir in die faszinierende Welt des Blutbildes ein und entdecken, welche Hinweise Erythrozyten, Leukozyten, Thrombozyten & Co. über deine Gesundheit liefern können. Du lernst die wichtigsten Parameter, ihre Funktionen und typische Veränderungen bei Mängeln oder Erkrankungen kennen. Zusätzlich erhältst du wertvolles Wissen rund um den Eisenstoffwechsel und hilfreiche Labor-Konstellationen zur Einschätzung deines Eisenstatus.

Unser Blut

Nachdem wir nun die wesentlichen Grundlagen zu Laborwerten, Probenarten und Blutentnahme geklärt haben, beginnen wir mit einer der wichtigsten labordiagnostischen Untersuchungen: dem Blutbild.

Unser Blut macht etwa 7–8 % unseres Körpergewichts aus und besteht zu etwa 45 % aus festen (zellulären) Bestandteilen sowie zu ca. 55 % aus dem klaren, leicht gelblichen Plasma. Zu den festen Bestandteilen zählen die roten Blutkörperchen (Erythrozyten), weißen Blutkörperchen (Leukozyten) und Blutplättchen (Thrombozyten). Das Plasma besteht zu 90 % aus Wasser und darin gelösten Stoffen, u. a. Proteine, Elektrolyte, Glukose, Hormone, Lipide, Enzyme, Stoffwechselprodukte, Vitamine und Mineralien.

Unser Blut übernimmt verschiedene wichtige Funktionen in unserem Körper. Dazu gehören unter anderem der Transport von Stoffen zu und von Organen bzw. Geweben (z. B. Sauerstoff, Nährstoffe, Hormone, Abbauprodukte), die Abwehr von Krankheitserregern und die Unterstützung bei entarteten Zellen, die Regulation des Wasserhaushalts und der Körpertemperatur, die Blutgerinnung bei Verletzungen und die Aufrechterhaltung des Säure-Basen-Gleichgewichts. Unser Blut ist also viel mehr als ein reines Transportmedium. Viele sprechen beim Blut sogar vom »flüssigen Organ« und dem »Saft des Lebens«.

Fast jede Erkrankung hinterlässt Spuren im Blut, die wir beispielsweise in Veränderungen der Zusammensetzung von Zellen, Enzymaktivitäten oder veränderten Stoffkonzentrationen erkennen können. Und genau hier kommen Laboruntersuchungen zum Einsatz. Lass uns also in das Themengebiet der Laborwerte starten und ihre Sprache auf den folgenden Seiten genauer entschlüsseln.

Kleines vs. Großes Blutbild

Die wohl wichtigste und gängigste Analyse in der Labordiagnostik ist das Blutbild. Dieses wird im Rahmen von Vorsorgeuntersuchungen, Diagnostik bei Verdacht auf Erkrankungen und vor Operationen standardmäßig gemessen.

Beim kleinen Blutbild werden die Anzahl der roten Blutkörperchen (Erythrozyten) sowie weißen Blutkörperchen (Leukozyten), die Anzahl der Thrombozyten, das Aussehen der roten Blutkörperchen (Erythrozytenindizes), die Konzentration des roten Blutfarbstoffs (Hämoglobin), die Erythrozytenverteilungsbreite und das Verhältnis von festen zu flüssigen Blutbestandteilen ermittelt.

Beim großen Blutbild werden zusätzlich zu den Parametern, die im kleinen Blutbild gemessen werden, die weißen Blutzellen differenzierter betrachtet, d. h. es erfolgt eine zusätzliche Analyse der Anzahl der verschiedenen weißen Blutzelltypen. Daher wird das große Blutbild oft auch als das kleine Blutbild plus Differenzialblutbild bezeichnet.

Du siehst also, dass der Begriff »großes Blutbild« etwas verwirrend ist. Oftmals denken viele Menschen, dass es sich dabei um eine größere Analyse mehrerer Parameter handelt, aber dem ist nicht so. Dennoch umfasst das Blutbild wichtige Laborparameter, die uns erste Hinweise auf Mängel und sogar Erkrankungen liefern, weshalb es gut als Richtungsweiser für die weitere Diagnostik genutzt werden kann.

Sehen wir uns nun die einzelnen Zelltypen des Blutbildes genauer an.

Erythrozyten

Unsere roten Blutkörperchen, auch Erythrozyten genannt, sind für den Sauerstofftransport zum Gewebe und Abtransport von Kohlenstoffdioxid in unserem Körper zuständig. Um dies leisten zu können, enthalten Erythrozyten Hämoglobin, welches in der Lage ist, Sauerstoff und Kohlenstoffdioxid zu binden (s. S. 29ff.). Außerdem verfügen sie über eine spezielle Form, die aussieht wie eine beidseitig eingedellte Scheibe: die bikonkave Form. Dadurch ist ihre Oberfläche im Verhältnis zu ihrem Volumen maximal und sie können ihre Transportfunktion so optimal erfüllen. Zusätzlich sind sie auch besonders flexibel, sodass sie sogar

> Unsere Erythrozyten haben eine Lebenszeit von ca. 120 Tagen, was für labordiagnostische Zwecke und auch Therapiemonitoring von entscheidender Bedeutung ist.

durch die kleinsten Gefäße fließen können – selbst, wenn diese einen kleineren Durchmesser als die Erythrozyten selbst haben.

In unserem Blut befinden sich im Normalfall zwischen 3,8 und 5,9 Millionen Erythrozyten pro Mikroliter. Rechnen wir das auf die durchschnittliche Blutmenge eines Menschen von 4–6 Liter hoch, enthält unser Blut etwa 20–35 Billionen Erythrozyten.

Zu ihren Aufgaben gehört neben dem Gasaustausch auch die Regulation des pH-Werts.

Gebildet werden unsere Erythrozyten im Knochenmark aus sogenannten hämatopoetischen Stammzellen, also Stammzellen, die an der Blutbildung beteiligt sind (ca. 2–3 Millionen pro Sekunde). Für die Bildung von Erythrozyten werden neben Aminosäuren auch wichtige Mineralien und Vitamine benötigt, in erster Linie Eisen, Vitamin B6, Vitamin B9 und Vitamin B12. Während ihrer Bildung und ihres Reifungsprozesses durchlaufen Erythrozyten verschiedene Zwischenstufen (s. S. 34). Die letzte Stufe dieses Prozesses bilden die Retikulozyten, welche labordiagnostisch ebenfalls eine wichtige Rolle spielen (s. S. 33ff.).

ÜBERSICHT ERYTHROZYTEN	
Indikationen zur Bestimmung, u. a.	• Routinecheck • Verdacht auf Anämie oder Polyglobulie • Abklärung von Müdigkeit, Blässe, Leistungsabfall • Beurteilung des Flüssigkeitshaushalts • Kontrolle bei Nährstoffmängeln (z. B. Eisen, B12, Folsäure) • Abklärung bei Blutverlust (akut oder chronisch)
Referenzwerte	• Frauen: 3,8–5,2/pl • Männer: 4,4–5,9/pl
Sinnvolle Begleitwerte, v. a. bei Auffälligkeiten	Erythrozytenindizes, Hämoglobin, Hämatokrit, Retikulozyten, Ferritin, Transferrin, Transferrin-Sättigung, CRP, Vitamin B6, Vitamin B9, Vitamin B12, Magnesium, Kupfer, LDH, Haptoglobin, Bilirubin, EPO.
Bewertung	**Erhöhte Werte (Polyglobulie) bei z. B.** • Flüssigkeitsmangel • Herz- oder Lungenerkrankungen • Schwangerschaft • Stress • Rauchen • Medikamenteneinnahme, z. B. Verhütung (Pille), Cortison • Sauerstoffmangel, z. B. durch Höhenaufenthalt
	Erniedrigte Werte (Anämie) bei z. B. • gestörter Blutbildung, verkürzter Lebenszeit der Erythrozyten, verstärktem Abbau • Volumenüberladung (zu viel Wasser im Blut) • (chronischen) Entzündungen, chronischen Infektionen • chronischem Stress • Schilddrüsenunterfunktion • Mangel- oder Fehlernährung • Nährstoffmängeln, z. B. Eisen, Folsäure, Vitamin B12, Kupfer, Vitamin C • chronischen Darmerkrankungen, Zöliakie • verlängerter, starker Menstruation • Blutverlust • chronischen Krankheiten, z. B. der Niere oder Leber

Was verraten Erythrozyten über unseren Gesundheitszustand?

Unsere Erythrozyten können im Rahmen von verschiedenen Erkrankungen reduziert (Anämie) oder erhöht (Polyglobulie) sein, unterschiedliche Färbungen (z. B. blasses Rot oder dunkles Rot) oder auch Tüpfelungen (z. B. basophile Tüpfelung bei unvollständiger Reifung) aufweisen oder unterschiedliche Formen sowie Größen entwickeln, z. B. verformte Blutzellen (Sichelzellen) im Rahmen der Sichelzellanämie. Sie geben uns bereits viele Hinweise darauf, ob

- es Probleme bei der Blutbildung gibt (z. B. aufgrund von Nährstoffmängeln beim Eisen oder bei B-Vitaminen)
- möglicherweise ein verstärkter Abbau oder Verlust stattfindet
- es an Sauerstoff oder Flüssigkeit mangelt
- eine Infektion, Vergiftung, chronische, maligne oder genetische Erkrankung vorliegt.

Erythrozytenindizes

Im Blutbild werden neben der Anzahl der Erythrozyten auch die Größe und der Hämoglobingehalt untersucht. Die Erythrozytenindizes umfassen den mittleren korpuskulären Hämoglobingehalt (MCH), die mittlere korpuskuläre Hämoglobinkonzentration (MCHC) und das mittlere korpuskuläre Volumen (MCV).

Mittlerer korpuskulärer Hämoglobingehalt (MCH)

Der MCH gibt die durchschnittliche Hämoglobinmenge pro Erythrozyten an. Das Hämoglobin gibt den Erythrozyten ihre Farbe. Ist zu viel Hämoglobin enthalten – also der MCH erhöht –, erscheinen sie farbintensiver (hyperchrom). Bei zu wenig Hämoglobin in den Erythrozyten – also einem erniedrigten MCH – sehen sie farbloser, fast blass (hypochrom) aus. Die Färbung bzw. der Hämoglobingehalt der Erythrozyten kann erste Hinweise auf Mängel geben, z. B. einen Eisenmangel.

Mittlere korpuskuläre Hämoglobinkonzentration (MCHC)

Der MCHC gibt die mittlere Hämoglobinkonzentration pro Volumeneinheit der Erythrozyten an und definiert ebenfalls, ob diese hypo- oder hyperchrom sind.

Der MCHC verändert sich meist zusammen mit den beiden anderen Indizes (MCH, MCV) und sollte immer im Kontext zu den anderen beiden Werten beurteilt werden. Wenn der MCHC-Wert plötzlich stark ansteigt, während die anderen Werte gleich bleiben, überprüfen Ärzte die Blutprobe genauer, um sicherzustellen, dass alles stimmt, bevor sie weitere Tests anordnen. Ein Beispiel, bei dem der MCHC-Wert erhöht ist, während MCH und MCV normal bleiben, ist die Kugelzellanämie.

Mittleres korpuskuläres Volumen (MCV)

Der MCV beschreibt das durchschnittliche Volumen der Erythrozyten und dient der diagnostischen Einteilung von Anämien. Liegt eine Anämie und ein verminderter

Nach MCH und MCV definierte Anämieformen

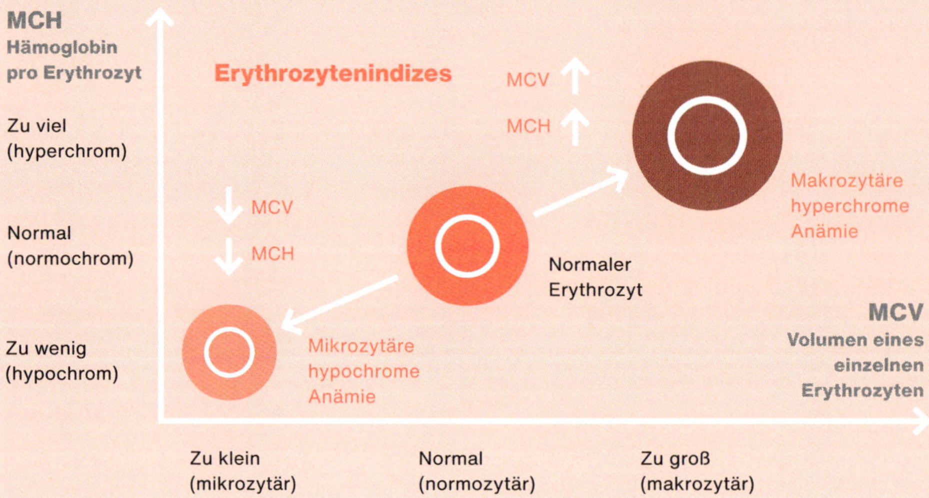

MCV-Wert vor, spricht man von einer mikrozytären Anämie, bei einem normwertigen MCV-Wert von einer normozytären Anämie und bei einem erhöhten MCV-Wert von einer makrozytären Anämie.

Häufige Ursachen für eine mikrozytäre Anämie sind z. B. ein Eisenmangel, Kupfermangel, Vitamin-B6-Mangel, genetisch bedingte Störungen der Hämoglobinbildung (Thalassämie), chronische Erkrankungen sowie chronische Entzündungen, Bluterkrankungen, die die Produktion roter Blutkörperchen im Körper beeinträchtigen, Tumoren, chronischer Blutverlust und Bleivergiftung. Häufige Ursachen für eine normozytäre Anämie sind z. B. Blutungen, der Abbau von Blutkörper-

Gut zu wissen

Bei einer β-Thalassämie und einem leichten Eisenmangel sind die Erythrozyten meist nur grenzwertig niedrig, der MCH und MCV hingegen deutlich erniedrigt. Man spricht hier von einer mikrozytären, hypochromen Anämie (kleine, farblose Blutzellen).
Bei einem Vitamin-B9- oder Vitamin-B12-Mangel ist die Erythrozytenzahl deutlich reduziert, der MCH und MCV hingegen erhöht. Hier spricht man von einer makrozytären, hyperchromen Anämie (große, farbintensive Blutzellen).

chen, Niereninsuffizienz, Knochenmarkerkrankungen (Knochenmarkversagen), chronische Erkrankungen, Blutverluste im Darmbereich oder Erythropoetin-Mangel (Anämie aufgrund eines Hormonmangels). Eine makrozytäre Anämie tritt beispielsweise im Rahmen von Vitaminmängeln (B9, B12), Lebererkrankungen, Alkoholismus, Knochenmarkerkrankungen sowie Schilddrüsenunterfunktion auf.

Achtung

Je länger Blutproben gelagert werden, desto mehr quellen die Blutzellen auf und es kommt zu einer Erhöhung des MCV.

In Kombination mit den anderen Indizes, der Erythrozytenzahl und dem Hämoglobinwert können die möglichen Ursachen für Störungen im Blutbild (z. B. für eine Anämie) dadurch besser eingegrenzt werden (s. S. 23ff., 29ff.).

ÜBERSICHT ERYTHROZYTENINDIZES	
Indikationen zur Bestimmung, u. a.	• Routinecheck • Verdacht auf Anämie oder Polyglobulie • Abklärung bei Nährstoffmängeln (z. B. Eisen-, Vitamin-B12-, Folsäure- oder Vitamin-B6-Mangel) • Abklärung von Müdigkeit, Blässe, Leistungsabfall
Referenzwerte	• MCH: ▸ Frauen: 26–34 pg ▸ Männer: 27–34 pg • MCHC: 32–36 g/dl • MCV: 81–100 fl
Sinnvolle Begleitwerte, v. a. bei Auffälligkeiten	Erythrozytenzahl, Hämoglobin, Hämatokrit, Retikulozyten, Ferritin, Transferrin, Transferrin-Sättigung, CRP, Vitamin B6, Vitamin B9, Vitamin B12, Magnesium, Kupfer, Bilirubin, LDH, Haptoglobin, EPO.
Bewertung	**MCH** • erhöhte Werte bei u. a. Vitamin-B9-Mangel, Vitamin-B12-Mangel, Lebererkrankungen, Schilddrüsenunterfunktion • erniedrigte Werte bei u. a. Eisenmangel, Kupfermangel, Thalassämie, chronischen Erkrankungen, Vitamin-B6-Mangel

	MCHC • erhöhte Werte bei u. a. Kugelzellanämie, Sichelzellanämie • erniedrigte Werte bei u. a. Eisenmangel, Kupfermangel, chronischen Erkrankungen, Vitamin-B6-Mangel
	MCV • erhöhte Werte bei u. a. Vitamin-B9-Mangel, Vitamin-B12-Mangel, Lebererkrankungen, Knochenmarkerkrankungen und Schilddrüsenunterfunktion • erniedrigte Werte bei u. a. Eisenmangel, Kupfermangel, Vitamin-B6-Mangel, chronischen Erkrankungen
Beispielhafte Konstellationen	• MCV, MCH, Hämoglobin, Ferritin ↓ und CRP in der Norm → möglicher Eisenmangel • MCV, MCH, Hämoglobin ↓, Ferritin und CRP ↑ → Hinweis auf Anämie im Rahmen einer chronischen Erkrankung/Entzündung • MCV, MCH ↑ Erythrozyten, B9 und/oder B12 ↓ → megaloblastäre Anämie

Erythrozytenverteilungsbreite (EVB)

Die Erythrozytenverteilungsbreite zeigt an, wie unterschiedlich groß die Erythrozyten sind. Sie beschreibt die Spannweite zwischen den kleinsten und größten Erythrozyten. Im Normalfall sind die Erythrozyten annähernd gleich groß und die EVB liegt bei 11–14 %. Je höher der Wert ist, desto größer sind die Unterschiede – das nennt man Anisozytose.

Stark unterschiedlich große Erythrozyten geben Hinweise auf zum Beispiel eine Form der Blutarmut (Thalassämie), Eisenmangelanämie, Vitamin-B12-Mangelanämie, Folsäure-Mangelanämie, Lebererkrankungen und Osteomyelofibrose (eine seltene Erkrankung des Knochenmarks). Mäßig unterschiedlich große Erythrozyten, also ein niedriger EVB, werden nicht als pathologisch angesehen. Wichtig ist, dass der EVB nie als einzelner Parameter, sondern immer im Zusammenhang mit den Erythrozytenindizes (s. S. 25ff.) betrachtet wird. Beispielsweise kann man mithilfe dieser Parameterkonstellationen die einzelnen Anämien voneinander unterscheiden:

- eine niedrige EVB und kleine, farblose (mikrozytäre, hypochrome) Erythrozyten deuten auf eine Thalassämie hin.
- eine hohe EVB und kleine, farblose (mikrozytäre, hypochrome) Erythrozyten deuten auf eine Eisenmangelanämie hin.

Hämoglobin

Hämoglobin ist ein aus vier Untereinheiten (Globinen) zusammengesetztes Protein. Es ist ein wichtiger Bestandteil der Erythrozyten und spielt eine zentrale Rolle im Sauerstofftransport.

Hämoglobin wird im Rahmen der Erythrozytenbildung im Knochenmark produziert. Dafür sind u. a. Eisen, Vitamin B9 und Vitamin B12 essenziell. Nach einer Lebensdauer von etwa 120 Tagen werden Erythrozyten – und somit auch Hämoglobin – in der Milz und zu Teilen auch in der Leber und im Knochenmark abgebaut. Das enthaltene Eisen wird dabei recycelt und zur Neubildung von Hämoglobin verwendet, während der Rest des Hämoglobins zu Bilirubin abgebaut und über die Galle ausgeschieden wird (s. S. 86ff.).

Funktion von Hämoglobin

Wenn das Blut den Lungenkreislauf passiert, kommt es dort zum Gasaustausch: Dabei nehmen die Erythrozyten Sauerstoff auf, welcher zum Gewebe transportiert, dort abgegeben und für die Energiegewinnung der Zellen verwendet wird. Gleichzeitig nimmt Hämoglobin einen Teil des im Gewebe entstehenden Kohlendioxids (CO_2) auf und transportiert es zurück zur Lunge, wo es abgeatmet wird.

Neben dem Gasaustausch trägt Hämoglobin auch zur Regulation des Blut-pH-Werts bei, der optimalerweise im Bereich von etwa 7,35 bis 7,45 liegen sollte. Das ist wichtig, um unter anderem die Funktion von Enzymen, Organen und Zellen im Körper aufrechtzuerhalten, da selbst kleine Schwankungen im pH-Wert lebenswichtige biochemische Reaktionen stören können.

Hämoglobinformen

Über die Untereinheiten lassen sich auch die einzelnen physiologischen Hämoglobinformen klassifizieren. Zu ihnen gehören die adulten Hämoglobine HbA_0 (früher HbA_1) und HbA_2, und das fetale Hämoglobin HbF, das bei Neugeborenen dominiert und eine höhere Sauerstoffaffinität aufweist. Neben diesen Varianten gibt es noch modifizierte Formen, die durch Anlagerung von bestimmten Stoffen entstehen und labordiagnostisch gemessen werden können:

- **Carbaminohämoglobin:** spielt eine wichtige Rolle beim CO_2-Transport im Blut und bei der Abgabe von CO_2 in der Lunge.
- **Glykohämoglobin (HbA1c):** dient als Langzeitparameter zur Kontrolle des Blutzuckerspiegels und spiegelt die durchschnittliche Glukosekonzentration der letzten 8–12 Wochen wider.
- **Carboxyhämoglobin:** bildet sich bereits bei kleinen Mengen Kohlenstoffmonoxid (CO) in der Atemluft. CO bindet irreversibel und bis zu 300 × stärker an Hämoglobin als Sauerstoff, was zu einer Kohlenstoffmonoxidvergiftung führen kann (Sauerstoffarmut mit neurologischen und kardiovaskulären Problemen).
- **Methämoglobin:** oxidiertes Hämoglobin, das statt Fe^{2+} das Fe^{3+} in der

Häm-Gruppe trägt; es macht normalerweise bis zu 2 % des Gesamthämoglobins aus, kann aber auch toxisch entstehen durch z. B. Nitrite oder Sulfonamide (Antibiotika).

- **Methämoglobincyanid:** entsteht durch irreversible Bindung von Blausäure oder Cyaniden an Methämoglobin und ist charakteristisch für eine Blausäurevergiftung.
- **Sulfhämoglobin:** entsteht durch irreversible Bindung von Sulfid an Hämoglobin, z. B. nach Einnahme von Sulfonamiden (Antibiotika) oder bei Schwefelwasserstoffvergiftung.

Neben einem verminderten oder erhöhten Hämoglobingehalt im Blut sowie einer veränderten Funktion durch Bindung bestimmter Stoffe (siehe oben) kann es auch zu Abweichungen in der Struktur des Hämoglobins kommen. Diese strukturellen Veränderungen (z. B. bei Sichelzellanämie oder Thalassämie) können die Funktion und Stabilität des Hämoglobins beeinträchtigen.

ÜBERSICHT HÄMOGLOBIN	
Indikationen zur Bestimmung, u. a.	• Routinecheck • Verdacht auf Anämie oder Polyglobulie • Abklärung von Luftnot, Leistungsabfall oder Schwindel • Verdacht auf chronische oder akute Blutverluste, z. B. Magen-Darm-Blutung, starke Menstruation
Referenzwerte	• Frauen: 12–15,7 g/dl • Männer: 14–17,5 g/dl
Sinnvolle Begleitwerte, v. a. bei Auffälligkeiten	Erythrozyten, Erythrozytenindizes, Hämatokrit, Retikulozyten, Ferritin, Transferrin, Transferrin-Sättigung, Vitamin B6, Vitamin B9, Vitamin B12, Magnesium, Kupfer, LDH, Haptoglobin, Bilirubin, EPO.
Bewertung	**Erhöhte Werte bei z. B.** • Polyglobulie • Flüssigkeitsmangel • chronischen Lungenerkrankungen, Schlafapnoe • Herzerkrankungen • Höhenaufenthalt • starkem Rauchen • Stress • Medikamenteneinnahme, z. B. Anabolika, Erythropoetin

	Erniedrigte Werte bei z. B. • Eisen-, Vitamin-B9- oder Vitamin-B12-Mangel • Thalassämie • verschiedenen Anämien • Blutverlust • Überwässerung (Hyperhydration) • Nierenerkrankungen • Hämolyse • Erythrozytenenzymdefekt, z. B. G6PD-Mangel • Bleivergiftung • Schilddrüsenunterfunktion • Medikamenteneinnahme • Schwangerschaft (leichte Erniedrigung)
Hinweise	• Bei erhöhten Blutfettwerten und Leukozytenzahlen kann es zu falsch-erhöhten Hämoglobinwerten kommen. • Mit höherem Alter sinkt die Hämoglobinkonzentration. • Die Hämoglobinspiegel zeigen leichte tageszeitliche Schwankungen mit dem Maximum morgens.

Hämatokrit

Der Hämatokrit beschreibt den prozentualen Anteil von festen Blutbestandteilen, also den Blutzellen, zum Gesamtvolumen. Haben wir beispielsweise einen Hämatokrit-Wert von 50 %, bedeutet dies, dass 50 ml von 100 ml Blut aus Blutzellen bestehen. Da die Erythrozyten den Großteil der Zellen im Blut (ca. 99 %) ausmachen, zeigt der Hämatokrit hauptsächlich an, wie viele rote Blutkörperchen es im Vergleich zur Flüssigkeit im Blut (Plasma) gibt. Als Teil des Blutbildes erlaubt der Hämatokrit somit auch Rückschlüsse auf die Erythrozyten (s. S. 23ff.).

Der Hämatokrit ist ein zentraler Parameter in der Diagnostik von z. B. Blutkrankheiten, Störungen des Flüssigkeitshaushalts, Nierenproblemen, Herz-Kreislauf-Erkrankungen und Leberproblemen.
Ein niedriger Hämatokrit-Wert kommt entweder durch eine reduzierte Erythrozytenzahl (Anämie) oder Zunahme des Plasmavolumens (Hyperhydration) zustande. Ein erhöhter Hämatokrit-Wert zeigt sich bei einer Zunahme der Erythrozytenzahl (Polyglobulie) oder einer Abnahme des Plasmavolumens (Dehydration bzw. Flüssigkeitsmangel). Sowohl ein zu niedriger als auch ein erhöhter Hämatokrit-Wert sind ungünstig und können auf gesundheitliche Probleme hindeuten (s. S. 32f.).

Der Hämatokrit erlaubt zudem Aussagen über die Viskosität des Blutes (Zähflüssigkeit). Ein erhöhter Wert bedeutet, dass das Blut dickflüssiger ist, was das Herz-Kreislauf-System stärker belastet und das Risiko für Durchblutungsstörungen sowie Thrombosen erhöht. Es ist daher wichtig, besonders bei heißen Temperaturen und Sport auf eine gesunde Trinkmenge an Wasser zu achten, um den Flüssigkeitsverlust auszugleichen.

Interessant

Der Hämatokrit ist abhängig von der Körperlage und körperlichen Aktivität. Bei Belastung steigt der Hämatokrit. Im Liegen ist er niedriger als im Stehen.

ÜBERSICHT HÄMATOKRIT	
Indikationen zur Bestimmung, u. a.	• Routinecheck • vor Operationen • Verdacht auf Anämie oder Polyglobulie
Referenzwerte	• Frauen: 35–47 % • Männer: 40–52 %
Sinnvolle Begleitwerte, v. a. bei Auffälligkeiten	Erythrozyten, Erythrozytenindizes, Hämoglobin, Retikulozyten, Ferritin, Transferrin, Transferrin-Sättigung, Vitamin B6, Vitamin B9, Vitamin B12, Kupfer, Magnesium, LDH, Bilirubin, Haptoglobin, EPO, Elektrolyte, Albumin.
Bewertung	**Erhöhte Werte bei z. B.** • Flüssigkeitsmangel (z. B. durch starkes Schwitzen, Erbrechen, Durchfall) • Erkrankungen des Knochenmarks, z. B. Polycythaemia vera • Lungen- oder Herzerkrankungen • Rauchen • erhöhtem Erythropoetin-Spiegel (z. B. bei Nierentumoren oder Doping) • Stress • hormonellen Ungleichgewichten, z. B. Östrogendominanz • Medikamenteneinnahme, z. B. Verhütung (Pille), Cortison

	Erniedrigte Werte bei z. B. • Blutverlust, gestörter Blutbildung • Eisenmangelanämie, Mangel an Vitamin B6, B9 oder B12 • chronischen Erkrankungen, z. B. Nieren- oder Herzschwäche • Überwässerung (Hyperhydration) • Schwangerschaft (physiologisch)
Hinweise	Bei akutem Blutverlust ändert sich der Hämatokrit nicht, da der Körper in der kurzen Zeit nicht in der Lage ist, das fehlende Volumen mit Flüssigkeit zu ersetzen.

Retikulozyten

Retikulozyten sind die letzte Vorstufe zu den reifen Erythrozyten. Dieser Prozess der Bildung neuer roter Blutkörperchen nennt sich Erythropoese (s. S. 34) und findet vorwiegend im Knochenmark statt. Labordiagnostisch werden die Retikulozyten zur Beurteilung der Blutbildung, bei Blutbildungsstörungen (Anämien) und zur Beurteilung von Therapien (z. B. Stammzelltransplantation, Eisengabe bei Eisenmangelanämie) analysiert. Zudem geben sie Hinweise auf die Regenerationsfähigkeit des Knochenmarks nach Blutverlusten oder Chemotherapie.

Retikulozyten entstehen im Knochenmark aus hämatopoetischen Stammzellen. Der Großteil der Retikulozyten reift im Knochenmark zu funktionellen, kernlosen Erythrozyten heran, ein kleiner Teil auch peripher im Blut (dort meist innerhalb von 1–2 Tagen).

Die Messung der Retikulozyten kann in bestimmten Situationen falsch interpretiert werden. Deshalb wurden spezielle Indizes etabliert, die unter anderem zur besseren Beurteilung von Anämien beitragen. Zu diesen Indizes gehört der Retikulozyten-Index (RI) und der Retikulozyten-Produktionsindex (RPI). Der RI korrigiert die Retikulozytenzahl unter Berücksichtigung des Hämatokrits (s. S. 31ff.). Ein RI-Wert > 2 weist auf eine gesteigerte Blutbildung hin, während ein RI-Wert < 2 auf eine unzureichende Regeneration des Knochenmarks bzw. eine gestörte Blutbildung hinweist. Der RPI berücksichtigt zusätzlich die verlängerte Reifungszeit der Retikulozyten bei Anämie und erlaubt es, bessere Aussagen über die Blutbildungsfunktion zu treffen. Da die Retikulozyten zu Erythrozyten heranreifen, ist es möglich, auch mithilfe der Indizes, zu beurteilen, ob die Bildung neuer roter Blutkörperchen optimal abläuft. Somit ermöglichen der RI als auch der RPI eine noch genauere Einschätzung der Knochenmarkaktivität.

Ein weiterer, neuer Marker, der zur Therapiekontrolle einer Erythropoetin- oder Eisentherapie eingesetzt wird, ist der Hämoglobingehalt der Retikulozyten (Ret-Hb oder HbR). Dieser Wert bestimmt den durchschnittlichen Hämoglobingehalt der einzelnen Retikulozyten. Mit dem Ret-Hb bzw. HbR kann man labordiagnostisch auch zwischen einem funktionellen oder echten Eisenmangel unterscheiden (s. S. 53f.). Dadurch kann ein Eisenmangel früh erkannt und diesem vorgebeugt werden.

Zur Untersuchung der Retikulozyten werden diese im Labor entweder mithilfe spezieller Färbemethoden unter dem Mikroskop gezählt oder automatisiert durch Hämatologiegeräte erfasst.

Interessant

Liegt eine Anämie aufgrund von Nährstoffmängeln vor, kommt es 2–3 Tage nach adäquatem Ausgleich des Mangels zu einem Anstieg der Retikulozyten. Diese steigen umso stärker an, je ausgeprägter die Anämie war. Bleibt der Anstieg aus, spricht das für eine unzureichende Therapie oder Probleme bei der Blutbildung, z. B. bei Knochenmarkerkrankungen, Erythropoetinmangel oder Hämoglobinanomalien.

Bildung der roten Blutkörperchen (Erythropoese) mit den dazugehörigen Vorstufen

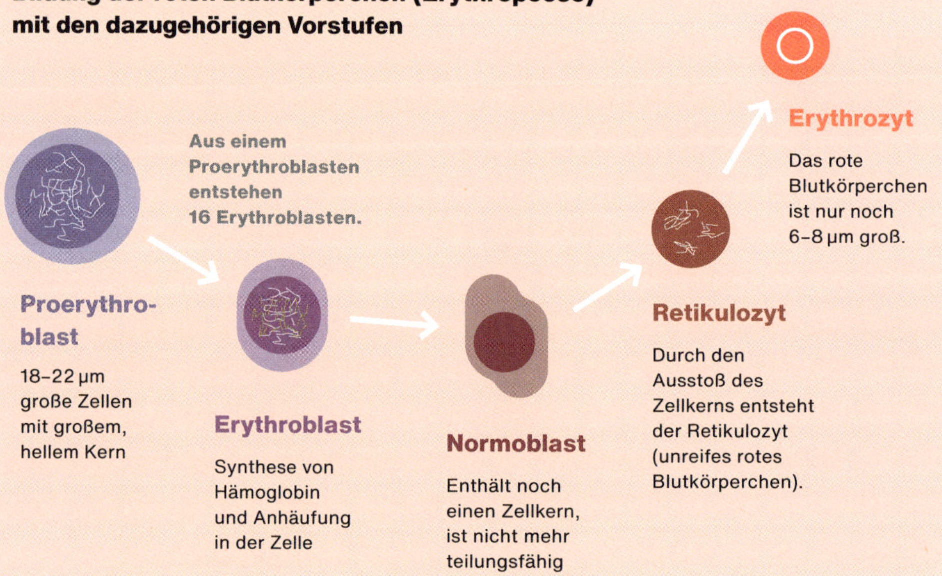

ÜBERSICHT RETIKULOZYTEN	
Indikationen zur Bestimmung, u. a.	• Differenzierung von Anämien • Therapiekontrolle • Beurteilung der Blutbildung • Beurteilung der Regenerationsfähigkeit des Knochenmarks
Referenzwerte	• Erwachsene: 0,5–2 % der Erythrozyten • Neugeborene: 2–6 % (aufgrund einer aktiveren Blutbildung nach der Geburt)
Sinnvolle Begleitwerte, v. a. bei Auffälligkeiten	Erythrozyten, Erythrozytenindizes, Hämoglobin, Ferritin, Transferrin, Transferrin-Sättigung, Vitamin B6, Vitamin B9, Vitamin B12, Kupfer, Magnesium, LDH, Bilirubin, Haptoglobin, EPO, Elektrolyte, Albumin.
Bewertung	**Erhöhte Werte bei z. B.** • Blutverlust • Hämolyse • Anämien, z. B. Kugelzellanämie • Erythrozytenenzymdefekten, z. B. G6PD-Mangel • Höhentraining, Höhenaufenthalt • Therapie von Mangelanämien, z. B. Eisen-, Vitamin-B9- oder -B12-Gabe
	Erniedrigte Werte bei z. B. • Knochenmarkerkrankungen • Erythropoetin-Mangel, z. B. bei chronischer Niereninsuffizienz • Nährstoffmängeln, z. B. Eisen, Vitamin B6, Vitamin B9, Vitamin B12 • Proteinmangel • Chemotherapie oder Strahlentherapie • (chronischen) Infektionen (z. B. Parvovirus B19) oder entzündlichen Erkrankungen (z. B. rheumatoide Arthritis)
Hinweise	Bei einer verkürzten Lebenszeit der Erythrozyten sind die Erythrozytenindizes meist unauffällig (s. S. 25ff.), wohingegen die Retikulozyten deutlich erhöht sein können, wenn die Blutbildung intakt ist.

Thrombozyten

Die Thrombozyten, auch Blutplättchen genannt, spielen eine wichtige Rolle bei der Blutstillung (Hämostase) und Wundheilung. Thrombozyten sind keine vollständigen Zellen, sondern eher kleine Zellfragmente, da sie keinen Zellkern besitzen. Sie haben eine Lebenszeit von ca. 7–10 Tagen und enthalten eine Vielzahl von Enzymen, Granula (Speicherbläschen) und Signalmolekülen, die bei der Blutstillung eine wichtige Rolle spielen.

Interessant

Thrombozyten sind sehr klein, deshalb drückt sie die Blutströmung nach außen und sie fließen entlang der Gefäßwände – ziemlich schlau, denn Thrombozyten sind unter anderem dafür zuständig, Risse in den Gefäßwänden (z. B. bei Verletzungen) zu stopfen und sind somit gleich zur Stelle.

Funktion der Thrombozyten

Kommt es zu einer Verletzung eines Blutgefäßes, heften sich Thrombozyten an die verletzte Gefäßwand an und vernetzen sich untereinander (Thrombozytenaggregation). Gleichzeitig werden Gerinnungsfaktoren aus den thrombozytären Granula freigesetzt, welche zur Blutgerinnung beitragen. Dabei entsteht ein Fibrinthrombus, der die Wunde abdichtet. Thrombozyten tragen aber noch etwas in sich: wichtige Wachstumsfaktoren, die die Gewebereparatur stimulieren und somit zur Wundheilung beitragen.

Klinische Bedeutung

Niedrige Thrombozyten-Werte treten meist im Rahmen von Störungen der Knochenmarksfunktion, einem verstärkten Verlust sowie einer verkürzten Lebenszeit der Thrombozyten oder hämatologischen Erkrankungen auf. Eine solche verminderte Thrombozytenzahl heißt Thrombozytopenie. Sie führt zu einer reduzierten Blutgerinnung, was sich wiederum in einer erhöhten Blutungsneigung und verlängerten Blutungen äußert. Ist jedoch die Thrombozytenzahl erhöht, liegt eine Thrombozytose vor. Diese kann entweder primär, z. B. in Folge von Knochenmarkerkrankungen, oder sekundär (reaktiv), z. B. nach Blutungen, auftreten. Vor allem die primäre Thrombozytose erhöht das Thromboserisiko, da die überschüssigen Thrombozyten zu einer verstärkten Blutgerinnung beitragen.

Die Thrombozytenzahl wird im Rahmen des kleinen Blutbildes gemessen. Darüber hinaus können unter bestimmten Indikationen auch die Thrombozytenfunktion, das mittlere Thrombozytenvolumen und die Thrombozytenverteilungsbreite gemessen werden. Die Thrombozyten-Werte erlauben etwa Rückschlüsse auf Gerinnungsstörungen (z. B. bei Blutungsneigung oder Thrombosen). Zudem lässt sich mit ihrer Hilfe die Knochenmarksfunktion beurteilen oder ein Verdacht auf bestimmte Erkrankungen abklären.

ÜBERSICHT THROMBOZYTEN	
Indikationen zur Bestimmung, u. a.	• Routinediagnostik • vor Operationen • Gerinnungsstörungen, z. B. Blutungsneigung (häufige bzw. zu lange Blutung der Haut oder Schleimhaut), Thrombose- oder Embolieneigung • Kontrolle nach Gabe von Medikamenten mit potenziell thrombozytenschädigender Wirkung, z. B. Heparin, Zytostatika, Antibiotika • Verlaufskontrolle von Therapien, z. B. Chemotherapie • Autoimmunerkrankungen • Verdacht auf Knochenmarkerkrankungen • Beurteilung der Knochenmarksfunktion
Referenzwerte	150 000–400 000/ml
Sinnvolle Begleitwerte, v. a. bei Auffälligkeiten	Erythrozyten, Erythrozytenindizes, Hämoglobin, Leukozyten, MPV (mittleres Thrombozytenvolumen), Gerinnungswerte (INR, aPTT, Quick), Fibrinogen, Ferritin, CRP, Leberwerte (GOT, GPT, GGT, AP), LDH, Haptoglobin, Bilirubin, Vitamin B6, Vitamin B9, Vitamin B12, Kupfer, Magnesium, Autoantikörper (z. B. ANAs).
Bewertung	**Erhöhte Werte bei z. B.** • Knochenmarkerkrankungen oder Tumoren • Anämien, z. B. Eisenmangelanämie • akuten oder chronischen Infektionen • (chronischen) Entzündungen • nach Blutungen • nach Thrombosen oder Embolien • nach bestimmten Operationen, z. B. Entfernung der Milz • chronischen Lungenerkrankungen, z. B. COPD • hormonellen Ungleichgewichten, z. B. Schilddrüsenüberfunktion • Medikamenteneinnahme, z. B. Glukokortikoide • Schwangerschaft (meist reaktiv aufgrund von z. B. Eisenmangel) • Stress • Ausdauersport

	Erniedrigte Werte bei z. B. • Vitamin-B9- oder -B12-Mangel • Autoimmunerkrankungen, z. B. Immunthrombozytopenie • Heparin-induzierter Thrombozytopenie (HIT) • Infektionen, z. B. EBV, HIV, Hepatitis, Masern, Röteln, Influenza, Dengue-Virus, CMV, Parvovirus • Infektion durch Parasiten • Lebererkrankungen, Alkoholismus • Medikamenteneinnahme, z. B. Aspirin, Zytostatika, Penicillin, Valproat, Sulfonamide • Stress • Schwangerschaft (schwangerschaftsassoziierte Thrombozytopenie, meist im 3. Trimester)
Hinweise	In EDTA-Röhrchen kann es durch Verklumpung der Thrombozyten zu falsch-niedrigen Werten kommen. Diese müssen durch eine erneute Messung mit Citratblut überprüft werden.

Leukozyten

Die weißen Blutkörperchen, auch Leukozyten genannt, sind Teil unseres Immunsystems und werden im Knochenmark gebildet. Im Gegensatz zu den anderen Blutzellen (Erythrozyten, Thrombozyten) können Leukozyten das Blut verlassen und aktiv ins Gewebe übergehen, um dort Krankheitserreger abzuwehren, Entzündungen zu regulieren, entartete Zellen zu bekämpfen und das Gewebe zu reparieren. Es gibt verschiedene Untergruppen der Leukozyten, die wiederum ganz spezifische Aufgaben im Rahmen der Immunfunktion erfüllen (s. S. 40ff.). Nur etwa 5–10 % der gesamten Leukozyten befinden sich im Blut. Der Rest sitzt in Lymphknoten, Gewebe und Knochenmark. Sollte es nötig sein, können diese aber ins Blut abgegeben werden.

Gut zu wissen

Veränderungen in der Anzahl der weißen Blutkörperchen entstehen oft, weil die Werte der Lymphozyten oder der Neutrophilen verändert sind, denn diese sind die häufigsten Leukozyten im Blut (s. S. 40f.).

Labordiagnostisch werden die Leukozyten im Rahmen der Routinediagnostik (Blutbild) und zur Diagnostik sowie Therapiekontrolle von Entzündungen, Infektionen, Tumoren, Knochenmarkerkrankungen, Infarkten, Vergiftungen und Verbrennungen bestimmt. Eine erhöhte Anzahl an Leukozyten wird als Leukozytose bezeichnet und kann ein Hinweis auf eine mögliche Infektion oder Entzündung sein. Zudem kann sie z. B. bei erhöhtem Stress, bei Autoimmunerkrankungen, Traumata, malignen Erkrankungen (z. B. Leukämie) oder als Nebenwirkung von Medikamenten auftreten. Eine reduzierte Anzahl an Leukozyten – auch Leukopenie genannt – ist beispielsweise im Rahmen von Knochenmarkschädigungen oder als Nebenwirkung von bestimmten Medikamenten messbar.

Im Folgenden betrachten wir die Untergruppen der Leukozyten näher.

Achtung

Auch zu niedrige Leukozytenwerte können ein Hinweis auf Infektionen oder Entzündungen sein. Weiße Blutkörperchen wandern bei Infektionen im Gewebe an den Ort des Geschehens, so dass sich ihre Konzentration im Blut verringert. Bei Infektionen werden Leukozyten manchmal auch stark verbraucht, was durch das Knochenmark nicht ausreichend kompensiert wird.

Verschiedene Zelltypen der Leukozyten

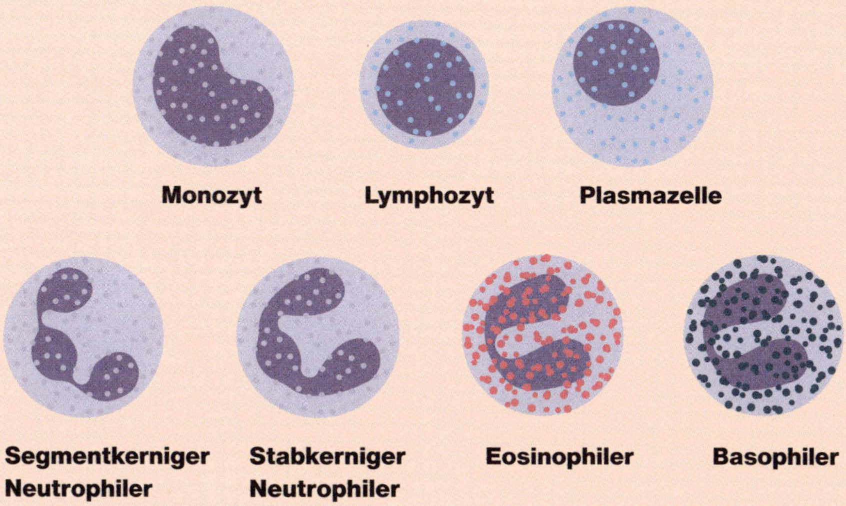

Anhand der reinen Leukozytenzahl lässt sich nicht differenzieren, was die Ursache für eine Veränderung im Blutbild sein könnte. Hierfür werden im Rahmen des Differenzialblutbildes die einzelnen Zelltypen bestimmt, um bessere Hinweise auf die möglichen Ursachen für die veränderten Leukozyten-Werte zu erhalten.

Neutrophile Granulozyten

Granulozyten machen mit etwa 60–70 % den größten Teil der Leukozyten aus. Unter ihnen sind die neutrophilen Granulozyten (Neutrophile) am häufigsten. Als Phagozyten (Fresszellen) sind sie maßgeblich an der Abwehr von Krankheitserregern sowie Tumorzellen beteiligt und spielen bei der Wundheilung eine Rolle. Übrigens sind Neutrophile auch ein wesentlicher Bestandteil von Eiter in einem Abszess oder einer Wunde. Im Blutbild kann man je nach Reifegrad zwischen stab- und segmentkernigen neutrophilen Granulozyten unterscheiden. Diese Unterteilung erlaubt zusätzliche Aussagen über mögliche Infektionen oder maligne Erkrankungen.

Erhöhte Werte findet man z. B. bei akuten Infektionen (vor allem bakteriell), chronischen Infektionen, Entzündungen oder Verletzungen, Stress, Rauchen, körperlicher Belastung, Einnahme von Cortison und bestimmten Stoffwechsel- oder Krebserkrankungen.

Erniedrigte Werte können z. B. bei Virusinfekten (z. B. EBV, Masern, Röteln), Vitaminmangel (B9, B12), chronischen Infektionen (Erschöpfung des Knochenmarks), Autoimmunerkrankungen, als Nebenwirkungen von Medikamenten (z. B. Antibiotika), und bei Knochenmarkerkrankungen oder einer Schädigung des Knochenmarks auftreten.

Bei akuten Infektionen werden viele »unreife« stabkernige Neutrophile aus dem Knochenmark ins Blut entlassen und es kommt zu einer reaktiven Linksverschiebung. Bei dieser sieht man mengenmäßig mehr junge, unreife Neutrophile im Blut als ältere, reife Neutrophile. Liegt keine Infektion vor und kommt es dennoch zu einer Linksverschiebung, ist sie pathologisch und ein Hinweis auf eine mögliche Blutkrebserkrankung wie Leukämie oder Polycythaemia vera.

Eosinophile Granulozyten

Eosinophile Granulozyten (Eosinophile) helfen besonders bei der Abwehr von Parasiten (z. B. Würmern) und sind an allergischen Reaktionen beteiligt. Auch bei bestimmten Entzündungen und Pilzinfektionen sind sie aktiv.

Erhöhte Werte können auftreten bei z. B. Parasiten- und Pilzinfektionen, Allergien (z. B. Asthma, Heuschnupfen, Nesselsucht), Entzündungen, Hauterkrankungen, Autoimmunerkrankungen oder bestimmten Infekten (z. B. Scharlach, Masern, Ruhr oder Gonorrhö) und bei der Einnahme bestimmter Medikamente.

Gut zu wissen

Bei »normal« verlaufenden Infektionen deutet eine Eosinophilie auf die sogenannte »Morgenröte der Heilung« (Ausheilung) hin.

Erniedrigte Werte sieht man häufig bei starkem Stress, unter Cortisontherapie und bei schweren bakteriellen Infektionen (z. B. Sepsis).

Basophile Granulozyten

Basophile Granulozyten (Basophile) sind die kleinste Population unter den Granulozyten. Sie spielen hauptsächlich in allergischen Reaktionen, u. a. durch Freisetzung von Histamin, eine Rolle. Aber auch bei der Regulation von Entzündungsprozessen und der Heilung von Gewebe helfen sie mit.

Erhöhte Werte kommen z. B bei Allergien, chronischen Enzündungen (z. B. Colitis ulcerosa), Autoimmunerkrankungen, bestimmten Knochenmarkerkrankungen oder Leukämien vor. Zudem können sie z. B. auf eine Schilddrüsenunterfunktion, Diabetes oder auf Parasiteninfektionen hinweisen.

Erniedrigte Werte findet man oft bei akuten Infekten, Stress, rheumatoider Arthritis, starker körperlicher Belastung, Schilddrüsenüberfunktion oder Cortisonbehandlung.

Lymphozyten

Lymphozyten machen etwa 20–30 % der Leukozyten aus. Die Aufgabe der Lymphozyten besteht darin, Krankheitserreger abzuwehren sowie virusinfizierte und entartete Zellen zu beseitigen. Zu ihnen gehören B-Zellen, T-Zellen und natürliche Killerzellen (NK-Zellen).

Erhöhte Werte findet man z. B. bei Virusinfektionen, chronischen Infekten (z. B. Tuberkulose), Stress, Schilddrüsenüberfunktion und Krebs- oder Autoimmunerkrankungen.

Erniedrigte Werte können bei Immunschwäche, starker körperlicher Belastung oder Stress, bestimmten Virusinfekten, Autoimmunerkrankungen, Zöliakie oder Proteinmangel vorkommen.

Manche Tumorerkrankungen können sowohl zu erniedrigten als auch erhöhten Zahlen führen. Daher ist die Differenzierung der einzelnen Zelltypen und auch die Bewertung der Situation und Begleitsymptome enorm wichtig.

Monozyten

Die dritte und kleinste Subpopulation der Leukozyten bilden die Monozyten (ca. 2–6 %). Trotz ihres geringen Anteils sind Monozyten die größten Leukozyten und Vorläufer für u. a. wichtige Fresszellen. Sie können sich zu Makrophagen, dendritischen Zellen und Osteoklasten weiterentwickeln, wodurch sie Einiges leisten: Diese fressen nicht nur Krankheitserreger, tote Zellen sowie Zelltrümmer, sondern sie präsentieren auch anderen Immunzellen Antigene, bauen Knochensubstanz ab und regulieren Entzündungen. Monozyten geben Hinweise auf chronische Prozesse oder die »Aufräumphase« nach einer Infektion.

Erhöhte Werte sieht man z. B. bei Infektionen (z. B. EBV, Tuberkulose, Mumps, Pilze), Parasiten (z. B. Malaria, Toxoplasmose), abklingenden Infekten oder chronischen Entzündungen, Autoimmunerkrankungen oder Krebs und nach Gewebeschäden (z. B. Herzinfarkt).

Erniedrigte Werte können in der Frühphase akuter Infekte, bei starkem Stress, durch bestimmte Erkrankungen des Knochenmarks oder unter Cortisoneinnahme auftreten.

Exkurs: Drei Phasen der Immunantwort bei Infektionen

Unser Immunsystem reagiert bei Infektionen oft in drei typischen Phasen:

- **Neutrophile Phase (Kampfphase):** Zuerst steigen die neutrophilen Granulozyten an. Sie greifen Krankheitserreger direkt an und »fressen« sie, indem sie sie umschließen. Dieser Prozess nennt sich Phagozytose.
- **Monozyten-Phase (Aufräumphase):** Danach übernehmen Monozyten. Sie unterstützen andere Abwehrzellen, beseitigen Zelltrümmer und helfen, die Entzündung zu regulieren.
- **Lymphozyten- und Eosinophilen-Phase (Heilungsphase):** Zum Schluss kommen Lymphozyten und eosinophile Granulozyten ins Spiel. Sie stärken die gezielte Abwehr (z. B. gegen Viren) und unterstützen die Heilung.

Ausnahmen:

Bei manchen Infektionen, etwa durch Viren wie EBV, laufen die Phasen anders ab – hier sind die Lymphozyten oft schon früh in der Mehrzahl. Bei chronischen Infektionen kann eine bestimmte Phase dauerhaft bestehen bleiben. Zum Beispiel kann es dann sein, dass die Monozyten dauerhaft erhöht bleiben.

ÜBERSICHT LEUKOZYTEN (ALLGEMEIN)	
Indikationen zur Bestimmung, u. a.	• Routinediagnostik • v. a. Entzündungen, Blut- bzw. Knochenmarkerkrankungen, Infektionen, Tumoren, Infarkte, allergische Erkrankungen, Gewebenekrosen, Atemwegserkrankungen, Erkrankungen des Magen-Darm-Trakts, Vergiftungen.
Referenzwerte	• Leukozyten ▸ Erwachsene: 4500–11 000/µl • Neutrophile Granulozyten: 50–70 % • Eosinophile Granulozyten: 2–4 % • Basophile Granulozyten: < 1 % • Lymphozyten: 25–40 % • Monozyten: 2–8 %
Sinnvolle Begleitwerte, v. a. bei Auffälligkeiten	Erythrozyten, Erythrozytenindizes, Hämoglobin, Thrombozyten, Differenzialblutbild, Gesamteiweiß, CRP, BSG, LDH, Harnstoff, Harnsäure, Haptoglobin, Procalcitonin, Leberwerte (GOT, GPT, GGT, AP), Kreatinin, GFR, Autoantikörper (z. B. ANAs), Vitamin B9, Vitamin B12.

Bewertung	**Erhöhte Werte bei z. B.** ● Infektionen ▸ durch Bakterien ▸ durch Viren ▸ durch Parasiten ▸ durch Pilze ● Entzündungen, z. B. chronisch-entzündliche Erkrankungen, rheumatische Erkrankungen ● körperlicher oder emotionaler Belastung, z.B. bei akutem Stress ● Verletzungen ● Medikamenteneinname, z. B. Corticosteroide, Verhütung (Pille) ● Schwangerschaft ● Allergien ● Rauchen ● Krebserkrankungen oder Knochenmarkerkrankungen ● Stoffwechselerkrankungen, z. B. Gicht, Diabetes
	Erniedrigte Werte bei z. B. ● Virusinfektionen, z. B. Hepatitis, HIV, CMV, Masern, Influenza ● besonders schweren Infektionen ● bestimmten Infektionen durch Parasiten, z. B. Malaria ● Autoimmunerkrankungen ● Knochenmarkerkrankungen, Lebererkrankungen ● Schädigungen des Knochenmarks ● Nebenwirkungen bestimmter Medikamente, z. B. Antibiotika, Schmerzmittel, Schilddrüsenhormone, Immunsuppressiva ● Vitamin-B9- oder -B12-Mangel ● chronischem Stress
Hinweise	Die Ursachen für erhöhte und erniedrigte Werte können je nach Subpopulation variieren. Was beispielsweise bei dem einen Zelltypen zu erhöhten Zahlen führt, kann bei einem anderen zu erniedrigten Zahlen beitragen. Daher ist die Gesamtbetrachtung der einzelnen Leukozyten-Arten ungemein wichtig, um der Ursache für die Abweichungen näherzukommen.

Eisenstoffwechsel

Interessant

Etwa 25 mg des Körpereisens werden täglich durch die Bildung und den Abbau von Hämoglobin umgesetzt. Jeden Tag geht ungefähr 1 mg an Eisen verloren durch Abschilferungen der Haut und Schleimhaut, Schwitzen, Mikroblutungen im Darm oder Zahnfleisch, und über den Urin. Bei Frauen führt auch die Menstruation zu Eisenverlust.

Eisen ist eines der wichtigsten und häufigsten Spurenelemente in unserem Körper. Der tägliche Eisenbedarf liegt bei ca. 10–15 mg. Je nach Alter und Geschlecht befinden sich im Körper etwa 3–5 g Eisen. Ein Großteil davon ist im Hämoglobin (bis zu 75 %) und ein kleinerer Teil im Myoglobin (bis zu 10 %) gebunden (s. S. 29ff., 79). Darüber hinaus finden sich weitere Eisenspeicher (als Ferritin und Hämosiderin) in Leber, Milz und Knochenmark. Kleinere Anteile des Körpereisens sind Bestandteil von Enzymen (z. B. Cytochromen) oder an Proteine gebunden und werden im Blut transportiert. Freies Eisen ist für unseren Körper toxisch und kommt daher im Normalfall nicht vor. Bei bestimmten Erkrankungen kann jedoch freies Eisen nachgewiesen werden, z. B bei der Hämochromatose.

Eisen ist nicht nur wichtig für den Sauerstofftransport im Blut – es spielt auch eine zentrale Rolle im Energiestoffwechsel, bei der Zellteilung (DNA-Synthese), in Enzymen des antioxidativen Systems und bei der Immunabwehr.

Eisenmangel ist vor allem bei Frauen häufig. Durch die Menstruation geht Eisen verloren, und auch in der Schwangerschaft und Stillzeit ist der Bedarf besonders hoch. Typische Anzeichen für einen Eisenmangel sind Müdigkeit, Erschöpfung, Konzentrationsprobleme, Blässe, Haarausfall und brüchige Nägel. Zu viel Eisen (Eisenüberladung) kann ebenfalls Beschwerden verursachen, z. B. Müdigkeit, Gelenk- oder Bauchschmerzen, dunkle Hautverfärbungen und Leberschäden durch Eisenablagerung. Zum Glück gibt es viele Laborwerte, mit denen sich ein Eisenmangel und -überschuss gut erkennen lassen. Die wichtigsten sehen wir uns nun im Detail an.

Serumeisen

Beim Serumeisen handelt es sich um die Eisenmenge, die im Blutserum an Transportproteine (Transferrin) gebunden ist

Interessant

Das Serumeisen zeigt einen Eisenmangel erst sehr spät und nicht zuverlässig an. Meist fällt das Serumeisen erst dann unterhalb des Referenzbereichs, wenn kein Speichereisen mehr vorhanden und das Funktionseisen erniedrigt ist.

(s. S. 49ff.). Dieser Wert ist jedoch nicht sehr verlässlich, da er von vielen verschiedenen Faktoren, z. B. der Ernährung, stark beeinflusst wird. Somit erlaubt der reine Serumeisen-Wert keine genaue Aussage über den Eisenstatus und muss daher im Kontext weiterer Laborwerte wie Ferritin, Transferrin-Sättigung und Entzündungsmarkern wie dem CRP (C-reaktiven Protein) betrachtet werden (s. S. 46ff., 49ff., 135ff.). Zudem sollten bestehende Symptome beachtet werden.

ÜBERSICHT SERUMEISEN	
Indikationen zur Bestimmung, u. a.	• Verdacht auf Eisenmangel, Eisenüberladung oder Eisenverwertungsstörung • unklare Anämie • starke Menstruation oder Blutverlust • Schwangerschaft • anhaltende Müdigkeit, Schwäche, Kurzatmigkeit, verminderte Leistungsfähigkeit • Kontrolle während einer Eiseneinnahme • Entzündungen oder Infektionen (zusammen mit z. B. Ferritin, CRP) • chronische Erkrankungen mit Anämie, z. B. Tumoren, Nierenerkrankungen, chronisch-entzündliche Erkrankungen
Referenzwerte	• Frauen: 40–165 µg/dl • Männer: 40–170 µg/dl
Sinnvolle Begleitwerte, v. a. bei Auffälligkeiten	Großes Blutbild, CRP, Ferritin, Transferrin, Transferrin-Sättigung, löslicher Transferrin-Rezeptor, Vitamin B6, Vitamin B9, Vitamin B12, Kupfer, Vitamin A.
Bewertung	**Erhöhte Werte bei z. B.** • Eisenüberladung (z. B. Hämochromatose) • Eisenverwertungsstörungen, z. B. Porphyrie, Vitamin-B9- oder -B12-Mangel • bestimmten Anämieformen, z. B. hämolytische Anämie • Lebererkrankungen oder Alkoholismus • Schilddrüsenüberfunktion • hochdosierter Eisensupplementierung • Medikamenteneinnahme, z. B. Verhütung (Pille)

	Erniedrigte Werte bei z. B. • Eisenmangel bzw. Eisenmangelanämie, z. B. durch erhöhten Bedarf, unzureichende Aufnahme, gestörten Transport oder erhöhte Verluste (z. B. Blutungen) • akuten und chronischen Infektionen, Parasiteninfektionen • chronischen sowie chronisch-entzündlichen Erkrankungen, z. B. rheumatoide Arthritis, Morbus Crohn, Colitis ulcerosa • Entzündung der Magenschleimhaut (Gastritis), Zöliakie • Kupfermangel • Nieren- und Lebererkrankungen
Hinweise	Der Serumeisenwert unterliegt einem Rhythmus mit Tagesschwankungen von bis zu 50 %. Optimalerweise sollte bei der Bestimmung des Serumeisens das Blut nüchtern zwischen 7 und 10 Uhr morgens abgenommen werden. Bei Folgebestimmungen sollte immer die annähernd gleiche Uhrzeit für die Blutabnahme gewählt werden. Fehler bei der Blutentnahme können den Wert verfälschen.

Ferritin

Beim Ferritin handelt es sich um einen Proteinkomplex, der Eisen bindet und intrazellulär speichert. Durch die Bindung wird das Eisen »unschädlich« gemacht. Gleichzeitig wird durch diese Speicherung von Eisen sichergestellt, dass das Spurenelement bei Bedarf schnell wieder zur Verfügung steht. Die Ferritinbildung steigt bei zunehmendem Eisenangebot. Der Ferritin-Wert ist daher ein Indiz für den Eisenstatus. Ferritin findet sich in nahezu allen Körperzellen. Besonders zahlreich kommt es aber z. B. in Leberzellen oder der Milz vor. Im Vergleich zum wasserunlöslichen Hämosiderin ist Ferritin ein leicht mobilisierbarer Eisenspeicher. Hämosiderin ist eine sekundäre Speicherform von Eisen. Es entsteht vor

Gut zu wissen

Erhöhte Ferritin-Werte schließen einen Eisenmangel nicht aus.
Bei Entzündungen fungiert Ferritin als Akute-Phase-Protein und steigt unabhängig vom Eisenstatus an. Das hat vor allem den Hintergrund, dass der Körper im Rahmen von Infektionen und Entzündungen versucht, das Eisen einzulagern und so beispielsweise Pathogenen die Futterquelle zu entziehen sowie den Körper vor zusätzlichem oxidativem Stress zu schützen.

allem bei einer krankhaften Eisenüberladung und beim Abbau von Ferritin. Im Gegensatz zum Serumeisen ist Ferritin weniger anfällig gegenüber Einflussfaktoren wie der Ernährung (s. S. 44ff.). Es unterliegt auch im Tagesverlauf geringeren Schwankungen. Die Bestimmung von Ferritin eignet sich daher besser, um Einblicke in den Eisenstatus zu erhalten und um einen Eisenmangel festzustellen.

Der Ferritin-Index wird aus dem löslichen Transferrin-Rezeptor- und Ferritin-Wert bestimmt (s. S. 51ff.). Dieser Index ist hilfreich, um bei erhöhten Ferritin-Werten abzuklären, ob vielleicht dennoch ein Eisenmangel besteht, der aber z. B. durch eine Entzündung verschleiert wird. Dies ist wichtig, da Ferritin als Akute-Phase-Protein bei Entzündungen und Infektionen erhöht ist. Der Referenzbereich des Ferritin-Index ist methodenabhängig. Generell gilt aber, dass eine Erhöhung über den definierten Grenzwert für einen Eisenmangel spricht. Der Ferritin-Index wird meist in Kombination mit dem Entzündungsmarker CRP (C-reaktivem Protein) gemessen (s. S. 135ff.).

ÜBERSICHT FERRITIN	
Indikationen zur Bestimmung, u. a.	• Verdacht auf Eisenmangel oder Eisenüberladung • mikrozytäre, hypochrome Anämie (s. S. 23ff.) • starke Menstruation oder Blutverlust • Schwangerschaft • anhaltende Müdigkeit, Schwäche, Kurzatmigkeit, verminderte Leistungsfähigkeit • Kontrolle während einer Eiseneinnahme • Entzündungen oder Infektionen • chronische Erkrankungen mit Anämie, z. B. Tumoren, Nierenerkrankungen, chronisch-entzündliche Erkrankungen
Referenzwerte	• Frauen: 10–200 µg/l (Optimum > 50 µg/l, besser 70 µg/l, v. a. bei prämenopausalen Frauen) • Männer: 30–300 µg/l (Optimum 100–150 µg/l) Die Referenzwerte variieren hier sehr stark von Labor zu Labor und bei Frauen auch hinsichtlich der Lebensphase.
Sinnvolle Begleitwerte, v. a. bei Auffälligkeiten	Großes Blutbild, Retikulozyten, CRP, Serumeisen, Transferrin, Transferrin-Sättigung, löslicher Transferrin-Rezeptor, Leberwerte (GOT, GPT, GGT, AP), Kupfer, Vitamin A, Vitamin B9, Vitamin B12.

Bewertung	**Erhöhte Werte bei z. B.** • Eisenüberladung (z. B. Hämochromatose) • Eisenverwertungsstörungen, z. B. Porphyrie, Vitamin-B9- oder -B12-Mangel • Entzündungen, Infektionen • Leber- und Nierenerkrankungen • Alkoholismus • Schilddrüsenüberfunktion • hochdosierter Eisensupplementierung • Einnahme bestimmter Medikamente, z. B. Verhütung (Pille)
	Erniedrigte Werte bei z. B. • Eisenmangel bzw. Eisenmangelanämie, z. B. durch erhöhten Bedarf, unzureichende Aufnahme, gestörten Transport oder erhöhte Verluste (z. B. Blutungen) • chronischen Infektionen • Schilddrüsenunterfunktion • Entzündung der Magenschleimhaut (Gastritis), Zöliakie • Lebererkrankungen
Hinweise	• Bei einer Infektion ferritinreicher Organe (Leber, Milz) sowie bei Nieren-, Tumor- oder rheumatischen Erkrankungen kann ein Eisenmangel durch falsch-erhöhte oder falsch-normale Ferritinwerte maskiert werden. • Falls das Ferritin erhöht oder in der Norm ist, und zusätzlich das CRP oder Leberwerte erhöht sind, kann man sich auch noch den löslichen Transferrin-Rezeptor ansehen (s. S. 51ff.). Falls dieser erhöht ist, liegt ein Eisenmangel vor. Ist er normal, ist nicht von einem Eisenmangel auszugehen und es sollten andere Ursachen ergründet werden.
Maßnahmen bei einem Mangel	• Mehr eisenhaltige Lebensmittel zu sich nehmen (v. a. tierische Produkte) und mit Vitamin-C-haltigen sowie säurehaltigen Lebensmitteln kombinieren. • Kombination von eisenhaltigen Lebensmitteln mit Kaffee, Schwarztee, Grüntee, Milchprodukten und bestimmten Medikamenten (z. B. Protonenpumpenhemmer) vermeiden. • Bei starkem Mangel mit dem Arzt oder Ärztin über mögliche Infusionen oder hochdosierte Supplementierung sprechen.

Transferrin und Transferrin-Sättigung

Beim Transferrin handelt es sich um das Eisen-Transportprotein, welches hauptsächlich in der Leber gebildet wird. Es transportiert Eisen vom Ort der Aufnahme (Dünndarm), Abbauorten des Hämoglobins (Leber, Milz, Knochenmark) sowie aus den Speichern hin zu den Zellen im Gewebe, die das Spurenelement verbrauchen. Außerdem befördert es Eisen auch zu den Speichern. Am Ziel angekommen, bindet Transferrin an den Transferrin-Rezeptor und wird in die Zelle aufgenommen. Transferrin spielt also eine Schlüsselrolle im Eisenstoffwechsel und sorgt dafür, dass kein freies Eisen im Blut zirkuliert und oxidativen Stress verursachen kann.

Die Transferrin-Konzentration erlaubt Aussagen über die Verfügbarkeit von Eisen für die verschiedenen Körperfunktionen. Gemessen wird Transferrin meist in Kombination mit dem Ferritin und Serumeisen. Wenn dem Körper Eisen fehlt und die Reserven fast erschöpft sind, reguliert er die Transferrin-Konzentration im Blut hoch, um so viel Eisen wie möglich effizient binden und transportieren zu können. Umgekehrt sinkt die Transferrin-Konzentration bei einem Überangebot an Eisen. Aber Vorsicht: Es kann auch zu niedrigen Transferrin-Werten kommen, obwohl ein Eisenmangel vorliegt (z. B. bei Proteinmangel), weshalb Transferrin nie alleine zur Beurteilung des Eisenstatus genutzt werden sollte. Am Ende des Kapitels werde ich dir ein paar wichtige Parameter-Konstellationen aufzeigen, die einen Eisenmangel oder eine Eisenüberladung anzeigen.

Interessant

Eine besondere Form des Transferrins (kohlenhydratdefizientes Transferrin) wird als sehr sensitiver und spezifischer Marker in der Diagnostik eines chronischen Alkoholmissbrauchs genutzt.

Transferrin zählt zu den Anti-Akute-Phase-Proteinen. Bei Infektionen und Entzündungen wird die Konzentration an Transferrin im Körper herunterreguliert, um den Eisentransport im Körper zu reduzieren und so Erregern die Nahrung zu entziehen bzw. Entzündungen nicht weiter zu »befeuern«.

Aus der Konzentration des Transferrins und Serumeisens lässt sich die Transferrin-Sättigung ermitteln. Diese beschreibt, wie viel Transferrin mit Eisen beladen ist, und eignet sich in Kombination mit Transferrin und Ferritin sehr gut zur Beurteilung des Eisenstatus. Auch hier gilt, dass die Transferrin-Sättigung nicht alleine zur Beurteilung des Eisenstatus genutzt werden sollte, da es wieder zu verfälschten Ergebnissen kommen kann. Beispielsweise kann ein erhöhter Transferrin-Spiegel zu einer rechnerisch niedrigen Transferrin-Sättigung führen, obwohl kein Eisenmangel vorliegt (z. B. in der Schwangerschaft oder bei Östrogendominanz). Umgekehrt kann ein Mangel an Transferrin im Rahmen von beispielsweise Proteinverlusten zu einer erhöhten Transferrin-Sättigung führen, obwohl keine Eisenüberladung besteht.

ÜBERSICHT TRANSFERRIN UND TRANSFERRIN-SÄTTIGUNG

Indikationen zur Bestimmung, u. a.	• Verdacht auf Eisenmangel oder Eisenüberladung • mikrozytäre, hypochrome Anämie (s. S. 23ff.) • starke Menstruation oder Blutverlust • Schwangerschaft • anhaltende Müdigkeit, Schwäche, Kurzatmigkeit, verminderte Leistungsfähigkeit • Verdacht auf Lebererkrankungen, Proteinmangel, Mangelernährung • Infektionen, Entzündungen • chronische Erkrankungen mit Anämie, z. B. Tumoren, Nierenerkrankungen, chronisch-entzündliche Erkrankungen
Referenzwerte	• Frauen: 250–380 mg/dl (optimal um 300 mg/dl) • Männer: 215–365 mg/dl • Normwerte der Transferrin-Sättigung: 16–45 % (optimal 30–35 %)
Sinnvolle Begleitwerte, v. a. bei Auffälligkeiten	Großes Blutbild, CRP, Serumeisen, Ferritin, löslicher Transferrin-Rezeptor, Leberwerte (GOT, GPT, GGT, AP), Gesamteiweiß, Albumin, Kupfer, Vitamin A, Vitamin B9, Vitamin B12.
Bewertung Transferrin	**Erhöhte Werte bei z. B.** • Eisenmangel bzw. Eisenmangelanämie, z. B. durch erhöhten Bedarf, unzureichende Aufnahme, gestörten Transport oder erhöhte Verluste (z. B. Blutungen) • Schwangerschaft • hormonellen Schwankungen, z. B. Östrogendominanz, Schilddrüsenüberfunktion • Frühphase einer akuten Hepatitis • Medikamenteneinnahme, z. B. Verhütung (Pille) oder Schilddrüsenhormone
	Erniedrigte Werte bei z. B. • Eisenüberladung (z. B. Hämochromatose) • hochdosierter Eisensupplementierung • Infektionen, Entzündungen • chronischen Erkrankungen

	• Lebererkrankungen • Proteinmangel und -verlust • chronisch-entzündlichen Darmerkrankungen, Gastritis, Zöliakie
Bewertung Transferrin-Sättigung	**Erhöhte Werte bei z. B.** • Eisenüberladung (z. B. Hämochromatose) • hochdosierter Eisensupplementierung • Lebererkrankungen und Stoffwechselerkrankungen • Proteinverlusten, Proteinmangel • bestimmten Anämien, z. B. hämolytische Anämie • Mangel an Vitamin B9 oder Vitamin B12
	Erniedrigte Werte bei z. B. • Eisenmangel bzw. Eisenmangelanämie, z. B. durch erhöhten Bedarf, unzureichende Aufnahme, gestörten Transport oder erhöhte Verluste (z. B. Blutungen) • Eisenverwertungsstörungen • chronischen Erkrankungen • Schwangerschaft • Östrogendominanz
Hinweise	• Transferrin und die Transferrin-Sättigung sollten nüchtern und morgens abgenommen werden. • Transferrin kann auch Kupfer, Mangan und andere Metalle binden.

Löslicher Transferrin-Rezeptor (sTfR)

Über Transferrin-Rezeptoren in der Zellmembran wird der Transferrin-Eisen-Komplex in die Zellen aufgenommen (s. S. 49). Bruchstücke dieser Rezeptoren zirkulieren als lösliche Transferrin-Rezeptoren im Blut. Ihr Wert korreliert mit der Anzahl an Rezeptoren auf der Oberfläche von Zellen, die Eisen aufnehmen und verwerten können. Der lösliche Transferrin-Rezeptor (sTfR) spiegelt somit

> Normale Werte schließen einen Eisenmangel weitgehend aus. Allerdings sollten auch Ferritin, Transferrin-Sättigung und CRP mitbestimmt werden. Denn ist die Blutbildung stark eingeschränkt, z. B. durch eine aplastische Anämie, kann der sTfR-Wert normal oder zu niedrig sein.

die Eisenbedürftigkeit der Zellen wider und er ist ein guter Marker für sowohl den funktionellen Eisenstatus als auch die Aktivität der Blutbildung (Erythropoese).

Bei einem Eisenmangel wird die Ausbildung von Transferrin-Rezeptoren auf der Zelloberfläche erhöht, wodurch auch die Konzentration an löslichem Transferrin-Rezeptor im Blut steigt. Da diese Konzentration nicht durch Entzündungen, Infektionen und individuelle Störeinflüsse beeinflusst wird, kann der Wert sehr gut zum Nachweis eines Eisenmangels, vor allem bei hohen Ferritinwerten, genutzt werden. Außerdem steigt der sTfR-Wert bereits bei latentem Eisenmangel an, noch bevor andere Parameter wie Ferritin, Transferrin-Sättigung oder Hämoglobin Veränderungen zeigen.

ÜBERSICHT LÖSLICHER TRANSFERRIN-REZEPTOR (STFR)	
Indikationen zur Bestimmung, u. a.	• Verdacht auf Eisenmangel oder Eisenüberladung • Anämie • Kontrolle während einer Eiseneinnahme • Untersuchung bei Sportlern mit Leistungsschwäche (Sportanämie)
Referenzwerte	Die Referenzwerte für den löslichen Transferrin-Rezeptor variieren stark je nach Labor und Methode. Referenzwerte der Klinischen Chemie der Uni Ulm liegen bei • Frauen: 1,78–4,59 mg/l • Männer: 1,80–4,70 mg/l
Sinnvolle Begleitwerte, v. a. bei Auffälligkeiten	Großes Blutbild, Retikulozyten, CRP, Serumeisen, Ferritin, Transferrin, Transferrin-Sättigung, Leberwerte (GOT, GPT, GGT, AP), Vitamin B6, Vitamin B9, Vitamin B12.
Bewertung	**Erhöhte Werte bei z. B.** • Eisenmangel bzw. Eisenmangelanämie, z. B. durch erhöhten Bedarf, unzureichende Aufnahme, gestörten Transport oder erhöhte Verluste (z. B. Blutungen) • gesteigerter Blutbildung • bestimmten Anämieformen • Störungen in der Hämoglobinsynthese • Mangel an Vitamin B9 oder Vitamin B12 • Schwangerschaft

	Erniedrigte Werte bei z. B. • Eisenüberladung (z. B. Hämochromatose) • hochdosierter Eisensupplementierung • gestörter Blutbildung • Anämien bei chronischen Erkrankungen
Hinweise	Der sTfR-Wert ermöglicht die Unterscheidung zwischen einer Eisenmangelanämie und einer Anämie bei chronischen Erkrankungen. Dabei wird meist der Ferritin-Index bestimmt.

Zink-Protoporphyrin (ZnPP)

Das Zink-Protoporphyrin entsteht bei der Bildung von Häm, wenn nicht genügend Eisen zur Verfügung steht. Bei einem Eisenmangel steigt das Zink-Protoporphyrin in den Erythrozyten. Auch bei einer Bleivergiftung steigt der ZnPP-Wert, da Blei den Einbau von Eisen in Häm hemmt. Das ZnPP ist ein Marker für die Eisenversorgung im Knochenmark und kann auch bei chronischen Erkrankungen und Vitamin-B6-Mangel erhöht sein. Auch ein latenter Eisenmangel lässt sich mit diesem Wert früh erkennen. Falsch erhöhte Werte können bei Leber- und Nierenerkrankungen auftreten. Aber Achtung: Das ZnPP spiegelt den Eisenstoffwechsel der vergangenen 3 Monate wider (wegen der Lebensdauer der Erythrozyten) und steigt bei Veränderungen nur langsam an.

Delta-Hämoglobin-Äquivalent (Delta-He)

Das Delta-Hämoglobin-Äquivalent stellt den Unterschied in der Hämoglobin-Konzentration zwischen jungen Retikulozyten und reifen Erythrozyten dar. Normalerweise enthalten Retikulozyten mehr Hämoglobin als Erythrozyten. Ein negativer Delta-He-Wert zeigt an, dass junge Retikulozyten weniger Hämoglobin haben als reife Erythrozyten, was häufig auf einen Eisenmangel hinweist. Dieser Wert steigt frühzeitig bei latentem Eisenmangel an und reagiert schnell auf Veränderungen, weshalb er sich gut zur Diagnostik von Anämien und zur Überwachung der Eisentherapie eignet.

Wichtige Konstellationen zur Bestimmung des Eisenstatus

Zur korrekten Bestimmung des Eisenstatus reicht – wie wir nun gesehen haben – ein einzelner Parameter nicht aus. Wir müssen uns verschiedener Parameter bedienen, um aus ihrer Konstellation ablesen zu können, ob ein Eisenmangel bzw. eine Eisenüberladung vorliegt oder nicht.

Bevor ich auf die einzelnen Konstellationen eingehe, möchte ich noch kurz wichtige Zustände voneinander abgrenzen: den Eisenmangel ohne Anämie (subklinischer Eisenmangel), den funktionellen Eisenmangel und die Eisenmangelanämie. Beim Eisenmangel ohne Anämie sind die Eisenspeicher des Körpers erschöpft; die Blutbildung verläuft aber noch problemlos. Bleibt der Eisenmangel über eine längere Zeit unbehandelt, droht er in eine Eisenmangelanämie überzugehen. Bei dieser sehen wir erschöpfte Eisenreserven und einen Mangel an Funktionseisen, also verfügbarem Eisen, sodass die Bildung von Hämoglobin und den Erythrozyten reduziert ist. Beim funktionellen Eisenmangel ist die Freisetzung des Eisens aus den Speichern eingeschränkt oder der Körper hält das Eisen bewusst im Gewebe zurück (z. B. im Rahmen von Infektionen, Entzündungen oder chronischen Erkrankungen), sodass nicht genug Eisen für die Blutbildung zur Verfügung steht. Je nach Ausprägung und Dauer kann sich auch hier eine Eisenmangelanämie entwickeln.

Interessanterweise können alle Zustände zu ähnlichen Symptomen führen, weshalb die korrekte Diagnose nur mittels Laborparameter erfolgen kann. Sehen wir uns daher einige Parameter-Konstellationen an, die uns bei der Beurteilung des Eisenstatus helfen können:

- **Eisenmangel ohne Anämie:** Ferritin niedrig, Serumeisen normal bis niedrig, Transferrin-Sättigung niedrig, Transferrin erhöht, sTfR erhöht, Ferritin-Index erhöht, Hämoglobin normal, Erythrozyten normal, CRP unauffällig, Delta-He niedrig/negativ (bereits ab latentem Mangel), ZnPP normal oder leicht erhöht, Retikulozyten und Retikulozytenhämoglobin normal
- **funktioneller Eisenmangel (z. B. bei chronischer Entzündung):** Ferritin normal oder erhöht, CRP (moderat) erhöht, Transferrin normal oder erniedrigt, sTfR normal oder erhöht, Transferrin-Sättigung niedrig, Ferritin-Index erniedrigt, Serumeisen normal bis niedrig, ZnPP moderat erhöht, Delta-He niedrig/negativ, Hämoglobin normal bis niedrig, Erythrozyten normal bis niedrig, Retikulozyten und Retikulozytenhämoglobin normal bis niedrig
- **Eisenmangelanämie:** Ferritin niedrig, Serumeisen normal bis niedrig, Transferrin-Sättigung niedrig, Transferrin erhöht, sTfR erhöht, Ferritin-Index erhöht, Hämoglobin erniedrigt, Erythrozyten erniedrigt, Retikulozyten und Retikulozytenhämoglobin erniedrigt, CRP unauffällig, Delta-He negativ, ZnPP stark erhöht
- **Eisenüberladung:** Ferritin erhöht, Serumeisen erhöht, Transferrin-Sättigung erhöht, Transferrin erniedrigt, sTfR erniedrigt, CRP unauffällig, ZnPP unauffällig, Delta-He normal, Hämoglobin normal, Erythrozyten normal, Retikulozyten und Retikulozytenhämoglobin normal

KAPITEL 2

ELEKTROLYTE (BLUTSALZE)

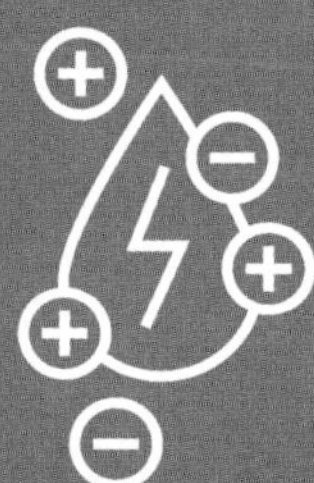

Elektrolyte wie Natrium, Kalium, Kalzium, Magnesium, Chlorid und Phosphat steuern zentrale Prozesse im Körper – von der Nervenleitung über den Säure-Basen-Haushalt bis hin zur Herzfunktion. Dieses Kapitel beleuchtet die wichtigen Aufgaben der Blutsalze im Körper. Es wird gezeigt, wie Elektrolytwerte bei der Erkennung verschiedener Störungen helfen können. Zudem wird erklärt, welche Symptome bei Mängeln auftreten, und wie man diesen vorbeugen kann.

Die Bedeutung von Elektrolyten

Damit unser Körper und die einzelnen Zellen gut funktionieren, müssen zu jeder Sekunde zahlreiche Reaktionen ablaufen. Diese Reaktionen finden im wässrigen Milieu statt und sind stark vom pH-Wert und verschiedenen Ionenkonzentrationen abhängig. Aus diesem Grund ist die Aufrechterhaltung des Wasser- sowie Säure-Basen-Haushalts und bestimmter Ionenkonzentrationen ungemein wichtig. An der Steuerung dieser Bereiche sind Elektrolyte wie Natrium, Kalium, Kalzium, Magnesium, Chlorid, Phosphat und Bikarbonat maßgeblich beteiligt.

Labordiagnostisch spielen Elektrolyte vor allem in der Notfallmedizin eine große Rolle. Aber auch bei Routineuntersuchungen und bei bestimmten Indikationen (z. B. Nierenerkrankungen, chronischen Erkrankungen) werden Elektrolytkonzentrationen im Blut bestimmt. Verschiebungen im Elektrolythaushalt können zu Müdigkeit, Schwindel, Flüssigkeitsmangel, Verwirrtheit, Krämpfen und Übelkeit führen; in schweren Fällen auch zu lebensbedrohlichen Herzrhythmusstörungen und Organversagen.

Ursachen für Störungen im Elektrolythaushalt sind z. B. Nierenerkrankungen (da die Niere als Hauptorgan den Elektrolyt- und Wasserhaushalt reguliert), Störungen der Nebennieren, Leberfunktionsstörungen, Schilddrüsenerkrankungen, Einnahme bestimmter Medikamente, Fehlernährung, Verbrennungen oder Wassermangel. Bei Störungen des Elektrolyt- und Wasserhaushalts sollte man unbedingt an mögliche Störungen der Regulatoren denken. Zu diesen zählen z. B. das Renin-Angiotensin-Aldosteron-System (RAAS), das antidiuretische Hormon (ADH/Vasopressin), Parathormon, Calcitonin, natriuretische Peptide (ANP, BNP), Glukokortikoide, Insulin, Vitamin D oder das sympathische Nervensystem.

Im Folgenden sehen wir uns einige der Elektrolyte genauer an.

Natrium

Die Verteilung von Wasser in den verschiedenen Kompartimenten des Körpers (intrazellulär, extrazellulär, interstitiell) wird von Elektrolytkonzentrationen beeinflusst. Eine hohe Konzentration an Elektrolyten in einem Kompartiment zieht Wasser an (Einstrom), während eine niedrige Konzentration Wasser abfließen lässt. Hauptverantwortlich für die Flüssigkeitsverteilung zwischen dem intra- und extrazellulären Raum ist Natrium. Dieses Elektrolyt ist wichtig für die Nervenfunktion, Muskelfunktion, Blutdruckregulation, Verdauung, Enzymaktivitäten, den Säure-Basen-Haushalt und die Aufnahme von Glukose, Aminosäuren und anderen Nährstoffen in die Zellen. Sowohl eine Hypernatriämie als auch eine Hyponatriämie kann in schweren Fällen lebensbedrohlich sein.

Eine Hypernatriämie bezeichnet eine erhöhte Konzentration an Natrium. Diese äußert sich unter anderem in Durst, Kopfschmerzen, Bluthochdruck, Übelkeit, Erbrechen, Müdigkeit, Schwäche, Verwirrung und Krämpfen. In schweren Fällen kann der Natriumüberschuss sogar zu Anfällen und einem Koma führen.

Ein Mangel an Natrium wird als Hyponatriämie bezeichnet und zeigt sich zum Beispiel in Muskelschwäche, Kopfschmerzen, kognitiven Einschränkungen, Krämpfen, niedrigem Blutdruck, Gewichtsverlust, Müdigkeit und Übelkeit.

Gut zu wissen

Störungen des Natriumhaushalts können auch dann vorliegen, wenn die Natriumkonzentration im Serum innerhalb des Referenzbereichs liegt, z. B. wenn keine Flüssigkeitsverschiebung zwischen dem intrazellulären (IZR) und dem extrazellulären Raum (EZR) stattfindet. Dies kann bei starkem Erbrechen und Durchfall oder bei Herzinsuffizienz vorkommen.

ÜBERSICHT NATRIUM	
Indikationen zur Bestimmung, u. a.	• Routinediagnostik • Verdacht auf Störungen des Natrium-, Wasser-, Elektrolyt- oder Säure-Basen-Haushalts • anhaltendes Erbrechen oder anhaltender Durchfall • gestörtes Durstgefühl • Ödeme • Blutdruckprobleme • Schilddrüsenunterfunktion • Einnahme von bestimmten Medikamenten, z. B. Diuretika
Referenzwerte	**Blut (Serum/Plasma):** • 135–145 mmol/l: adäquate Versorgung (optimal mittlerer Bereich) • 135–126 mmol/l: milde Hyponatriämie • 125–121 mmol/l: moderate Hyponatriämie • < 121 mmol/l: schwere Hyponatriämie • > 150 mmol/l: Hypernatriämie **Vollblut:** 1500–1850 mg/l (optimal mittlerer Bereich) **Urin:** 24-h-Sammelurin: 50–200 mmol/24h.

Sinnvolle Begleitwerte, v. a. bei Auffälligkeiten	Hämatokrit, Kalium, Kalzium, Magnesium, Chlorid, Bikarbonat, Gesamteiweiß oder Albumin, Harnstoff, Kreatinin, Aldosteron, Renin, ADH, Glukose, CRP, Urinelektrolyte, Osmolalität des Blutes.
Bewertung	**Erhöhte Werte im Blut bei z. B.** • Wasserverlust bzw. -mangel, z. B. durch unzureichende Flüssigkeitsaufnahme, Fieber, Schwitzen, Durchfall • erhöhter Natriumaufnahme, erhöhtem Verzehr von Lakritze • Störungen der Regulation, z. B. Hyperaldosteronismus
	Erniedrigte Werte im Blut bei z. B. • erhöhter Wasseraufnahme oder -retention, z. B. bei Herzinsuffizienz, Niereninsuffizienz • Natriumverlust, z. B. starkem Erbrechen • Medikamenteneinnahme, z. B. Diuretika, Antidepressiva • hormonellen Störungen, z. B. Schilddrüsenunterfunktion • Alkoholismus
Hinweise	• Bei hohen Blutfett- und Proteinwerten sind falsch-niedrige Natriumwerte möglich. • Bei niedrigen Natriumwerten hilft die Serumosmolalität, zwischen einer Verdünnung und einem echtem Mangel zu unterscheiden. Die Natriumbestimmung im Urin zeigt, ob die Verluste nierenabhängig sind. • Bei hohen Natriumwerten sollten Urinvolumen und Osmolalität geprüft werden, um zwischen Wasserverlust und einem echtem Überschuss zu unterscheiden.
Maßnahmen bei einem Mangel	• Auf eine gesunde Flüssigkeitszufuhr achten (nicht zu viel!). Ausreichend gute Salze wie Meersalz zu sich nehmen, z. B. über salzhaltige Brühen oder elektrolytreiche Lebensmittel. • Stress reduzieren: Erhöhte Stresshormone können den Elektrolythaushalt stören. • Schlaf optimieren: Im Schlaf finden wichtige hormonelle Prozesse (z. B. über Aldosteron) statt, die den Wasser- und Salzhaushalt steuern. Qualitativ schlechter Schlaf belastet den Natriumhaushalt und kann die Regulation von Elektrolyten negativ beeinflussen.

Kalium

> **Achtung**
>
> Bei erhöhten Kaliumwerten sollte immer ein möglicher Messfehler in Betracht gezogen und eine neue Bestimmung unmittelbar nach der Blutabnahme durchgeführt werden. Bei längerer Stauung des Blutes durch den Schlauch wird z. B. vermehrt Kalium aus den Blutzellen freigesetzt. Auch die Lagerungszeit, der Transport, die Handhabung oder die Temperatur der Blutprobe können die Kaliumkonzentration stark beeinflussen.

Im Gegensatz zu Natrium, das hauptsächlich im extrazellulären Raum vorliegt, kommt Kalium vorwiegend innerhalb der Zellen vor. Kalium steht in Wechselwirkung mit Natrium. Es ist zuständig für die Aufrechterhaltung des Zellvolumens sowie des Flüssigkeitsgleichgewichts, die Erregbarkeit von Muskel- sowie Nervenzellen (Membranpotenzial) und die Säure-Basen-Balance. Außerdem spielt dieses Elektrolyt eine Rolle u. a. im Energiestoffwechsel, bei der Aktivierung von Enzymen, im Insulinstoffwechsel und bei der Blutdruckregulation.

Bei einem Überschuss an Kalium (Hyperkaliämie) kommt es u. a. zu Herzrhythmusstörungen (z. B. Bradykardie, Kammerflimmern), Übelkeit, Erbrechen, Müdigkeit, Verwirrung, Kalziumüberschuss, Muskelschwäche oder -lähmung, Taubheit, Kribbeln und Kurzatmigkeit. Die Tabelle zeigt mögliche Ursachen auf.

Ein Mangel an Kalium (Hypokaliämie) kann z. B. zu Muskelschwäche, Krämpfen, Taubheit, Kribbeln, Herzrhythmusstörungen (z. B. Tachykardie, Vorhofflimmern), Verstopfung, Kalziummangel oder Müdigkeit führen. Ein schwerer Mangel ist lebensbedrohlich; seine Ursachen sollten unbedingt ärztlich abgeklärt und behandelt werden.

ÜBERSICHT KALIUM	
Indikationen zur Bestimmung, u. a.	• Routinediagnostik • Verdacht auf Störungen des Kalium-, Wasser-, Elektrolyt- oder Säure-Basen-Haushalts • Herzrhythmusstörungen, Blutdruckprobleme • anhaltendes Erbrechen, anhaltender Durchfall, Abführmittelmissbrauch, Essstörungen • Magnesiumüberschuss • Kontrolle während einer Einnahme von kaliumwirksamen Medikamenten

Referenzwerte	**Blut (Serum)** 3,5–5,1 mmol/l (Optimum um 4,5 mmol/l) • Hypokaliämie: < 3,0 mmol/l (schwerwiegend: < 2,5 mmol/l) • Hyperkaliämie: > 5,5 mmol/l (schwerwiegend: > 6,5 mmol/l) **Vollblut:** 1386–1950 mg/l (optimal mittlerer Bereich) **Urin:** 25–125 mmol/d
Sinnvolle Begleitwerte, v. a. bei Auffälligkeiten	Blutbild, Natrium, Chlorid, Magnesium, Phosphat, Kalzium, Bikarbonat, Harnstoff, Kreatinin, Cortisol, Renin, Aldosteron, Blutzucker, Insulin, Säure-Basen-Status, Urinelektrolyte.
Bewertung	**Erhöhte Werte im Blut bei z. B.** • verminderter Ausscheidung, z. B. Mangel an Aldosteron oder Cortisol, Nierenschäden • verstärkter Freisetzung aus Zellen, z. B. bei Hämolyse • übermäßiger Zufuhr • metabolischer Azidose • Insulinmangel (Diabetes) • Einnahme bestimmter Medikamente, z. B. kaliumsparende Diuretika, ACE-Hemmer, Heparin, nichtsteroidale Entzündungshemmer, Betablocker
	Erniedrigte Werte im Blut bei z. B. • Verlusten, z. B. durch starkes Erbrechen, starken Durchfall, starkes Schwitzen, Überschuss an Aldosteron oder Cortisol • Alkoholmissbrauch • erhöhten Insulinwerten • Magnesiummangel • metabolischer oder respiratorischer Alkalose • Mangelernährung, Essstörungen (z. B. Magersucht) • Natrium-, kalzium- oder fruktosereicher Ernährung, erhöhtem Verzehr von Lakritze • Medikamentennebenwirkungen, z. B. Diuretika, Insulin, Cortison, bestimmten Antibiotika, Betablocker • Schwermetallbelastung, v. a. Blei, Quecksilber, Cadmium

Hinweise	• Bei einer Erythrozytose, Thrombozytose oder Leukozytose sind falsch-erhöhte Kaliumwerte möglich. • Hohe Blutfett- oder Proteinwerte können zu falsch-niedrigen Kaliumwerten führen. • Die Messung des Urin-Kaliums dient der Unterscheidung von nierenabhängigen und nierenunabhängigen Störungen. • Eine nüchterne Blutentnahme ist wichtig, da Insulin Kaliumwerte verfälschen kann.
Maßnahmen bei einem Mangel	• Kaliumzufuhr erhöhen, z. B. durch kaliumreiche Lebensmittel wie Bananen, Avocados, Spinat, Kartoffeln, Hülsenfrüchte, Nüsse und Trockenfrüchte. • Nicht übermäßig viel trinken. • Wichtig ist auch, auf eine gesunde Zufuhr von Natrium zu achten und nicht zu viel dieses Elektrolyts zu sich zu nehmen, da Natrium und Kalium in Wechselwirkung stehen. • Bei starkem Schwitzen helfen elektrolythaltige Getränke. • Genug Magnesium zuführen, da ein Magnesiummangel Kaliumverluste verstärken kann. • Abführmittel, entwässernde Tees und koffeinhaltige Getränke meiden, um zusätzliche Kaliumverluste zu verhindern. • Stress reduzieren, da erhöhte Cortisolspiegel die Kaliumausscheidung fördern können.

Kalzium

Kalzium kommt in unserem Körper in großen Mengen vor, wobei ca. 99 % des gesamten Kalziums in den Knochen und Zähnen »verbaut« sind. Dieses Elektrolyt ist wichtig für den Knochenstoffwechsel, die zelluläre Signalübertragung, den Neurotransmitter- und Hormonhaushalt, die Blutgerinnung, den Säure-Basen-Haushalt, die Muskel- und Nervenfunktion, die Zahngesundheit, die Funktion zahlreicher Enzyme und vieles mehr. Der Kalziumhaushalt wird entscheidend von Vitamin D, Parathormon und Calcitonin reguliert. Im gesunden Zustand sind die Kalziumkonzentrationen außerhalb der Zellen höher als innerhalb der Zellen. Einen Anstieg in der Zelle will der Körper, so gut wie möglich, vermeiden, denn sonst droht die Zelle zu sterben.

Ein Überschuss an Kalzium, die sogenannte Hyperkalzämie, äußert sich u. a.

> Kalzium können wir im Blut sowohl in der gebundenen (ca. 45 % an Proteine, ca. 5 % an Anionen) als auch der in der freien, ionisierten Form (ca. 50 %) messen. Letzteres ist das biologisch aktive Kalzium. Liegt ein Kalziummangel ohne Symptome vor, lohnt es sich, zusätzlich das freie Kalzium sowie die Werte des Proteins Albumin zu bestimmen. Manchmal sind sowohl das Albumin als auch das Gesamtkalzium verringert, während das freie Kalzium normwertig ist. Hier spricht man von einer Pseudohypokalzämie.

in Übelkeit, Erbrechen, Bauchschmerzen, Verstopfung, Appetitlosigkeit, Müdigkeit, Verwirrung, Muskelschwäche, erhöhter Harnausscheidung, vermehrtem Durst, Herzrhythmusstörungen, Bluthochdruck, Knochenschmerzen, Nierensteinen, Mineralstoffmängeln (durch die Hemmung der Aufnahme), Verkalkungen und erhöhtem Flüssigkeitsverlust. In schweren Fällen kann eine Hyperkalzämie zu Herzstillstand oder Koma führen.

Ein Mangel an Kalzium wird als Hypokalzämie bezeichnet und führt z. B. zu Knochenabbau, Muskelkrämpfen, -schwäche und -zuckungen, Kribbeln und Missempfindungen an Fingern, Füßen sowie im Gesicht, Verwirrtheit, Konzentrationsproblemen, Blutgerinnungsstörungen, Reizbarkeit, niedrigem Blutdruck, Herzrhythmusstörungen (z. B. Bradykardie), Haarausfall, brüchigen Nägeln, Zahnproblemen, hormonellen Störungen und auch Nervenstörungen. Ein schwerer Mangel ist lebensbedrohlich.

ÜBERSICHT KALZIUM	
Indikationen zur Bestimmung, u. a.	• Routinediagnostik • Störungen des Elektrolyt-, Säure-Basen-, Kalzium- oder Knochenstoffwechsels (z. B. Osteoporose) • Herzrhythmusstörungen, Blutdruckprobleme • Neuromuskuläre Symptome, z. B. Krämpfe, Spasmen • Beschwerden und Erkrankungen des Verdauungstrakts • Verdacht auf Erkrankungen der Nebenschilddrüse, Nieren oder Nebennieren (z. B. Nierensteine) • nach einer Schilddrüsenoperation • Kontrolle bei einer Einnahme von Vitamin D oder Kalzium • Kontrolle bei Glukokortikoid- oder Diuretikatherapien

Referenzwerte	**Blut (Serum)** ● Gesamtkalzium: 2,1–2,6 mmol/l (Optimum um 2,45 mmol/l) ▶ Hypokalzämie: < 2,0 mmol/l (schwerwiegend: < 1,8 mmol/l) ▶ Hyperkalzämie: > 2,8 mmol/l (schwerwiegend: > 3,5 mmol/l) ● Ionisiertes (freies) Kalzium: 1,1–1,3 mmol/l **Vollblut** 55–70 mg/l (Optimum um die 60 mg/l) **24-h-Sammelurin** 2,5–7,5 mmol/d
Sinnvolle Begleitwerte, v. a. bei Auffälligkeiten	Phosphat, Magnesium, Gesamteiweiß, Albumin, Parathormon, Vitamin D, CRP, Kreatinin, Alkalische Phosphatase, Blut-pH-Wert, Urinelektrolyte.
Bewertung	**Erhöhte Werte im Blut bei z. B.** ● erhöhter Zufuhr oder reduzierter Ausscheidung ● Überdosierung von Vitamin D oder Vitamin A ● hormonell bedingten Störungen, z. B. Parathormonüberschuss, Schilddrüsenüberfunktion, Östrogendominanz ● Krebserkrankungen ● Nierenerkrankungen, Nebennierenerkrankungen ● Einnahme bestimmter Medikamente, z. B. Thiaziddiuretika, Östrogene ● Gewebezerstörung ● Sarkoidose ● metabolischer oder respiratorischer Azidose (freies Kalzium erhöht; meist normales Gesamtkalzium)
	Erniedrigte Werte im Blut bei z. B. ● verringerter Aufnahme, Verlusten, Resorptionsstörungen (z. B. bei Zöliakie) ● erhöhtem Bedarf, z. B. in der Schwangerschaft, Pubertät ● Mangel an Vitamin D oder Magnesium ● erhöhtem Phosphatspiegel ● hormonellen Störungen, z. B. Parathormonmangel ● Niereninsuffizienz ● starkem Durchfall oder Erbrechen, Abführmittelmissbrauch

	• Einnahme bestimmter Medikamente, z. B. Diuretika, Glukokortikoide, Magensäureblocker, bestimmte Antibiotika • akuten und chronischen Entzündungen • übermäßiger Zufuhr von Mineralien, z. B. Eisen, Zink • Protein- bzw. Albuminmangel • metabolischer oder respiratorischer Alkalose (freies Kalzium erniedrigt; meist normales Gesamtkalzium) Achtung: Kalziumwerte lassen sich im Urin oder im Blut bestimmen, aber es liegen jeweils andere Referenzwerte zugrunde. Daher unterscheidet sich die Einschätzung dieser Werte teils erheblich.
Hinweise	• Bei niedrigem Kalzium sollten Vitamin D und Parathormon neben anderen Werten im Urin geprüft werden. • Ist das Gesamtkalzium verändert, sollten der pH-Wert im Blut und Albumin gemessen werden. Bei einem auffälligen Albuminwert lohnt sich eine Messung des freien Kalziums. • Der Anteil von freiem und gebundenem Kalzium ist abhängig vom pH-Wert des Blutes. Wenn der pH-Wert sinkt, ist mehr freies Kalzium verfügbar. • Der Kalziumwert im Urin wird bei Nierensteinen, unklaren Symptomen trotz normalen Werten im Blutserum, oder bei auffälligen Serumwerten bestimmt. • Ein Kalzium- und Phosphatmangel deutet auf Probleme im Vitamin-D-Stoffwechsel hin. • Ein Kalziummangel bei Phosphatüberschuss kann ein Hinweis auf eine Parathormon-Störung sein. • Falsch-erhöhte Kalziumwerte können durch Fehler bei der Blutabnahme entstehen. • Falsch-niedrige Werte können zum Beispiel bei erhöhten Blutfett- oder Bilirubinwerten auftreten.
Maßnahmen bei einem Mangel	• Mehr Kalzium und ausreichend Vitamin D zu sich nehmen, denn Vitamin D fördert die Kalziumaufnahme im Darm. • Ausreichend Magnesium zuführen, da ein Magnesiummangel die Wirkung des Parathormons hemmen und somit den Kalziumspiegel senken kann. • Hohe Mengen an Phosphat, Eisen, Zink oder Oxalsäure meiden, da diese die Kalziumaufnahme hemmen können.

- Den Säure-Basen-Haushalt durch eine basenreiche Ernährung unterstützen.
- Stress reduzieren: Chronischer Stress wirkt sich auf den Cortisol- und Vitamin-D-Stoffwechsel aus, welche wiederum den Kalziumhaushalt negativ beeinflussen können.
- Die Magen- und Darm-Gesundheit mithilfe von individuell geeigneten Maßnahmen fördern. Dies ist besonders bei entzündlichen Darmerkrankungen wichtig, welche die Aufnahme von Kalzium im Darm beeinträchtigen können.

Magnesium

Magnesium ist wichtig für die Umwandlung von Vitamin D im Körper. Umgekehrt beeinflusst Vitamin D die Aufnahme und Ausscheidung von Magnesium. Magnesium reguliert auch den Kalium- und Kalziumhaushalt und aktiviert Vitamin B1.

Magnesium ist an Hunderten Reaktionen im Körper beteiligt und kommt hauptsächlich innerhalb der Zellen vor. Nur ein kleiner Teil, ca. 1 %, des gesamten Magnesiums befindet sich im Körper extrazellulär. Im Serum und Plasma finden wir freies, ionisiertes Magnesium sowie protein- und komplexgebundes Magnesium. Dieses wichtige Mineral spielt eine Rolle im Elektrolythaushalt, bei der Muskel- und Nervenfunktion, der Energieproduktion, dem Hormon- und Neurotransmitterhaushalt und dem Säure-Basen-Haushalt. Zudem beeinflusst es den Vitamin-D-, Kalium- und Kalziumhaushalt und erfüllt eine wichtige Funktion beim Knochenstoffwechsel und trägt so zur Stabilität der Knochen bei.

Erhöhte Magnesiumspiegel, auch Hypermagnesiämie genannt, können sich in Muskelschwäche, Herzrhythmusstörungen, Übelkeit, Erbrechen, Bauchschmerzen, Müdigkeit, Schläfrigkeit oder einem niedrigen Blutdruck äußern. Ein Überschuss an Magnesium kann auch zu verlangsamten Muskelreflexen und Atemstörungen führen. Eine schwere Hypermagnesiämie ist ein Notfall und lebensbedrohlich.

Eine Hypomagnesiämie, also ein Mangel an Magnesium, ist gekennzeichnet durch Symptome wie Muskelschwäche und Muskelkrämpfe, Zuckungen, Zittern, Herzrhythmusstörungen, Müdigkeit, Schwäche, Reizbarkeit, Verstopfung, Schlafstörungen, Bluthochdruck, Kopfschmerzen und sogar Depressionen.
Ein schwerer Mangel ist ebenso wie ein schwerer Überschuss lebensbedrohlich.

ÜBERSICHT MAGNESIUM

Indikationen zur Bestimmung, u. a.	• Störungen des Elektrolyt-, Säure-Basen-, Magnesium-, Kalzium-, Kalium- oder Knochenstoffwechsels (z. B. Osteoporose) • Neuromuskuläre Symptome, z. B. Krämpfe • Herzrhythmusstörungen, Blutdruckprobleme • Nierenerkrankungen, chronische Darmerkrankungen • Verdacht auf Mangelzustände, z. B. bei Alkoholismus, Diabetes
Referenzwerte	**Blut (Serum)** Gesamtmagnesium: 0,7–1,0 mmol/l (Optimum im oberen Drittel) • Hypomagnesiämie: < 0,5 mmol/l (lebensbedrohlich) • Hypermagnesiämie: > 1,5 mmol/l (lebensbedrohlich) **Vollblut** 30–40 mg/l (Optimum bei 35–40 mg/l) **24-h-Sammelurin** 3–5 mmol/24 h
Sinnvolle Begleitwerte, v. a. bei Auffälligkeiten	Kalzium, Kalium, Phosphat, Parathormon, Vitamin D, Kreatinin, GFR, Kreatinkinase, Harnstoff, Albumin, Blutzucker, Insulin, Blut-pH-Wert, Urinelektrolyte.
Bewertung	**Erhöhte Werte im Blut bei z. B.** • übermäßiger Zufuhr • Flüssigkeitsmangel (Dehydration) • Gewebezerstörung, z. B. Hämolyse • hormonellen Störungen, z. B. Schilddrüsenunterfunktion, Nebennierenrindeninsuffizienz (Morbus Addison) • Einnahme von magnesiumhaltigen Medikamenten, z. B. Antazida, Abführmittel, Magnesiuminfusionen
	Erniedrigte Werte im Blut bei z. B. • mangelhafter Zufuhr, z. B. bei Mangelernährung • Verlusten, z. B. über die Nieren, bei starkem Durchfall, Erbrechen, starkem Schwitzen • Resorptionsstörungen, z. B. bei Zöliakie

	• Vitamin-D-Mangel oder übermäßiger Zufuhr anderer Mineralien wie Kalzium, Zink, Eisen oder Phosphat • hormonellen Störungen, z. B. Schilddrüsenüberfunktion, erhöhten Aldosteronspiegeln, Störungen des Parathormonspiegels • Nierenerkrankungen • Diabetes, Insulintherapie • Östrogenmangel • chronischem Stress, exzessivem Sport • Einnahme bestimmter Medikamente, z. B. Diuretika, Abführmittel, Antibiotika • langfristiger Einnahme von Protonenpumpenhemmern • Alkoholismus, erhöhtem Koffeinkonsum
Hinweise	• Die Symptome eines Magnesiummangels oder -überschusses ähneln den Anzeichen von Kalziumstörungen. Die beiden Werte sind oft gemeinsam verändert. • Der Magnesiumwert im Serum bleibt oft lange unauffällig. Die Vollblutmessung ist aussagekräftiger. • Fehler bei der Blutabnahme, z. B. eine Stauung der Blutprobe, können zu falsch-erhöhten Serumwerten führen. • Der Magnesiumwert im Serum ist abhängig von Albumin. Bei einem Mangel an Albumin kann Magnesium falsch-niedrig erscheinen (Pseudohypomagnesiämie). Die Messung der Werte im Vollblut und Urin kann hier helfen.
Maßnahmen bei einem Mangel	• Vermehrt gesunde magnesiumreiche Lebensmittel wie grünes Blattgemüse zu sich nehmen. Alkohol reduzieren oder vermeiden. • Den übermäßigen Konsum von Koffein oder Zucker meiden, da beides die Magnesiumausscheidung fördert. • Die Magen-Darm-Gesundheit fördern. Besonders bei Reizdarm oder entzündlichen Darmerkrankungen ist dies wichtig, um Resorptionsstörungen zu vermeiden. • Stress reduzieren, da chronischer Stress den Magnesiumverbrauch steigert und die Ausscheidung über die Nieren erhöht. • Auf Begleitmängel achten: Zum Beispiel treten Kalium- oder Kalziummängel häufig gemeinsam mit einem Magnesiummangel auf und können Symptome verstärken.

Chlorid

Gut zu wissen

Ein Mangel an Chlorid tritt selten allein auf, sondern meistens gemeinsam mit einem Mangel an Natrium oder Kalium.

Die Elektrolyte Chlorid und Bikarbonat sind Anionen, also negativ geladene Ionen, die in erster Linie extrazellulär, also außerhalb der Zellen, vorkommen. Chlorid ist an der Regulation des Flüssigkeits-, Elektrolyt- sowie Säure-Basen-Haushalts und der Nerven- und Muskelfunktion beteiligt. Außerdem ist es ein wichtiger Bestandteil der Magensäure und somit für die Verdauung unverzichtbar.

Bei einer erhöhten Chloridkonzentration im Blut, der Hyperchlorämie, kommt es meist zu verstärktem Durst, Muskelschwäche, Müdigkeit und in schweren Fällen zu Bewusstseinsstörungen.

Eine Hypochlorämie, also ein Mangel an Chlorid, äußert sich in Müdigkeit, Schwäche, Verwirrtheit, Lethargie, Muskelschwäche und -krämpfen, Herzrhythmusstörungen oder Atemstörungen. Ursachen für einen Mangel können z. B. starkes Erbrechen, Durchfall oder Nierenerkrankungen sein, sowie eine Alkalose, eine Erhöhung des pH-Wertes im Blut, die wiederum verschiedene Ursachen haben kann.

ÜBERSICHT CHLORID	
Indikationen zur Bestimmung, u. a.	• Verdacht auf Störungen des Wasser-, Elektrolyt- oder Säure-Basen-Haushalts • Verdacht auf Mukoviszidose (Bestimmung im Schweiß) • starkes Erbrechen, starker Durchfall • Verdacht auf hormonelle Störungen, z. B. Nebenniereninsuffizienz, Hyperaldosteronismus
Referenzwerte	**Blut (Serum)** 95–105 mmol/l • Hypochlorämie: < 90 mmol/l • Hyperchlorämie: > 115 mmol/l **24-h-Sammelurin** 170–250 mmol/d (stark abhängig von der Nahrungsaufnahme) **Schweiß (nach Stimulation)** < 60 mmol/l

Sinnvolle Begleitwerte, v. a. bei Auffälligkeiten	Natrium, Kalium, Bikarbonat, Magnesium, Kalzium, Blut-pH-Wert, Anionenlücke, Kreatinin, GFR, Aldosteron, Renin, Harnstoff, Urinelektrolyte, Serumosmolarität.
Bewertung	**Erhöhte Werte im Blut bei z. B.** ● starkem Wasserverlust, z. B. bei starkem Schwitzen, Fieber, Durchfall mit Bikarbonatverlust ● übermäßiger Zufuhr von Kochsalz ● renaler tubulärer Azidose ● metabolischer Azidose mit normaler Anionenlücke, z. B. bei chronischer Niereninsuffizienz
	Erniedrigte Werte im Blut bei z. B. ● starken Verlusten, z. B. bei starkem Erbrechen (Magensaftverlust) oder Durchfall ● Nierenerkrankungen, Nebenniereninsuffizienz ● Schilddrüsenunterfunktion ● metabolischer oder respiratorischer Alkalose ● Einnahme chloridselektiver Diuretika, z. B. Thiazide
Hinweise	● Die Chlorid- und Natriumwerte verändern sich meist gemeinsam, da Chlorid von Natrium beeinflusst wird. ● Falsch-erhöhte Chloridwerte können bei der Einnahme von jod- oder bromhaltigen Medikamenten und Nahrungsergänzungsmitteln auftreten. ● Bei hohen Blutfettwerten können falsch-niedrige Chloridwerte gemessen werden.
Maßnahmen bei einem Mangel	● Ausreichend gute Salze zuführen, z. B. Meersalz. ● Den Konsum von Koffein reduzieren und bei Flüssigkeitsverlust genügend Wasser und bei Bedarf elektrolythaltige Getränke zu sich nehmen. ● Magen-Darm-Gesundheit fördern. Besonders bei Reizdarm und entzündlichen Darmerkrankungen ist dies wichtig, um eine gute Aufnahme von Nährstoffen sicherzustellen. ● Den Säure-Basen-Haushalt durch eine basenreiche Ernährung unterstützen. ● Stress reduzieren, da chronischer Stress den Elektrolythaushalt stört.

Phosphat

Gut zu wissen

Mit erhöhtem Phosphatspiegel steigt das Risiko für Nierensteine.

Phosphat ist in nahezu allen Zellen vorhanden, vor allem in unserem wichtigen Energieträger Adenosintriphosphat (ATP). Darüber hinaus spielt das Elektrolyt eine Rolle im Knochenstoffwechsel, im Elektrolyt- sowie Säure-Basen-Haushalt, bei enzymatischen Reaktionen, bei der zellulären Signalübertragung, bei der DNA- und RNA-Bildung und beim Zellmembranaufbau. Ein Großteil des Phosphats (bis zu ca. 85 %) ist als Bestandteil von Hydroxylapatit in Knochen sowie Zähnen enthalten.

Erhöhte Phosphatspiegel, auch Hyperphosphatämie genannt, äußern sich in Symptomen, die denen einer Hypokalzämie ähnlich sind, z. B. Muskelkrämpfe oder Verwirrtheit. Das kommt daher, dass Phosphat Komplexe mit Kalzium bildet und somit das Kalzium »wegschnappt«. Diese Komplexe können sich zudem in Weichteilen und Gefäßen ablagern, was das Risiko für Verkalkungen und Herz-Kreislauf-Probleme (z. B. Herzinfarkt, Schlaganfall) erhöht.

Eine Hypophosphatämie, also ein Phosphatmangel, führt zu Symptomen wie Muskelschwäche, Knochenschmerzen, Verwirrtheit, Krämpfen und Atemproblemen. Eine schwere Hypophosphatämie ist lebensbedrohlich.

ÜBERSICHT PHOSPHAT	
Indikationen zur Bestimmung, u. a.	• Verdacht auf Elektrolytstörungen, v. a. Kalzium • Verdacht auf Niereninsuffizienz • Verdacht auf Vitamin-D-Mangel • Verdacht auf Erkrankungen der Nebenschilddrüse (z. B. Hyperparathyreoidismus) • Knochenstoffwechselstörungen (z. B. Osteoporose) • Knochenschmerzen, Muskelschwäche • Nierenerkrankungen, Nierensteine, Dialyse • nach einer Schilddrüsenoperation • chronischer Alkoholismus • Überwachung bei parenteraler (künstlicher) Ernährung • Hormonelle Störungen, z. B. Überschuss oder Mangel an Parathormon • Sepsis, Hämolyse

Referenzwerte	**Blut (Serum)** 0,8–1,5 mmol/l • Hypophosphatämie: < 0,8 mmol/l (< 0,3 mmol/l lebensbedrohlich) • Hyperphosphatämie: > 2,0 mmol/l **Vollblut** 403–577 mg/l **Urin** 13–42 mmol/d
Sinnvolle Begleitwerte, v. a. bei Auffälligkeiten	Kalzium, Magnesium, Vitamin D, Parathormon, Kreatinin, GFR, Alkalische Phosphatase, Albumin, Urinelektrolyte, FGF-23, Insulin, Blutzucker, TSH, fT3, fT4.
Bewertung	**Erhöhte Werte im Blut bei z. B.** • erhöhter Zufuhr • reduzierter Ausscheidung, z. B. bei Nierenerkrankungen • vermehrter Freisetzung aus den Zellen, z. B. bei Hämolyse • hormonellen Störungen, z. B. Hypoparathyreoidismus • Erkrankungen des Knochenstoffwechsels • metabolischer oder respiratorischer Azidose • Therapie mit Bisphosphonaten, Vitamin-D-Therapie
	Erniedrigte Werte im Blut bei z. B. • erhöhter Ausscheidung • verminderter Resorption, z. B. bei Aufnahme von zu viel Eisen oder Kalzium • Elektrolytstörungen, z. B. Hypomagnesiämie und Hypokaliämie • hormonellen Störungen, z. B. Hyperparathyreoidismus, erhöhtem Cortisolspiegel, Schilddrüsenunterfunktion • Vitamin-D-Mangel • starker körperlicher Anstrengung, starkem Schwitzen • Einnahme bestimmter Medikamente, z. B. Antazida, Diuretika

Hinweise	• Phosphat unterliegt einem Tagesrhythmus. Daher sollte der Wert am besten morgens und nüchtern gemessen werden. • Mögliche Ursachen für falsch-erhöhte Werte sind zu hohe Blutfett-, Albumin- oder Bilirubinwerte, ebenso wie eine Thrombozytose (s. S. 36). Auch eine Hämolyse der Blutprobe durch Fehler bei der Blutabnahme kann zu falsch-erhöhten Werten führen. • Phosphat sollte immer zusammen mit Kalzium bestimmt werden. So lässt sich der Knochenstoffwechsel, die Funktion der Nieren und Nebenschilddrüsen sowie der Vitamin-D-Haushalt besser beurteilen.
Maßnahmen bei einem Mangel	• Phosphatreiche Lebensmittel in die Ernährung aufnehmen, z. B. Nüsse, Samen und Vollkornprodukte. Auf eine ausreichende Eiweißzufuhr achten, da viele proteinreiche Lebensmittel gute Phosphatquellen sind. • Nicht zu viel Eisen und Kalzium zu sich nehmen, da beide die Phosphataufnahme im Darm hemmen können. • Alkohol reduzieren oder vermeiden, da dieser die Phosphatresorption stören und die Ausscheidung über die Nieren erhöhen kann. • Wichtig ist, auf Stress und Überlastung zu achten. Vor allem bei intensiver körperlicher Belastung wird besonders viel Phosphat verbraucht.

KAPITEL 3

ORGANWERTE

Wie gesund sind Herz, Leber, Nieren, Bauchspeicheldrüse und Verdauungstrakt wirklich? Dieses Kapitel zeigt dir anhand zentraler Organwerte, worauf du achten solltest, wie sich Funktionsstörungen im Laborbild widerspiegeln – und welche Parameter auch ohne Symptome erste Hinweise liefern. So lassen sich mögliche gesundheitliche Probleme schon frühzeitig erkennen. Und wir können geeignete Maßnahmen ergreifen, um diesen Risiken möglichst gut vorzubeugen.

Unsere Frühwarnsysteme

Um labordiagnostisch genauere Einblicke in den Zustand und die Funktion unserer Organe zu erhalten, können wir organspezifische Enzyme oder Stoffwechselprodukte messen. Abweichungen in diesen Werten verraten uns, ob eventuell die Organfunktion beeinträchtigt ist oder sogar Schäden vorliegen. Leider sind viele Organwerte nicht Teil der Routinediagnostik, obwohl ein Großteil der Werte schon sehr früh auf Probleme hinweisen kann, ohne dass bereits Symptome bestehen. Bei einigen Werten lohnt es sich daher, die Bestimmung zumindest einmal jährlich selbst zu zahlen, um bei Problemen früh handeln zu können.

In diesem Kapitel sehen wir uns die wichtigsten Werte für das Herz, die Leber, die Nieren, die Bauchspeicheldrüse und den Verdauungstrakt genauer an.

Herz

Unser Herz ist anatomisch in zwei Hälften geteilt, die jeweils aus einem Vorhof und einer Kammer bestehen. Aufgabe des Herzens ist es, das sauerstoffarme Blut zur Lunge und das von der Lunge kommende, sauerstoffreiche Blut in den Körperkreislauf zu pumpen. Pro Minute befördert das Herz dabei ca. 4,5–5 Liter in den Kreislauf (im Ruhezustand). Kommt es zu Störungen der Herzfunktion oder gar zu Herzschäden, hat das weitreichende Folgen auf den gesamten Körper und die Funktion anderer Organe.

Indirekt lassen sich die Herzgesundheit und das Risiko für Herz-Kreislauf-Erkrankungen mithilfe einer Reihe von Parametern einschätzen. Hierzu gehören z. B. Entzündungswerte, Blutfettwerte, Blutzuckerwerte, Elektrolyte, Blutgerinnungsparameter sowie Nierenfunktionswerte. Im Folgenden werden wir uns aber direkte labordiagnostische Herzparameter ansehen, die in Verbindung mit den anderen Werten und Untersuchungsverfahren (z. B. EKG) spezifische Aussagen über Erkrankungen des Herzens (z. B. Herzinsuffizienz) oder akute Situationen (z. B. Herzinfarkt) ermöglichen.

Kreatinkinase (CK)

Die Kreatinkinase ist ein zentrales Enzym des Muskel- und Energiestoffwechsels. Sie hilft dabei, genug Energie in den Zellen bereitzustellen, indem sie eine Phosphatgruppe vom ATP (Adenosintriphosphat, unser wichtigstes Energiemolekül) auf Kreatin überträgt. So entsteht Kreatinphosphat, ein wichtiger Energiespeicher. Auch an der Rückreaktion, der Regenerierung von ATP, ist Kreatinkinase beteiligt.

Werden die Herz- oder Skelettmuskeln geschädigt, gelangt die Kreatinkinase ins Blut und wir können sie messen. Insgesamt existieren drei Unterformen der Kreatinkinase, die in unterschiedlichen

Geweben vorkommen: die CK-BB (v. a. im zentralen Nervensystem), die CK-MB (vorwiegend in Herzmuskelzellen, in geringen Mengen auch im Skelettmuskel) und die CK-MM (hauptsächlich in Skelettmuskelzellen). Vor allem die CK-MB spielt in der Herzinfarktdiagnostik und Verlaufskontrolle eine wichtige Rolle. Aussagekräftig bei einem Herzinfarkt sind besonders die kardialen Troponine (s. S. 78f.), also Eiweißstoffe, die in den Muskelzellen des Herzens vorkommen.

ÜBERSICHT KREATINKINASE (CK)	
Indikationen zur Bestimmung, u. a.	• Verdacht auf Herzinfarkt (v. a. als Ergänzung zu oder statt den kardialen Troponinen) • Verlaufskontrolle bei einem Herzinfarkt • Risikoabschätzung einer instabilen Angina pectoris • Verdacht auf entzündliche Herzerkrankungen oder Muskelerkrankungen
Referenzwerte	• CK-MB: < 24 U/l • Gesamt-CK: < 170 U/l (Männer) bzw. < 145 U/l (Frauen) Bei einem Herzinfarkt liegt der Anteil der CK-MB bei über 6 % der Gesamt-CK.
Sinnvolle Begleitwerte, v. a. bei Auffälligkeiten	Kardiale Troponine, Myoglobin, NT-proBNP, LDH, GOT, Kalium, Kalzium, Phosphat, Kreatinin, GFR, D-Dimere, CRP, Urinstatus.
Bewertung	**Erhöhte Werte bei z. B.** • Herzmuskelerkrankungen, z. B. Myokarditis, Herzinfarkt • Skelettmuskelverletzungen,-entzündungen und -erkrankungen • Verbrennung, Hämolyse • starker körperlicher Belastung • Alkoholismus • Niereninsuffizienz • Schilddrüsenunterfunktion • Tumorerkrankungen • intramuskulären Injektionen • Schwangerschaft • Einnahme bestimmter Medikamente, z. B. Statine, Fibrate

Hinweise	• 1–2 Tage vor der Blutabnahme intensiven Sport vermeiden. • Bei Herzinfarkt steigt der CK-MB nach 3–12 h; nach ca. 24 h ist er maximal und nach 2–3 Tagen wieder normal. • Eine starke Erhöhung (> 1000 U/l) spricht eher für eine Muskelerkrankung als für einen Herzinfarkt. • Die Kreatinkinase-Variante Makro-CK kann zu falsch-erhöhten CK-Werten führen.

Laktatdehydrogenase (LDH)

Bei der Laktatdehydrogenase handelt es sich um ein Enzym, das in nahezu allen Körperzellen vorkommt. Besonders zahlreich ist sie in Herzmuskelzellen, Skelettmuskelzellen, den Erythrozyten, den Thrombozyten und der Leber.

Die LDH ist ein Enzym des Energiestoffwechsels. Sie wandelt Pyruvat in Laktat um – vor allem dann, wenn in der Zelle zu wenig Sauerstoff vorhanden ist. Dies kann zum Beispiel bei intensiver Muskelarbeit der Fall sein. So kann die Zelle auch ohne Sauerstoff kurzfristig Energie bereitstellen. Dieser Prozess nennt sich anaerobe Glykolyse oder Milchsäuregärung.

Sobald wieder ausreichend Sauerstoff vorhanden ist, wird das entstandene Laktat zurück in Pyruvat umgewandelt und in den normalen, sauerstoffabhängigen Energiestoffwechsel eingeschleust (Citratzyklus und Atmungskette in den Mitochondrien).

Kommt es zu einer Zerstörung von Zellen, wird LDH vermehrt ins Blut freigesetzt, weshalb sie auch als unspezifischer, aber sensitiver Marker für Gewebeschädigungen gilt. Es gibt fünf unterschiedliche Isoenzyme (Enzymvarianten) der LDH, die sich in ihrer Struktur und Verteilung in verschiedenen Geweben unterscheiden:

- LDH-1, v. a. in Herz, Erythrozyten, Nieren.
- LDH-2, v. a. in Herz, Nieren, Erythrozyten, Leukozyten.
- LDH-3, v. a. in Lunge, Milz, Lymphgewebe, Thrombozyten.
- LDH-4: Leber, Skelettmuskulatur, Nieren, Pankreas, Plazenta.
- LDH-5: Leber, Skelettmuskulatur.

LDH-Isoenzymmuster stellen die Verhältnisse der verschiedenen LDH-Isoenzyme im Blut oder Gewebe dar. Diese Muster können sich bei bestimmten Erkrankungen oder Zuständen ändern. Somit sind die LDH-Isoenzymmuster ein wichtiges Diagnosewerkzeug. Ein mehr als 50-facher Anstieg der LDH-Werte deutet auf eine megaloblastäre Anämie hin. Bei Herzinfarkt oder hämolytischer Anämie steigt typischerweise die LDH-1 stärker an und kann höher als die LDH-2 liegen, was als »LDH-Flip« bezeichnet wird. Im gesunden Zustand ist die LDH-2 hingegen zahlreicher als die LDH-1. Ein Anstieg der LDH-3 zeigt sich meist bei Lungenerkrankungen und Lymphomen. Bei Muskelverletzungen, Muskelerkrankungen und einer Unterversorgung des Körpers mit Sauerstoff sind oftmals die LDH-4 und LDH-5 erhöht. Liegt die LDH-5 höher als die LDH-4, ist das ein Hinweis auf Leberschäden sowie auf Lebererkrankungen, vor allem auf Hepatitis und Leberzirrhose.

Liegen mehrere Erkrankungen vor, welche zu einer Erhöhung von verschiedenen Isoenzymen führen, kann eine Krankheit die andere maskieren.

Gut zu wissen

Erhöhte LDH-Werte können auch auf eine Funktionsstörung der Mitochondrien hindeuten. Wenn diese nicht genug Sauerstoff bekommen oder in ihrer Zahl und Funktion eingeschränkt sind, muss der Körper auf ein alternatives Programm zur Energiegewinnung umsteigen. Dann wird vermehrt Laktat aus dem Pyruvat gebildet. Dafür braucht es auf Dauer auch mehr Enzyme.

ÜBERSICHT LAKTATDEHYDROGENASE (LDH)	
Indikationen zur Bestimmung, u. a.	• Verdacht auf Gewebeschädigung oder Hämolyse • Diagnose und Verlaufskontrolle von Tumoren • Verdacht auf Leber-, Lungen-, Herz- oder Muskelerkrankungen • Abklärung einer hämolytischen Anämie
Referenzwerte	• Männer: 125–248 U/l • Frauen: 125–247 U/l
Sinnvolle Begleitwerte, v. a. bei Auffälligkeiten	LDH-Isoenzyme, kardiale Troponine, Kreatinkinase, Elektrolyte, großes Blutbild, Retikulozyten, Kreatinin, GFR, CRP, Bilirubin, Haptoglobin, alkalische Phosphatase, GGT, Urinstatus.
Bewertung	**Erhöhte Werte bei z. B.** • Hämolyse • Herz- und Gefäßerkrankungen, z. B. Herzmuskelentzündung • Lungenerkrankungen, z. B. Lungenentzündung • Muskelerkrankungen, -verletzungen oder -entzündungen

	• Lebererkrankungen und -entzündungen, z. B. Hepatitis • Alkoholismus • Nierenerkrankungen, z. B. Nierenentzündung • Entzündungen der Bauchspeicheldrüse (Pankreatitis) • Anämien • Krebserkrankungen, Knochenmarkerkrankungen • Störungen und Erkrankungen der Mitochondrien • schweren Infekten, Sepsis • Verletzungen, intensivem Training • Einnahme bestimmter Medikamente, z. B. Aspirin, Paracetamol, Allopurinol, Verapamil
	Erniedrigte Werte Niedrige LDH-Werte sind meist nicht relevant. Bei manchen Erkrankungen, z. B. bei Anämien oder Tumoren, können sie bei der Differenzialdiagnose und Prognose helfen. Niedrige LDH-Werte können auch andere Ursachen haben: genetische Defekte, Messfehler im Labor, übermäßige Flüssigkeitszufuhr und hohe Aufnahme von Antioxidantien wie Vitamin C und E.
Hinweise	• Die LDH wird oft als Hämolysemarker verwendet, da sie bei Zerfall der roten Blutkörperchen (Hämolyse) ansteigt. • Falsch-erhöhte Werte können bei einer zu langen Stauung der Probe bei der Blutabnahme auftreten. • Ein LDH-Wert > 1000 U/l weist auf schwere Zellschäden hin, z. B. bei Rhabdomyolyse, Sepsis oder Tumoren.

Kardiale Troponine I und T (cTnI und cTnT)

Kardiale Troponine I und T (cTnI, cTnT) zählen zu den wichtigsten Laborwerten zur Erkennung eines Herzinfarkts, da sie sehr empfindlich auf Schäden am Herzmuskel reagieren. Bereits wenige Stunden nach einem Infarkt steigen die Werte im Blut deutlich an, erreichen nach etwa 12–96 Stunden ihren Höhepunkt und bleiben dann mehrere Tage erhöht (Troponin T meist länger als I). Moderne, hochsensitive Tests können bereits kleinste Herzmuskelschäden erkennen und ermöglichen so eine frühzeitige Diagnose. Troponin-Erhöhungen können aber auch bei anderen Erkrankungen wie Herzmuskelentzündungen, Lungenembolien, Herzinsuffizienz, Nierenproblemen oder bei starker körperlicher Belastung auftreten – ohne dass ein Infarkt vorliegt. Daher ist immer die Gesamtsituation entscheidend:

Symptome, EKG, Verlauf der Werte sowie zusätzliche Marker wie CK, CK-MB (s. S. 74ff.) oder NT-proBNP (s. folgender Abschnitt) helfen, die Ursache richtig einzuordnen. Besonders bei anhaltend erhöhten Werten ist auch die Einschätzung des Herzinfarkt-Risikos wichtig – je höher der Troponinwert, desto ungünstiger ist die Prognose.

BNP (B-natriuretisches Peptid) und NT-proBNP

BNP und NT-proBNP sind wichtige Laborwerte zur Beurteilung einer Herzinsuffizienz. Sie steigen im Blut an, wenn das Herz überlastet oder geschädigt ist, z. B. bei Herzschwäche, Rhythmusstörungen oder Bluthochdruck. Das aktive BNP wird durch Spaltung aus dem proBNP gewonnen. Dabei entsteht als inaktives Spaltprodukt das NT-proBNP.

NT-proBNP wird im Blut häufiger gemessen, da es stabiler ist. Die Werte geben nicht nur Hinweise auf das Vorliegen, sondern auch auf den Schweregrad und Verlauf einer Herzinsuffizienz. Allerdings sollten sie stets gemeinsam mit den bestehenden Symptomen, dem EKG und weiteren Laborwerten betrachtet werden. Normale Werte sprechen meist gegen eine Herzschwäche. Erhöhte Werte können jedoch auch durch andere Erkrankungen wie Nierenprobleme, Lungenembolien oder Infektionen entstehen. Auch körperliche Belastung, Medikamente (z. B. ACE-Hemmer, Biotin) und das Alter beeinflussen die Messung. Deshalb sollte die Interpretation der Werte immer den Gesamtzusammenhang berücksichtigen.

Gut zu wissen

Bei starker Muskelschädigung wird sehr viel Myoglobin freigesetzt und der Urin färbt sich rot-braun.

Myoglobin

Myoglobin ist ein sauerstoffbindendes Protein, welches im Herz- und Skelettmuskel als Sauerstoffspeicher dient. Es gilt als früher Marker für Muskelschäden. Wenn es zu einer Verletzung der Muskeln kommt, gelangt das Protein ins Blut und ist dort als erhöhter Wert messbar. Allerdings deutet Myoglobin nicht nur spezifisch auf eine Schädigung des Herzmuskels hin, da der Wert z. B. auch bei körperlicher Anstrengung, bei Muskelverletzungen und -erkrankungen, fieberhaften Infekten oder intramuskulären Injektionen ansteigt. Dennoch kommt Myoglobin in der akuten Herzinfarktdiagnostik zusammen mit den anderen Markern, wie den Troponinen (s. S. 78f.) oder der Kreatinkinase (s. S. 74ff.), zum Einsatz. Der Vorteil dieses Wertes ist, dass er als erster Parameter ansteigt (innerhalb von 2–6 h). Auch zum Ausschluss eines Herzinfarkts kann er herangezogen werden, da in diesem Fall ein Myoglobin-Anstieg in den ersten 6 h ausbleibt. Außerdem wird Myoglobin z. B. zur Kontrolle einer Thrombolysetherapie, zur Diagnostik von Skelettmuskelerkrankungen und als Indikator (in der Sportmedizin) für Muskelbelastung bestimmt. Bei Frauen sollte der Myoglobin-Wert unter 60 µg/l liegen, bei Männern unter 72 µg/l.

Leber

Die Leber ist mit ca. 1,5 kg das schwerste innere Organ und gleichzeitig auch unsere größte Drüse. Sie ist unter anderem an der Entgiftung, Verdauung, Produktion von Proteinen, Immunabwehr, Speicherung und Umwandlung von Nährstoffen, dem Hormon- sowie Energiestoffwechsel, dem Säure-Basen-Haushalt und weiteren Stoffwechselprozessen, wie zum Beispiel dem Glukose-, Protein- und Fettstoffwechsel, beteiligt.

Die Leber ist ein Multitalent. Folglich kann es bei einer eingeschränkten Funktion oder gar Erkrankung zu zahlreichen Problemen kommen. Da die Leber meist »leise leidet« und die Symptome bei einer eingeschränkten Leberfunktion oder bei Lebererkrankungen sehr diffus sein können und sich oft auch erst recht spät zeigen, sind Laborwerte ein ungemein wichtiges Werkzeug für die frühzeitige und korrekte Erkennung und Behandlung von Leberproblemen.

Neben Werten, die Leberschäden anzeigen können, gibt es auch funktionelle Leberparameter, die Aussagen über die Leberfunktion erlauben. Zu diesen zählen beispielsweise Plasmaproteine wie Albumin, Cholinesterasen, Gerinnungsfaktoren sowie -werte, Blutfettwerte oder auch Ammoniak-, Eisen- und Kupferwerte. Im Folgenden werde ich die wichtigsten Werte vorstellen, zu denen die Transaminasen GPT und GOT, die Gamma-Glutamyltransferase (GGT), Bilirubin sowie die alkalische Phosphatase (AP) gehören.

Transaminasen: GPT und GOT

Transaminasen sind zellgebundene (intrazelluläre) Enzyme. Erhöhte Konzentrationen im Blut deuten auf mögliche Zellschädigungen hin. Da Enzymaktivitäten auch immer eine Momentaufnahme darstellen, spielen in der Diagnostik vor allem auch die Verlaufsveränderungen eine große Rolle. Zwei sehr wichtige Transaminasen, die uns mehr über die Lebergesundheit verraten, sind die GPT und die GOT.

Die Glutamat-Pyruvat-Transaminase (GPT), auch Alanin-Aminotransferase genannt (kurz ALT oder ALAT), kommt v. a. im Zytosol (Zellflüssigkeit) der Leberzellen vor. Sie gilt als ein sehr leberspezifischer Wert aufgrund der hohen Konzentrationen im Lebergewebe.
In deutlich geringerer Konzentration finden wir die GPT auch in Herz- und Skelettmuskelzellen. Die GPT spielt in verschiedenen Stoffwechselprozessen, vor allem im Energiestoffwechsel, eine wichtige Rolle. Sie wird bereits bei kleineren Leberzellschäden ins Blut abgegeben und kann helfen, Lebererkrankungen noch vor den ersten, klinischen Symptomen zu erkennen.

Die Glutamat-Oxalacetat-Transaminase (GOT), auch bekannt als Aspartat-Aminotransferase (kurz AST oder ASAT), kommt sowohl in den Mitochondrien als auch im Zytosol vor, wobei der mitochondriale Anteil in einigen Organen, z. B. der Leber, überwiegt. Die GOT ist weniger leber-

Gut zu wissen

A**L**AT = **l**eichte Leberschädigung
A**S**AT = **s**chwere Leberschädigung

spezifisch als die GPT. Sie ist zwar auch am stärksten in der Leber konzentriert, jedoch kommt sie auch in Herzmuskelzellen, Skelettmuskelzellen und im Gehirn sowie in kleineren Konzentrationen in den Nieren, der Bauchspeicheldrüse und der Lunge vor. Anstiege in der GOT können auf Leberprobleme hindeuten, aber es ist wichtig, sie im Zusammenhang mit den anderen Werten zu betrachten.

Aus diesen beiden Enzymen kann man einen wichtigen Quotienten bilden, der anzeigt, ob ein schwerer oder leichter Leberschaden vorliegt, den **De-Ritis-Quotient (GOT/GPT-Ratio).** Er wird berechnet aus dem GOT-Wert geteilt durch den GPT-Wert. Bei einem Wert des Quotienten unter 1 geht man von einem leichten Leberzellschaden (z. B. akute Hepatitis) aus; ein Wert über 1 ist ein Hinweis auf einen schweren Leberzellschaden (z. B. chronische Hepatitis oder Leberzirrhose). Bei einer Hepatitis deutet ein Wert unter 1 auf einen unkomplizierten Verlauf hin, während ein Wert über 1 ein Anzeichen für einen komplizierten Verlauf ist.

ÜBERSICHT TRANSAMINASEN GPT UND GOT	
Indikationen zur Bestimmung, u. a.	• Diagnose und Verlaufskontrolle von Erkrankungen der Leber und Gallenwege • Verdacht auf Herz- und Muskelerkrankungen • Diagnose und Verlaufskontrolle von viralen Infektionen, z. B. EBV, CMV, Hepatitis-Viren • Kontrolle bei Medikamenten mit potenzieller Lebertoxizität, z. B. Paracetamol, Statine, Methotrexat • Differenzierung von Leber- und Muskelursachen bei erhöhten Enzymwerten (vor allem Bestimmung von GPT bei erhöhten GOT-Werten) • Verdacht auf erbliche Stoffwechselstörung, z. B. Hämochromatose, Morbus Wilson
Referenzwerte	**GPT** • Frauen: < 35 U/l (Optimum < 25 U/l) • Männer: < 50 U/l (Optimum < 35 U/l) **GOT** • Frauen: < 35 U/l (Optimum < 25 U/l) • Männer: < 60 U/l (Optimum < 35 U/l)

Sinnvolle Begleitwerte, v. a. bei Auffälligkeiten	GGT, GLDH, Bilirubin, alkalische Phosphatase, Gesamteiweiß, Albumin, großes Blutbild, Cholinesterasen, Gerinnungswerte (INR, Quick, aPTT), Blutfettwerte, Ferritin, Transferrin-Sättigung, CRP, Ammoniak.
Bewertung GPT	**Erhöhte Werte bei z. B.** • akuter und chronischer (Virus-)Hepatitis (höher als GOT) • autoimmunen Lebererkrankungen • toxischen Leberschäden, z. B. durch Pilzvergiftungen, Medikamente, Alkoholismus • Leberzirrhose, Lebertumoren/-metastasen • Pfeifferschem Drüsenfieber (EBV) • alkoholischer Fettleber (GOT > GPT) • nicht-alkoholischer Fettleber (GPT > GOT) • Erkrankungen der Gallenblase und -wege, z. B. Cholestase • Alpha-1-Antitrypsin-Mangel • Hämochromatose (höher als GOT) • Herzinsuffizienz (Leberstauung) • Skelettmuskelerkrankungen • Entzündung der Bauchspeicheldrüse durch Gallensteine • starken Infekten, Sepsis, Hämolyse • intensivem Training
	Erniedrigte Werte Niedrige GPT-Werte sind klinisch in der Regel nicht bedeutsam. Sie können jedoch bei einer fortgeschrittenen **Leberzirrhose** (mit verringerter Leberzellmasse) oder bei einem **Vitamin-B6-Mangel** auftreten.
Bewertung GOT	**Erhöhte Werte bei z. B.** • akuter und chronischer (Virus-)Hepatitis (jedoch niedriger als GPT) • Leberzirrhose (höher als GPT), Lebertumoren/-metastasen • toxischen Leberschäden, z. B. durch Pilzvergiftungen, Medikamente, Alkoholismus • Herzinfarkt, Myokarditis • Skelettmuskelerkrankungen, Skelettmuskelverletzungen • Pfeifferschem Drüsenfieber (EBV) • Erkrankungen der Gallenblase und -wege, z. B. Cholangitis • Alpha-1-Antitrypsin-Mangel (s. S. 110)

	• Hämochromatose (niedriger als GPT) • Fettleber • Entzündung der Bauchspeicheldrüse (Pankreatitis) • starken Infekten, Sepsis, Hämolyse • intensivem Training
	Erniedrigte Werte Niedrige GOT-Werte sind oft nicht relevant. Sie treten aber bei fortgeschrittener **Leberzirrhose**, bei einem **Vitamin-B6-Mangel** oder einem **extrem niedrigen Muskelvolumen** auf.
Hinweise	• Bei Alkoholmissbrauch und alkoholischer Fettleber ist die GOT höher als die GPT. • GPT > GOT bei nicht-alkoholischer Fettleber • Bei einer Lebererkrankung sind beide Werte erhöht. • Bei Muskelerkrankungen ist die GOT leicht bis mäßig erhöht, bei chronischen Verläufen zusätzlich die GPT. Zusatzwerte wie die Kreatinkinase (s. S. 74ff.) helfen hier. • Falsch-erhöhte Werte durch eine Stauung der Blutprobe (mit Hämolyse) sind möglich. • Verhütungsmittel wie die Pille können beide Werte leicht erhöhen. Dies hat aber keinen Krankheitswert.

Gamma-Glutamyltransferase (GGT)

Die Gamma-Glutamyltransferase (GGT, γ-GT, Gamma-GT) ist ein Enzym, das in vielen verschiedenen Organen und Geweben vorkommt. Besonders hohe Konzentrationen finden sich in der Leber, den Gallenwegen, den Nieren und der Bauchspeicheldrüse. Die GGT befindet sich vor allem direkt an der Zellmembran und hat dort die Aufgabe, Peptide und Aminosäuren durch die Zellmembran zu transportieren. Außerdem ist das Enzym an der Entgiftung und am Glutathionstoffwechsel beteiligt. Glutathion ist wichtig zum Schutz der Zellen, und die Gamma-Glutamyltransferase trägt zur Steuerung der Glutathionkonzentration bei. Auch als Laborwert ist die GGT wichtig. Da dieses Enzym in der Zellmembran sitzt, sind bereits bei leichten Leberschäden erhöhte Werte messbar. Die GGT gilt somit als ein hochsensitiver Marker für Schäden und Erkrankungen der Leber und der Gallenwege, da die messbare GGT im Blut weitestgehend aus diesen beiden Organsystemen stammt. Bei normwertigen GGT-Werten ist daher ein Leberschaden oder eine Erkrankung der Gallenwege, wie z. B. ein Gallenstau, eher unwahrscheinlich.

ÜBERSICHT GAMMA-GLUTAMYLTRANSFERASE (GGT)

Indikationen zur Bestimmung, u. a.	• Diagnose, Differenzialdiagnostik und Verlaufskontrolle von Erkrankungen der Leber und Gallenwege • Screening auf alkoholbedingte Leberschäden, Abstinenzkontrolle bei chronischem Alkoholmissbrauch • Differenzialdiagnostik bei erhöhten Werten der alkalischen Phosphatase (s. S. 89f.) • Kontrolle bei Medikamenten mit potenzieller Lebertoxizität, z. B. Paracetamol, Statine, Methotrexat • Risikoabschätzung bei chronischen Erkrankungen, v. a. bei Herz-Kreislauf-Erkrankungen
Referenzwerte	• Frauen: < 40 U/l (Optimum < 25 U/l) • Männer: < 60 U/l (Optimum < 40 U/l)
Sinnvolle Begleitwerte, v. a. bei Auffälligkeiten	GOT, GPT, Bilirubin, alkalische Phosphatase, GLDH, LDH, CRP, Cholinesterasen, Albumin, Gesamteiweiß, Gerinnungswerte (INR, Quick, aPTT), Erythrozytenindizes (v. a. MCV), Blutfettwerte, Ammoniak.
Bewertung	**Erhöhte Werte bei z. B.** • akuter und chronischer (Virus-)Hepatitis • Erkrankungen der Gallenblase und -wege, z. B. Cholestase (Gallenstau), Cholangitis, Cholezystitis • toxischen Leberschäden, z. B. durch Pilzvergiftungen, Medikamentenmissbrauch, Alkoholismus • alkoholischer und nicht-alkoholischer Fettleber • Leberzirrhose • Lebertumoren/-metastasen • Durchblutungsstörungen der Leber, z. B. bei Pfortaderthrombose • Pfeifferschem Drüsenfieber (EBV) • Erkrankungen der Bauchspeicheldrüse, z. B. Entzündung der Bauchspeicheldrüse (Pankreatitis) • Schilddrüsenerkrankungen • Einnahme bestimmter Medikamente, z. B. Paracetamol, Statine, Steroide, Antirheumatika, Thyreostatika, Phenytoin, bestimmten Antibiotika, Verhütung (Pille)

	Erniedrigte Werte Niedrige GGT-Werte sind in der Regel unauffällig und nicht klinisch relevant. Selten kann eine reduzierte Leberfunktion (z. B. bei Leberzirrhose), ein Mangelzustand (z. B. Vitamin B6) oder eine Schilddrüsenunterfunktion die Ursache sein.
Hinweise	• Besonders stark steigt der GGT-Wert bei Gallenstau, Virushepatitis und alkoholischer Hepatitis an. • Bei einem Gallenstau (Cholestase) sind GGT und AP (s. S. 89f.) zu hoch, die GPT ist aber nur leicht erhöht. • Sind GGT und AP zu hoch, und ist die GPT (s. S. 80ff.) deutlich erhöht, ist das ein Hinweis auf Hepatitis. • Die GGT steigt oft schon bei kleinen Mengen Alkohol an. Chronischer Alkoholkonsum kann sich in stark erhöhten GGT-Werten bei teils normwertigen Leberenzymen zeigen.

Glutamatdehydrogenase (GLDH)

Die Glutamatdehydrogenase ist ein Enzym, das sich in den Mitochondrien der Leberzellen befindet. Sie ist am Aminosäurestoffwechsel und am Stickstoffkreislauf, vor allem bei der Bildung und Bindung von Ammoniak, beteiligt. Es existieren zwei Isoenzyme der GLDH. Eines der Isoenzyme kommt hauptsächlich in der Leber und in geringen Konzentrationen auch in anderen Organen, wie z. B. in den Nieren und in der Bauchspeicheldrüse, vor. Die andere Enzymvariante findet sich in erster Linie im zentralen Nervensystem, in der Netzhaut und in den Hoden. Die im Blut messbare GLDH stammt aus der Leber. Dieser Wert gilt daher als ein sehr leberspezifischer Marker. Ist er erhöht, ist das ein Hinweis auf Lebererkrankungen, und auch Leberschädigungen lassen sich mit ihm gut erkennen.

Auch bei diesem Wert gibt es wieder einen Quotienten, den man zur Differenzialdiagnose bei akuten Bauchschmerzen und Gelbsucht nutzen kann, den **Transaminasen-GLDH-Quotienten.** Er wird gebildet, indem man die Werte der GPT und GOT (s. S. 80ff.) addiert, und diese Summe durch den Wert der GLDH teilt. Liegt der Wert des Quotienten über 50, spricht das für eine Virushepatitis oder eine Hepatitis durch Alkohol. Werte zwischen 20 und 50 deuten auf eine Cholestase (Gallenstau) oder auf einen akuten Schub einer chronischen Hepatitis hin. Liegt der Quotient unter 20, kann das auf eine Cholestase, auf einen Leberschaden durch Leberstauung (z. B. bei Herzinsuffizienz), auf einen toxischen Leberschaden (z. B. durch Pilzvergiftungen), bestimmte Formen einer Leberzirrhose oder auf Lebermetastasen bei Tumoren hinweisen.

ÜBERSICHT GLUTAMATDEHYDROGENASE (GLDH)	
Indikationen zur Bestimmung, u. a.	• Einschätzung des Ausmaßes und der Schwere einer Leberschädigung • Marker für den Alkoholentzug nach Alkoholmissbrauch • Differenzialdiagnose von Lebererkrankungen
Referenzwerte	• Frauen: < 5 U/l • Männer: < 7 U/l
Sinnvolle Begleitwerte, v. a. bei Auffälligkeiten	GPT, GOT, GGT, Bilirubin, LDH, alkalische Phosphatase, Ammoniak, Albumin, Gesamteiweiß, Cholinesterasen, Gerinnungswerte (INR, Quick, aPTT), CRP, Kreatinin, GFR.
Bewertung	**Erhöhte Werte bei z. B.** • toxischen Leberschäden, z. B. durch Alkoholismus • Leberstauung, z. B. bei Herzinsuffizienz • Lebertumoren/-metastasen • chronischer Hepatitis • akuter Hepatitis mit schwerem Verlauf • akuter Virushepatitis • Cholestase (Gallenstau) • Fettleber (gering erhöht) • Leberzirrhose (meist nur gering erhöht) • biliärer Zirrhose
Hinweise	Sehr hoch ist die GLDH bei Leberschäden, die akut, durch Vergiftung (toxisch) oder durch Durchblutungsstörungen entstehen und bei denen Mitochondrien zerstört werden.

Bilirubin

Bilirubin entsteht, wenn Häm, ein zentraler Bestandteil des roten Blutfarbstoffs Hämoglobin, abgebaut wird. Dieser Abbauvorgang geschieht durch die begrenzte Lebensdauer der Erythrozyten, die Hämoglobin enthalten. Auch beim Abbau anderer Hämoproteine, z. B. Myoglobin (s. S. 79), wird Bilirubin gebildet. Bleiben wir aber beim Hämoglobin. Wenn dieses abgebaut wird, entsteht Bilirubin, welches – gebunden an Albumin – zur Leber transportiert wird. Dort wird das Bilirubin durch Bindung an Glucuronsäure

Interessant

Bilirubin ist nicht nur ein »Abfallstoff«, sondern es wirkt im Körper auch antioxidativ, wodurch es zellschädigende Prozesse eindämmt. Ab einer deutlichen Erhöhung des Bilirubins kann es zu einer Gelbfärbung der Haut und Schleimhäute kommen.

wasserlöslich gemacht, damit es über die Galle ausgeschieden werden kann. Im Darm wird es zu Sterkobilin umgewandelt, welches dem Stuhl die braune Farbe verleiht. Ein kleiner Teil wird reabsorbiert, in Urobilin umgewandelt und über den Urin ausgeschieden.

Labordiagnostisch können wir zwei Bilirubin-Arten unterscheiden: das unkonjugierte bzw. indirekte Bilirubin und das konjugierte bzw. direkte Bilirubin. Das indirekte Bilirubin ist wasserunlöslich, da es von der Leber noch nicht verstoffwechselt wurde, und es ist im Blut an Albumin gebunden. Das direkte Bilirubin wurde in der Leber verarbeitet und wasserlöslich gemacht.

Durch die Bestimmung der beiden Formen lässt sich erkennen, ob bestehende Probleme in, vor oder nach der Leber ihren Ursprung haben. Verschiedene Erkrankungen können zudem zu einem Anstieg des Bilirubins führen. Bei sehr hohen Werten färben sich Haut und weiße Lederhaut im Auge (Sklera) gelb. Man spricht hier von einer Gelbsucht.

Wichtige Konstellationen

Verschiedene Werte-Konstellationen können uns Hinweise auf zugrunde liegende Probleme geben und auch anzeigen, ob die Ursache für die erhöhten Bilirubin-Werte vor (prähepatisch), in (intrahepatisch) oder nach (posthepatisch) der Leber liegt. Hier sind einige wichtige Konstellationen und ihre mögliche Bedeutung:

- indirektes Bilirubin stark erhöht, direktes Bilirubin normwertig, Bilirubin-Menge im Urin normwertig und Stuhl dunkelbraun: Hämolyse (Zerfall) oder vermehrte Bildung von Erythrozyten möglich
- indirektes Bilirubin normwertig, Stuhl hell/grau, direktes Bilirubin stark erhöht, Bilirubin-Menge im Urin stark erhöht: mögliche Cholestase (Hinweis auf Gallensteine) oder Entzündung der Gallengänge
- indirektes, direktes und im Urin enthaltenes Bilirubin erhöht, Stuhl hellbraun: möglicherweise leichte Gallenstauung, aber auch Leberzirrhose und Hepatitis möglich

Prähepatische Ursachen für eine Erhöhung der Bilirubin-Werte umfassen meist einen verstärkten Abbau der Erythrozyten, eine ineffektive Blutbildung oder den Abbau großer Blutergüsse. Intrahepatische Ursachen sind oft eine eingeschränkte Aufnahme von Bilirubin in die Leber sowie Probleme bei der Bindung von Bilirubin an Glucuronsäure oder Ausscheidungsstörungen. Posthepatische Ursachen liegen meist in Abflussbehinderungen der Galle.

ÜBERSICHT BILIRUBIN	
Indikationen zur Bestimmung, u. a.	• Verdacht auf Leber- und Gallenwegserkrankungen, Hämolyse oder angeborene Stoffwechselstörungen • Differenzialdiagnose einer Gelbsucht • Verdacht auf Tumorerkrankungen der Gallengänge oder Bauchspeicheldrüse
Referenzwerte	• Gesamt-Bilirubin < 1,2 mg/dl • Indirektes Bilirubin < 0,8 mg/dl • Direktes Bilirubin < 0,3 mg/dl
Sinnvolle Begleitwerte, v. a. bei Auffälligkeiten	GPT, GOT, GGT, alkalische Phosphatase, großes Blutbild, GLDH, LDH, Ammoniak, Albumin, Cholinesterasen, Gerinnungswerte (INR, Quick, aPTT), CRP, Haptoglobin, Retikulozyten.
Bewertung	**Erhöhte Werte des indirekten Bilirubins bei z. B.** • Hämolyse • ineffektiver Blutbildung, z. B. bei Thalassämie, Vitamin-B9- oder Vitamin-B12-Mangel • angeborenen Stoffwechselstörungen, z. B. Morbus Meulengracht, Crigler-Najjar-Syndrom • Infektionen mit Salmonellen oder Leptospiren • Verbrennungen, stärkeren Muskelverletzungen, Abbau größerer Blutergüsse (Hämatome) • (toxischen) Leberschäden, Hepatitis, Leberzirrhose, Lebertumoren, Fettleber • Cholestase (Gallenstau) • Einnahme bestimmter Medikamente, z. B. Rifampicin
	Erhöhte Werte des direkten Bilirubins bei z. B. • Erkrankungen und Entzündungen der Gallenwege, z. B. Cholestase (Hinweis auf Gallensteine), Cholangitis • Hepatitis, v. a. akuter Virushepatitis • (toxischen) Leberschäden (z. B. durch Alkohol), Fettleber, Leberzirrhose, biliärer Zirrhose • Tumoren der Leber, Gallengänge und Bauchspeicheldrüse • Infektionen durch Parasiten • Infektionen mit Salmonellen oder Leptospiren

	• Schwangerschaftscholestase • angeborenen Stoffwechselstörungen, z. B. Rotor-Syndrom, Dubin-Johnson-Syndrom • Einnahme bestimmter Medikamente, z. B. Aspirin, Carbamazepin, Methotrexat, Ranitidin
Hinweise	Ist das Bilirubin erhöht, zeigt sich eine prähepatische Störung meist in einem Anteil des direkten Bilirubins am Gesamt-Bilirubin von unter 20 %. Liegt das Problem intra- oder posthepatisch, steigt derselbe Anteil häufig auf über 50 %.

Alkalische Phosphatase (AP)

Die alkalische Phosphatase ist ein Enzym, das in vielen Geweben vorkommt und unterschiedliche Isoenzyme bildet. So findet sich die AP unter anderem in der Leber, in den Gallenwegen, in den Knochen, im Dünndarm, in den Nieren und der Plazenta. Die im Blut zirkulierende AP stammt weitestgehend aus den Knochen und aus der Leber. Die Aufgabe dieses Enzyms besteht darin, Phosphatgruppen von Molekülen abzuspalten und diese dem Phosphatstoffwechsel zur Verfügung zu stellen. Die AP spielt eine Rolle bei der Mineralisierung von Knochen sowie bei der Ausscheidung von Galle. Sie ist auch wichtig für die Verdauung und für die Aufnahme von Nährstoffen im Dünndarm. Störungen der Leber, Galle oder der Knochen lassen sich mithilfe des AP-Wertes erkennen.

Bei ca. 25 % der gesunden Bevölkerung lässt sich die Dünndarm-AP im Blut nachweisen. Im Nüchternzustand macht diese etwa 10 % der Gesamt-AP aus.

ÜBERSICHT ALKALISCHE PHOSPHATASE (AP)	
Indikationen zur Bestimmung, u. a.	• Knochenerkrankungen, z. B. Osteoporose, Knochentumoren/-metastasen • Erkrankungen der Leber- und Gallenwege • Verdacht auf Hyperparathyreoidismus • Monitoring bei Tumorerkrankungen mit Knochen- oder Leberbeteiligung
Referenzwerte	• Frauen: 35–104 U/l (Optimum mittlerer Bereich) • Männer: 40–129 U/l (Optimum mittlerer Bereich)

Sinnvolle Begleitwerte, v. a. bei Auffälligkeiten	Knochenspezifische alkalische Phosphatase, GPT, GOT, GGT, Bilirubin, GLDH, LDH, CRP, Kalzium, Phosphat, Zink, Magnesium, Vitamin D, Parathormon, Blutfettwerte, Knochenmarker (z. B. Osteokalzin).
Bewertung	**Erhöhte Werte bei z. B.** • Wachstumsphasen (bei Kindern und Jugendlichen) • Schwangerschaft (Anstieg der Plazenta-AP) • Erkrankungen der Leber- und Gallenwege, z. B. Cholestase, Cholangitis, (Virus-)Hepatitis, Fettleber • Knochenerkrankungen, z. B. Morbus Paget, Osteoporose, Osteomalazie, Rachitis (Vitamin-D-Mangel), Knochenbrüchen, Knochentumoren/-metastasen • hormonellen Störungen, z. B. Hyperparathyreoidismus, Schilddrüsenüberfunktion, Cushing-Syndrom • Pfeifferschem Drüsenfieber (EBV) • Nierenerkrankungen • Sarkoidose • Multiplem Myelom, Pankreaskarzinom • Morbus Crohn • Einnahme bestimmter Medikamente, z. B. Antikonvulsiva, Methotrexat oder bestimmten Antibiotika
	Erniedrigte Werte bei z. B. • Schilddrüsenunterfunktion • Anämie • genetisch bedingter kleiner Körpergröße (Achondroplasie) • genetisch bedingtem Mangel (Hypophosphatasie) • Zinkmangel, Magnesiummangel • Kupferspeicherkrankheit (Morbus Wilson) • Unterernährung • Medikamenteneinnahme, z. B. Verhütung (Pille), Östrogene
Hinweise	• Bei Menschen mit den Blutgruppen 0 und B kann es nach dem Essen zu einem Anstieg der Dünndarm-AP, und somit der Gesamt-AP, kommen. Daher sollte die Messung des AP-Wertes nüchtern erfolgen. • Falsch-niedrige AP-Werte können durch Fehler bei der Blutabnahme oder bei hohen Blutfettwerten entstehen.

Cholinesterase (ChE)

Ein weiterer Wert, der bei der Beurteilung der Leberfunktion helfen kann, ist die Konzentration an Cholinesterase. Gemessen wird in der Regel eine Form der Cholinesterase: die Butyrylcholinesterase, auch Pseudocholinesterase genannt. Dieses Enzym wird in der Leber produziert. Labordiagnostisch wird es genutzt, um zu prüfen, wie gut die Proteinsynthese, also der Aufbau von Proteinen, in der Leber funktioniert. Außerdem wird die Aktivität der Cholinesterase vor medizinischen Eingriffen, bei denen Mittel zur Entspannung der Muskeln verabreicht werden, gemessen. Dieser Wert kann auch bei Verdacht auf Vergiftungen mit Pestiziden wie Alkylphosphaten oder Carbamaten untersucht werden.

Der **Referenzbereich** für die Cholinesterase liegt für Männer bei 4,6–11,5 kU/l und für Frauen bei 3,9–10,3 kU/l.

Erniedrigte Werte zeigen sich unter anderem bei Leberzirrhose, bei chronischen Lebererkrankungen (z. B. bei chronischer Hepatitis oder Leberstauung), bei Lebertumoren, Alkoholmissbrauch, bei Vergiftungen durch Alkylphosphat oder Carbamat sowie bei Unterernährung. Bei manchen Menschen ist ChE genetisch bedingt niedriger, was vor Operationen beachtet werden sollte. Auch bei Schilddrüsenunterfunktion und bei Einnahme von Östrogenen kann es zu erniedrigten Werten kommen.

Erhöhte Werte zeigen sich zum Beispiel bei Diabetes, bei Erkrankungen der Herzkranzgefäße, bei Proteinverlusten (z. B. im Rahmen des nephrotischen Syndroms), bei alkoholischer Fettleber, bei Störungen des Fettstoffwechsels oder in seltenen Fällen als genetische Variante.

Übersicht & häufige Fragen

Zur Beurteilung der Syntheseleistung der Leber spielen noch weitere Parameter eine Rolle. So können beispielsweise der Wert des Proteins Albumin, der Quick-Wert, die Gerinnungsfaktoren 10, 9, 7, und 2 und die Cholesterin-Werte bestimmt werden.

Abschließend zum Kapitel über die Leber will ich dir noch eine hilfreiche Übersicht mit auf den Weg geben, die dir bei der Betrachtung deiner Werte helfen kann.

ÜBERSICHT LEBERSCHÄDEN	
Leichte Leberschäden	GGT dominiert
Mittelschwere Leberschäden	GPT und GOT dominieren, GGT auch erhöht
Schwere Leberschäden	GOT und GLDH dominieren, GPT und GGT auch erhöht

ÜBERSICHT DIFFERENZIALDIAGNOSEN	
GGT, GPT, GOT, GLDH, AP erhöht	Toxische Leberschäden
GPT und GOT erhöht (GOT > GPT), GLDH, AP erhöht, GGT stärker erhöht	Toxische Leberschäden durch Alkohol
GPT und GOT stärker erhöht (GPT > GOT), GLDH erhöht, AP und GGT meist leicht erhöht	Hepatitis
GGT und AP stark erhöht, GPT und GOT leicht erhöht	Cholestase (Gallenstau)

Niere

Wenn wir an die Nieren denken, kommen uns sofort die Begriffe Urin und Ausscheidung in den Sinn. Aber unsere Nieren können so viel mehr als die Produktion von Urin und die damit verbundene Ausscheidung von Abbauprodukten oder Giftstoffen. Unsere Nieren sind die wichtigsten Organe für den Wasser-, Elektrolyt- und Säure-Basen-Haushalt. Zudem steuern sie den Blutdruck mit, spielen eine Rolle im Knochenstoffwechsel und bilden verschiedene Hormone, z. B. Erythropoetin, das für die Blutbildung von großer Bedeutung ist. Um mehr über die Funktionsfähigkeit und Gesundheit unserer Nieren zu erfahren, können wir spezielle Parameter im Blut und Urin bestimmen. Diese Werte helfen uns dabei, mehr über die Filterleistung der Nieren und mögliche Ursachen für Blutdruckprobleme, Stoffwechselstörungen, Funktionsstörungen anderer Organe oder Infektionen der Harnwege zu erfahren.

Im Folgenden möchte ich zunächst auf die wichtigsten Laborparameter eingehen, die in der Praxis analysiert werden, und zuletzt noch einen Blick auf die Urindiagnostik werfen.

Kreatinin, Kreatinin-Clearance und Glomeruläre Filtrationsrate (GFR)

Beim Kreatinin handelt es sich um ein Stoffwechselprodukt des Kreatins aus dem Muskelgewebe. Die Kreatinin-Produktion im Körper verhält sich proportional zur Muskelmasse und die Ausscheidung dieses Stoffes erfolgt fast ausschließlich über die Nieren. Kreatinin gilt daher als ein Indikator für die Filterleistung der Nieren. Jedoch kann es zu verfälschten Werten kommen, da viele Faktoren hier eine Rolle spielen. Beispielsweise können trotz völlig funktionsfähiger Nieren erhöhte Kreatinin-Werte im Serum gemessen werden, wenn die Person z. B. viel Muskelmasse besitzt, regelmäßig Kraftsport betreibt, viel Fleisch verzehrt oder Kreatin einnimmt. Daher müssen bei der Bewertung der Kreatinin-Werte eine Reihe von Faktoren beachtet werden, darunter z. B. das Alter, Geschlecht, Ernährungsverhalten, die körperliche Aktivität und die Einnahme von Medikamenten.

Ein weiterer Punkt, der Kreatinin nicht zum optimalen Nierenparameter macht, ist der kreatininblinde Bereich. Dieser beschreibt einen Bereich der Nierenfunktion, in dem sich eine verminderte Leistung der Nieren nicht in einem Anstieg der Kreatinin-Werte im Blut zeigt. Das liegt daran, dass die Nieren eine gewisse Funktionsminderung sehr lange ausgleichen können, ohne dass das Kreatinin im Blut ansteigt. Erst bei einem Verlust von ca. 50 % der Nierenleistung sieht man einen deutlichen Anstieg des Kreatinin-Werts. Deshalb sollte das Kreatinin nie alleine zur Beurteilung der Nierenfunktion oder zur Frühdiagnostik von Nierenkrankheiten bestimmt werden.

Anhand des Kreatinin-Werts im Blut lässt sich noch ein weiterer Parameter bestimmen, der klinisch zur Darstellung der Nierenfiltrationsleistung genutzt wird: die glomeruläre Filtrationsrate (GFR). Die GFR beschreibt die Menge an Plasma, die pro Minute von den Glomeruli (Filtrationseinheiten) der Niere filtriert wird. Die direkte Messung der GFR ist sehr aufwendig und teuer, weshalb in der Praxis eine Schätzung der GFR auf Basis von Laborwerten und individuellen Faktoren erfolgt. Dieser Wert wird als die eGFR bezeichnet und dient im Vergleich zum Kreatinin-Wert zur besseren Beurteilung der Nierenfunktion, da hier zusätzlich das Alter, Geschlecht, die Ethnizität und Körperoberfläche berücksichtigt werden. Die Schätzung erfolgt meist mit der CKD-EPI-Formel. Sie eignet sich vor allem für die Einschätzung der GFR in den Grenzbereichen zwischen gesunder und eingeschränkter Nierenfunktion. Der Referenzbereich für die eGFR nach CKD-EPI liegt für Erwachsene bei > 90 ml/min/1,73 m^2 (mit dem Alter abnehmend). Werte darunter sind ein Hinweis auf eine eingeschränkte Nierenfunktion.

Dennoch unterliegt die eGFR auch gewissen Einschränkungen. Denn sie ist vom Kreatinin-Wert abhängig und dieser kann, wie bereits beschrieben (s. S. 92f.), durch eine Vielzahl von Einflussgrößen verändert sein, obwohl

Gut zu wissen

Das Kreatinin im Serum steigt erst an, wenn die Filtrationsleistung der Nieren auf ca. 50 % oder weniger reduziert ist. Daher ist es wichtig, auch die Urinausscheidung zu untersuchen, zum Beispiel bei Verdacht auf ein akutes Nierenversagen. Der Kreatinin-Wert und die GFR allein zeigen eine solche Nierenstörung erst mit einer deutlichen Zeitverzögerung an.

die Nieren funktionsfähig sind. Daher ist die Aussagekraft der eGFR z. B. bei starkem Über- oder Untergewicht, viel Muskelmasse, hoher Proteinzufuhr, außergewöhnlicher Körpergröße, Muskelerkrankungen, hohem Alter und bei Kindern und Jugendlichen eingeschränkt.

Zudem gibt es noch den Parameter der Kreatinin-Clearance. Diese beschreibt, wie viel Plasma pro Zeiteinheit von Kreatinin »gereinigt« wird, also wie schnell die Nieren Kreatinin aus dem Blut filtern. Der Wert wird auf Basis des 24-h-Sammelurins und der Blutbestimmung berechnet.

Die Kreatinin-Clearance wird in der Praxis oft verwendet, wenn die Abschätzung der GFR nicht möglich ist oder wenn es Unsicherheiten bei den eGFR-Werten gibt. Die Kreatinin-Clearance unterliegt wie die eGFR verschiedenen Einflussfaktoren und kann daher ebenfalls in ihrer Aussagekraft eingeschränkt sein. Da bei der Kreatinin-Clearance auch die tubuläre Sekretion von Kreatinin, also die aktive Abgabe von Kreatinin über Nierenkanälchen in den Urin erfasst wird, überschätzt die Kreatinin-Clearance die GFR meist leicht (ca. 10–20 %). Außerdem verliert sie aufgrund der tubulären Sekretion von Kreatinin ihre Aussagekraft bei stark erhöhten Kreatinin-Werten im Blut (> 3 mg/dl).

Die Referenzbereiche für die Kreatinin-Clearance sind stark altersabhängig. Sie nehmen mit dem Alter ab und liegen im Mittel bei 50–100 ml/min für Frauen bzw. 70–115 ml/min für Männer. Eine genauere Aufteilung der Referenzbereiche nach dem Alter erhält man vom jeweiligen Labor, bei dem die Werte gemessen werden. Dabei gilt: Je niedriger der Wert, desto wahrscheinlicher und ausgeprägter ist eine eingeschränkte Nierenfunktion.

ÜBERSICHT KREATININ	
Indikationen zur Bestimmung, u. a.	• Verdacht auf Nierenerkrankungen/-schäden • Abklärung von Muskelverletzungen, Muskelerkrankungen oder Muskelstoffwechselstörungen • Stoffwechselerkrankungen, z. B. Diabetes • Verdacht auf Kollagenosen (Bindegewebserkrankungen) • Bluthochdruck (Hypertonie)
Referenzwerte	**Blut** • Frauen: 0,6–1,1 mg/dl • Männer: 0,7–1,2 mg/dl **24-h-Sammelurin** • Frauen: 0,74–1,57 g/d • Männer: 1,04–2,35 g/d

Sinnvolle Begleitwerte, v. a. bei Auffälligkeiten	GFR, Cystatin C, Harnstoff, Harnsäure, Elektrolyte, Urindiagnostik, Gesamteiweiß, Albumin, Blutzucker, HbA1c, CRP.
Bewertung	**Erhöhte Werte bei z. B.** • eingeschränkter Nierenfunktion, z. B. durch chronische Niereninsuffizienz, Minderdurchblutung, Entzündungen, Abflussstörungen (z. B. Nierensteine) • Flüssigkeitsmangel (Dehydration), Hypovolämie • Bluthochdruck (Hypertonie) • Kollagenosen (Bindegewebserkrankungen) • Muskelverletzungen, Rhabdomyolyse • intensivem Training • Einnahme von Kreatin, hohem Fleischkonsum • Einnahme bestimmter Medikamente, z. B. ACE-Hemmer, NSAR, Antibiotika, Fibrate
	Erniedrigte Werte Diese sind klinisch meist nicht relevant, können aber z. B. bei sehr geringer Muskelmasse, Untergewicht, bei Proteinmangel und in der Schwangerschaft (vor allem zu Beginn) auftreten.
Hinweise	• Die Urinwerte sind zuverlässiger als die Blutwerte, da der Kreatininwert im 24-h-Urin vor allem von der Muskelmasse abhängt und weniger von anderen Faktoren. • Je nach Messmethode können Glukose, Fruktose, Aspirin, Vitamin C, Bilirubin und Antibiotika zu falsch-erhöhten Werten führen.

Cystatin C

Cystatin C ist ein Protein, das konstant von verschiedenen Zellen im Körper produziert wird. Seine Aufgabe ist es, bestimmte proteinabbauende Enzyme zu hemmen. Cystatin C wird vollständig über die Nieren ausgeschieden und kann daher gut als Marker für die Nierenfunktion dienen. Im Vergleich zu Kreatinin ist es weniger stark von Einflussfaktoren wie der Muskelmasse, sportlicher Aktivität, Ernährung, Geschlecht oder Alter abhängig. Die Messung von Cystatin C hat auch den Vorteil, dass sich damit eine eingeschränkte Nierenfunktion erkennen lässt, noch bevor Kreatinin ansteigt.

Somit deckt dieser Wert auch den kreatininblinden Bereich (s. S. 93) ab. Das Protein kann daher zur Früherkennung von Nierenerkrankungen genutzt werden und dient zusätzlich als Marker zur Vorhersage des Risikos für Herz-Kreislauf-Erkrankungen. Zudem erlaubt Cystatin C eine bessere Einschätzung der tatsächlichen glomerulären Filtrationsrate (GFR) (s. S. 93f.) als Kreatinin.

Die eGFR (s. S. 93f.) lässt sich nicht nur mit dem Kreatinin-Wert berechnen, sondern alternativ mithilfe von Cystatin C. Letzterer Wert ist empfindlicher für frühe Stadien von Nierenerkrankungen. Daneben gibt es noch eine eGFR-Formel, die auf einer Kombination des Kreatinin- und Cystatin-C-Wertes basiert. Diese ermöglicht ebenfalls eine besonders genaue Einschätzung der Nierenleistung.

ÜBERSICHT CYSTATIN C	
Indikationen zur Bestimmung, u. a.	• Verdacht auf Nierenerkrankungen, akutes Nierenversagen • Therapiemonitoring bei Einnahme nierenschädigender Medikamente • Diabetes
Referenzwerte	• Frauen: 0,48–0,82 mg/l • Männer: 0,54–0,94 mg/l
Sinnvolle Begleitwerte, v. a. bei Auffälligkeiten	Kreatinin, GFR, Elektrolyte, Gesamteiweiß, Albumin, Harnstoff, Harnsäure, CRP, Blutzucker, Blutfettwerte, Urindiagnostik, Schilddrüsenwerte.
Bewertung	**Erhöhte Werte bei z. B.** • eingeschränkter Nierenfunktion, z. B. durch chronische Niereninsuffizienz, Minderdurchblutung, Entzündungen, Abflussstörungen (z. B. Nierensteine) • Flüssigkeitsmangel (Dehydration), Hypovolämie • Herzinsuffizienz • Adipositas, Diabetes • chronischen Entzündungen • Schilddrüsenüberfunktion • Autoimmunerkrankungen • Rauchen • Einnahme bestimmter Medikamente, z. B. Glukokortikoide

	Erniedrigte Werte Niedrige Werte sind klinisch nicht relevant und spiegeln oft eine sehr gute Nierenfunktion wider. Sie können aber auch beispielsweise bei einer Schilddrüsenunterfunktion auftreten.
Hinweise	• Bei Risikopatienten mit Diabetes oder Bluthochdruck lassen sich mit Cystatin C Nierenschäden früh erkennen. • Bei Kindern und älteren Menschen über 70 Jahren ist Cystatin C aussagekräftiger als Kreatinin. • Akute Entzündungen, Lebererkrankungen oder eine Steroidtherapie können die Werte verfälschen.

Harnstoff

Harnstoff ist das Endprodukt aus dem Proteinstoffwechsel. Im Harnstoffzyklus entsteht in der Leber aus Ammoniak Harnstoff. Dies ist wichtig, um Ammoniak zu entgiften und in eine wasserlösliche Form umzuwandeln, die über den Urin ausgeschieden wird. Bei schwerer Niereninsuffizienz reichert sich Harnstoff an, weshalb er zur Diagnostik und Verlaufskontrolle dieser Erkrankung gemessen wird. Als Parameter zur Untersuchung der Nierenfunktion eignet sich Harnstoff jedoch nicht, da er stark von der Stoffwechsellage (z. B. Hungerzustand oder Fasten, Infektionen, Stress) und der Proteinzufuhr abhängt.

Der **Harnstoff-Kreatinin-Quotient** hilft dabei, bei erhöhten Harnstoffwerten (Azotämie) herauszufinden, ob die Ursache eher vor (prärenal), in (renal) bzw. nach (postrenal) den Nieren liegt.

Bei prärenalen Ursachen ist das Kreatinin meist normwertig (sofern kein Nierenversagen vorliegt), während der Harnstoff erhöht ist. In diesem Fall zeigt sich ein erhöhter Quotient.

Bei renalen Ursachen ist der Quotient meist normwertig oder leicht erniedrigt.

Bei postrenalen Ursachen ist das Kreatinin meist erhöht und der Harnstoff stark erhöht, weshalb es hier ebenfalls zu einem erhöhten Quotienten kommt.

Der Referenzbereich für den Quotienten, wenn Harnstoff in mg/dl gemessen wird, liegt bei 20–35.

Achtung

Neben einer zu geringen Proteinzufuhr können auch Lebererkrankungen zu einem niedrigen Quotienten führen. Bei chronischer Niereninsuffizienz ist der Quotient normwertig oder erniedrigt, wenn die Proteinzufuhr gering ist, oder er ist bei gesteigerter Proteinzufuhr erhöht.

ÜBERSICHT HARNSTOFF	
Indikationen zur Bestimmung, u. a.	• Verdacht auf Niereninsuffizienz • Beurteilung des Proteinstoffwechsels • Unterscheidung zwischen prärenalen, renalen und postrenalen Ursachen von Nierenproblemen
Referenzwerte	12–48 mg/dl (2,0–8,0 mmol/l)
Sinnvolle Begleitwerte, v. a. bei Auffälligkeiten	Kreatinin, GFR, Cystatin C, Elektrolyte, Harnsäure, Albumin, Ammoniak, Blutbild (v. a. Hämoglobin, Hämatokrit), Blutzucker, HbA1c, Leberwerte (GOT, GPT), Urindiagnostik.
Bewertung	**Erhöhte Werte bei z. B.** • akuter und chronischer Niereninsuffizienz • Nierenentzündungen • Abflussstörungen (z. B. Nierensteine, Tumoren) • Flüssigkeitsmangel (Dehydration) • hoher Proteinzufuhr • starkem Proteinabbau, z. B. bei Verbrennungen, Verletzungen, Fieber • Herzinsuffizienz • niedrigem Blutdruck • Einnahme bestimmter Medikamente, z. B. Aspirin, Diuretika
	Erniedrigte Werte bei z. B. • Lebererkrankungen, z. B. Leberzirrhose, Hepatitis • Mangelernährung, Proteinmangel • chronischen Darmerkrankungen, z. B. Zöliakie • erhöhter Flüssigkeitszufuhr • Schwangerschaft • angeborener Stoffwechselerkrankung, vor allem bei Neugeborenen
Hinweise	• Der Harnstoff-Wert steigt erst dann deutlich an, wenn der Funktionsverlust der Nieren bereits über 75 % beträgt. • Alternativ zum Harnstoff kann der Harnstoff-Stickstoff (BUN) gemessen werden. Dies ist der an Harnstoff gebundene Stickstoffanteil.

Harnsäure

Die Harnsäure entsteht als Stoffwechselprodukt beim Abbau von Purinen. Diese sind ein Bestandteil von Nukleinsäuren. Purine werden vom selbst Körper gebildet oder über die Nahrung aufgenommen (v. a. über Fleisch und Hülsenfrüchte). Beim Abbau von Purinen entsteht in der Leber Harnsäure. Diese wird zu 70–80 % über den Urin ausgeschieden; zu einem kleineren Anteil auch über den Stuhl. Die Harnsäure ist ein körpereigenes Antioxidans, das freie Radikale neutralisiert und als ein Marker für oxidativen Stress gilt. Zudem ist sie an der Steuerung des Stickstoffstoffwechsels beteiligt und nimmt Einfluss darauf, wie bestimmte Gene zum Ausdruck kommen. Eine erhöhte Konzentration an Harnsäure im Blut kann aber Nachteile haben. Wenn beispielsweise zu viel Harnsäure gebildet wird oder die Ausscheidung reduziert ist, können sich Nierensteine bilden oder Harnsäurekristalle in den Gelenken ablagern. Dann kommt es zu Entzündungen und Folgeerkrankungen (z. B. Gicht).

ÜBERSICHT HARNSÄURE	
Indikationen zur Bestimmung, u. a.	• Gelenkschmerzen, Verdacht auf Gicht • Verdacht auf Nierensteine, chronische Nierenerkrankungen • Stoffwechseldiagnostik bei Risikopatienten • Bluthochdruck, Hyperlipidämie, Übergewicht • Prädiabetes, Diabetes mellitus • Verdacht auf Schwangerschaftsgestose
Referenzwerte	**Blut** • Frauen: 2,4–6,6 mg/dl (optimal < 5 mg/dl) • Männer: 3,1–7,1 mg/dl (optimal < 6 mg/dl) **Urin** • Spontanurin < 100 mg/dl • 24-h-Sammelurin (bei normaler Kost): ≤ 1000 mg/d
Sinnvolle Begleitwerte, v. a. bei Auffälligkeiten	Kreatinin, GFR, Harnstoff, Cystatin C, Ammoniak, Urindiagnostik, CRP, Blutzucker, HbA1c, Blutfettwerte, Leberwerte (GOT, GPT, GGT), großes Blutbild, Vitamin B9, Vitamin B12.
Bewertung	**Erhöhte Werte im Blut bei z. B.** • Nierenerkrankungen, z. B. Niereninsuffizienz, Nierensteine • Stoffwechselstörungen, z. B. Gicht

	• erhöhter Aufnahme von Purinen, v. a. durch Fleisch, Alkohol (Bier), Hülsenfrüchte • Fasten (Abbau körpereigener Proteine) • verstärktem Verzehr von Zuckeraustauschstoffen, z. B. Xylit, Sorbit, Fruktose • Flüssigkeitsmangel (Dehydration) • Enzymdefekten, z. B. Lesch-Nyhan-Syndrom • metabolischem Syndrom (Diabetes, Adipositas, Hyperlipidämie) • Schilddrüsenunterfunktion • Überschuss an Parathormon oder Kalzium • Mangel an Vitamin C • Rauchen • vermehrtem Zerfall von Zellen, z. B. bei Hämolyse, starker körperlicher Anstrengung • Einnahme bestimmter Medikamente, z. B. Thiaziddiuretika, Aspirin, Betablocker, Immunsuppressiva
	Erniedrigte Werte im Blut bei z. B. • Lebererkrankungen • Enzymdefekten, v. a. des Purinstoffwechsels • Mangel an Molybdän • Mangelernährung • Einnahme bestimmter Medikamente, z. B. Allopurinol, Salicylate, Glukokortikoide, Östrogene
Hinweise	• Harnsäure im Gelenkpunktat ist ein Hinweis auf Gicht. • Ca. 3 Tage vor der Blutabnahme ist eine purinarme Kost und die Vermeidung starker körperlicher Belastung wichtig. • Nierenerkrankung: Harnsäure im Blut ↑, im Urin ↓ • Nicht-nierenbedingt: Harnsäure im Blut und Urin ↑

Urindiagnostik

Neben den Blutwerten können wir auch den Urin (z. B. Morgenurin, Mittelstrahlurin, 24-h-Urin) untersuchen lassen, um Hinweise auf mögliche Erkrankungen der Nieren und Harnwege oder anderer Organe und Abläufe im Körper zu erhalten. Die Urindiagnostik wird auch eingesetzt, um Therapien zu überwachen, auf Medikamente und Drogen zu testen, mögliche Umweltbelastungen nachzuweisen oder um bei der Diagnose von systemischen Erkrankungen (z. B. Diabetes) zu helfen. Dabei wird der Urin hinsichtlich seiner physikalischen, chemischen und mikroskopischen Eigenschaften untersucht. Zu den Labormethoden der Urindiagnostik gehören z. B. der Urinstatus, Urinteststreifen, Urinkultur, Harnsediment, Proteindiagnostik, spezifisches Gewicht, Urinosmolalität und die Zytologie.

Typische Urinuntersuchungen umfassen die Bewertung der Farbe, des Geruchs, der Menge und des pH-Werts sowie den Nachweis bestimmter Substanzen wie Proteine, Glukose, Ketonkörper, Bilirubin, Nitrit oder Blutbestandteile.

Normalerweise ist Urin hellgelb bis bernsteinfarben – je nach Trinkmenge. Abweichungen können Hinweise auf Erkrankungen geben:

- **Sehr blasser Urin** kann bei übermäßiger Flüssigkeitszufuhr, aber auch bei Diabetes auftreten.
- **Dunkelgelber bis bräunlicher Urin** ist ein möglicher Hinweis auf Flüssigkeitsmangel, Fieber oder Lebererkrankungen wie Gelbsucht.
- **Rötlicher oder rot-brauner Urin** wird durch Blut, Hämoglobin oder auch bestimmte Medikamente oder Lebensmittel (z. B. Rote Bete) verursacht.
- **Grünlich-gelber oder blau-grüner Urin** kann bei Infektionen (z. B. durch Pseudomonas-Bakterien) oder bei Einnahme bestimmter Medikamente auftreten.
- **Milchig-trüber Urin** spricht häufig für Infektionen, Entzündungen oder eine erhöhte Eiweißausscheidung.
- **Schwarzbrauner Urin** ist selten, kann aber bei bestimmten Stoffwechselstörungen (z. B. Porphyrie oder Hämolyse) vorkommen.

Frischer Urin riecht in der Regel neutral bis leicht aromatisch.

- **Ein stechender Ammoniakgeruch** kann bei bakteriellen Infektionen entstehen, besonders wenn Harnstoff im Urin gespalten wird.
- **Ein süßlich-fruchtiger Geruch** ist typisch bei Ketonkörpern, etwa im Rahmen eines entgleisten Diabetes (Ketoazidose) oder bei längerem Fasten.

Zusätzlich geben Werte wie Urinmenge und pH-Wert wichtige Hinweise: Stark vermehrter oder stark verminderter Urin kann auf Diabetes, Nierenschäden oder Flüssigkeitsmangel hinweisen. Ein saurer oder alkalischer pH-Wert kann Hinweise auf Ernährung, Infekte oder Stoffwechselentgleisungen liefern.

Auch Proteine, Zucker oder Ketonkörper im Urin sind wichtige Marker: Sie können auf Nierenerkrankungen, Diabetes oder starken Fettabbau hinweisen. Nitrit im Urin spricht für eine bakterielle Infektion. Blut oder Hämoglobin können bei Entzündungen, Steinen (z. B. der Nieren oder Harnwege) und Tumoren nachweisbar sein. Weitere Marker wie Myoglobin, Bilirubin, Urobilinogen, Leukozyten, Erythrozyten, Epithelzellen oder Zylinder helfen beispielsweise dabei, Entzündungen, Lebererkrankungen oder Muskelabbau zu erkennen.

Bauchspeicheldrüse

Die Bauchspeicheldrüse, auch Pankreas genannt, liegt im Oberbauch hinter dem Magen sowie der Leber. Sie verdeckt die Aorta und wird vom Dünndarm (am Pankreaskopf) sowie der Milz (am Pankreasschwanz) umgeben. Die Bauchspeicheldrüse produziert neben Insulin auch weitere Hormone und viele Verdauungsenzyme. Diese sind unter anderem für die Verdauung von Eiweiß, Fetten und Kohlenhydraten wichtig. Aufgrund der anatomischen Lage des Organs können Erkrankungen der Bauchspeicheldrüse zu verschiedenen Beschwerden führen, die oft zunächst den umliegenden Organen zugeordnet werden. So werden Oberbauchschmerzen oft als Erstes auf eine Entzündung der Magenschleimhaut (Gastritis) zurückgeführt. Bei Symptomen, die auf Probleme sowohl in den umliegenden Organen als auch in der Bauchspeicheldrüse hindeuten können, ist eine labordiagnostische und bildgebende Untersuchung zur Differenzierung nötig. Zu den drei wichtigsten Parametern in der Pankreas-Diagnostik zählen die Amylase, Lipase und Elastase, welche wir jetzt genauer betrachten werden.

Amylase

Die Amylase (genauer α-Amylase) wird vor allem in der Bauchspeicheldrüse und in den Speicheldrüsen produziert. Dieses Enzym ist zuständig für die Verdauung von Kohlenhydraten. Nachdem die Bauchspeicheldrüse die Amylase produziert hat, gibt sie diese direkt in den Dünndarm ab, wo sie dann an der Verdauung der bereits durch den Magen vorverdauten Nahrung beteiligt ist.

Es gibt zwei Isoenzyme der α-Amylase: das S- (=saliväre) und das P- (=pankreatische) Isoenzym. Das S-Isoenzym findet sich neben dem Speichel auch in Schweiß, in der Muttermilch, Tränenflüssigkeit, Lunge, in den Hoden, Eierstöcken und in den Eileitern.

Die Messung der α-Amylase im Speichel kann Hinweise auf die Aktivität der Stressachse, genauer des Sympathikus geben. Bei erhöhter Aktivität des Sympathikus werden die Speicheldrüsen zur Produktion von mehr α-Amylase angeregt und gleichzeitig verringert sich der Speichelfluss. Folglich kann man eine erhöhte α-Amylase-Aktivität pro Speichelvolumen messen, was wiederum ein Hinweis auf Stress im System sein kann.

Gut zu wissen

Die im Serum gemessene Amylase steigt im Blut auch bei Erkrankungen der Speicheldrüsen an, da sie nicht pankreasspezifisch ist. Um die möglichen Ursachen für die erhöhten Amylase-Werte voneinander abzugrenzen, kann man die Amylase-Isoenzyme (S und P) sowie zusätzlich die Lipase (s. S. 104f.) bestimmen.

ÜBERSICHT AMYLASE	
Indikationen zur Bestimmung, u. a.	• Oberbauchschmerzen unklaren Ursprungs • Verdacht auf Pankreatitis (Entzündung der Bauchspeicheldrüse) • Eierstockzysten • Diagnose und Verlaufskontrolle einer Parotitis (Ohrspeicheldrüsenentzündung)
Referenzwerte	• Gesamtamylase im Serum: 30–110 U/l • Pankreasamylase: 13–53 U/l
Sinnvolle Begleitwerte, v. a. bei Auffälligkeiten	Lipase, CRP, Pankreas-Elastase, Nüchternglukose, HbA1c, großes Blutbild (besonders Leukozyten), Bilirubin, Leberwerte (GOT, GPT, GGT, AP), Elektrolyte, Triglyzeride, Kalzium, Kreatinin, GFR.
Bewertung	**Erhöhte Werte bei z. B.** • akuter und (im Schub) auch bei chronischer Pankreatitis • Pankreaskarzinom, -abszess oder -zysten • Erkrankungen der Speicheldrüsen, z. B. Mumps • Niereninsuffizienz • Magen-Darm-Erkrankungen, z. B. Gastroenteritis • Magen-Darm-Komplikationen, z. B. Darmverschluss • Chronisch-entzündlichen Darmerkrankungen, z. B. Morbus Crohn, Colitis ulcerosa • Lungentumoren, Lungenentzündung • Virushepatitis • Gallenblasenentzündung • Eierstockzysten, Eierstocktumoren • Verletzung bzw. Riss des Eileiters (Eileiterruptur) • Alkoholmissbrauch • Sarkoidose
	Erniedrigte Werte bei z. B. • chronischer Pankreatitis, v.a. wenn durch die Entzündung die Funktion der Bauchspeicheldrüse geschädigt wurde • Lebererkrankungen • Mukoviszidose • Insuffizienz der Bauchspeicheldrüse (Pankreasinsuffizienz)

Hinweise	• Bei akuter Pankreatitis steigt die Amylase rasch an. Nach 20–30 h ist sie maximal und fällt dann wieder ab. Daher ist eine frühe Blutabnahme wichtig, am besten bis 5–10 h nach Auftreten der Schmerzen. Die Lipase bleibt länger erhöht. • Die Amylase zeigt nicht die Schwere der Schädigung an.

Lipase

Lipasen finden sich in vielen Organen und Geweben. Die Pankreaslipase, eine besondere Art der Lipase, kommt hingegen nur in der Bauchspeicheldrüse vor. Sie ist daher sehr spezifisch für das Pankreas, und Störungen der Bauchspeicheldrüse und verbundener Organe lassen sich damit gut erkennen. Mithilfe der Pankreaslipase können Probleme der Bauchspeicheldrüse somit genauer eingegrenzt werden als mit der α-Amylase, welche im Pankreas und in Speicheldrüsen produziert wird (s. S. 102). Lipasen sind verantwortlich für die Verdauung von Fetten und werden von der Bauchspeicheldrüse in den Dünndarm abgegeben. Kommt es zu Störungen in der Aktivität oder Produktion der Lipase, kann das zu Fettverdauungsstörungen führen. Dies kann sich in Symptomen wie einem Nährstoffmangel, Gewichtsverlust oder Fettstühlen zeigen. Bei der im Blut gemessenen Lipase handelt es sich vorwiegend um die aus der Bauchspeicheldrüse stammende Pankreaslipase. Mithilfe moderner Labormethoden lassen sich aber auch andere Lipase-Typen bestimmen, zum Beispiel die Lipoproteinlipase.

ÜBERSICHT LIPASE	
Indikationen zur Bestimmung, u. a.	• Oberbauchschmerzen unklaren Ursprungs • Verdacht auf Pankreatitis, Pankreastumoren • akutes Abdomen, Aszites • Fettverdauungsstörungen • Verdacht auf eine Parotitis (Ohrspeicheldrüsenentzündung)
Referenzwerte	13–60 U/l
Sinnvolle Begleitwerte, v. a. bei Auffälligkeiten	Amylase, Pankreas-Elastase, CRP, großes Blutbild (besonders Leukozyten), Nüchternglukose, Leberwerte (GOT, GPT, GGT, AP, Bilirubin), Triglyzeride, Kreatinin, GFR.

Bewertung	**Erhöhte Werte bei z. B.** • akuter und (im Schub) auch bei chronischer Pankreatitis • Pankreastumoren, Pankreaszysten • Niereninsuffizienz • Magen-Darm-Komplikationen, z. B. ▶ Darmverschluss ▶ bakteriellen Infektionen ▶ akutem Abdomen (Notfalldiagnose bei extremen Bauchschmerzen) • Entzündung der Gallenblase (Cholezystitis) • Hepatitis • Alkoholmissbrauch • Chronisch-entzündlichen Darmerkrankungen, z. B. Morbus Crohn, Colitis ulcerosa • Ketoazidose, z. B. bei Diabetes • Lungentumoren • Sarkoidose • Einnahme bestimmter Medikamente, z. B. Kortikosteroide, Thiaziddiuretika, Betablocker
	Erniedrigte Werte bei z. B. • chronischer Pankreatitis • Insuffizienz der Bauchspeicheldrüse (Pankreasinsuffizienz) • Lebererkrankungen • Mukoviszidose
Hinweise	• Die Lipase ist sensitiver und spezifischer für eine Pankreatitis als die α-Amylase (s. S. 102). • Bei einer akuten Pankreatitis steigt die Lipase nach 4–8 h an, erreicht nach 24 h ihr Maximum und kann bis zu 8–14 Tage erhöht bleiben, also länger als die α-Amylase. • Falsch-niedrige Werte können bei Fehlern bei der Blutabnahme entstehen, z. B. bei einer zu langen Stauung, die zu einer Hämolyse in der Blutprobe (Zerfall der roten Blutkörperchen) führt. • Erhöhte Blutfettwerte, eine Heparintherapie oder die Zugabe von Heparin zur Blutprobe können zu falsch-erhöhten Werten führen. • Die Höhe des Lipase-Wertes sagt nichts über die Schwere einer Schädigung aus.

Pankreas-Elastase
Ein weiterer spezifischer Wert für die Bauchspeicheldrüse ist die Pankreas-Elastase, die an der Verdauung von Protein beteiligt ist. Sie wird meist im Stuhl bestimmt, um die Funktionsfähigkeit der Bauchspeicheldrüse zu prüfen.
Bei Verdacht auf eine Entzündung der Bauchspeicheldrüse wird die Pankreas-Elastase im Serum gemessen. Diese Konstellationen geben Hinweise auf eine akute oder chronische Pankreatitis:

- Sind Lipase (s. S. 104f.), Amylase (s. S. 102f.) und Pankreas-Elastase erhöht, ist das ein Hinweis auf eine akute Pankreatitis.
- Sind Lipase, Amylase und Pankreas-Elastase erniedrigt, spricht das für eine chronische Pankreatitis.

ÜBERSICHT PANKREAS-ELASTASE	
Indikationen zur Bestimmung, u. a.	• Oberbauchschmerzen unklaren Urspungs • Verdacht auf exokrine Pankreasinsuffizienz • Verdacht auf akute oder chronische Pankreatitis • Fettstühle, Gewichtsverlust, Nährstoffmängel • Verdacht auf Mukoviszidose
Referenzwerte	• Stuhl: > 200 µg/g Stuhl • Blutserum: < 3,5 mg/dl
Sinnvolle Begleitwerte, v. a. bei Auffälligkeiten	Amylase, Lipase, Leberwerte (GOT, GPT, GGT, AP, Bilirubin), CRP, Nüchternblutzucker, HbA1c, Triglyzeride, Chymotrypsin im Stuhl, Stuhlanalyse (Fettgehalt), Gesamteiweiß, Albumin, fettlösliche Vitamine (A, D, E, K).
Bewertung im Blut	**Erhöhte Werte bei z. B.** • akuter und (im Schub) auch bei chronischer Pankreatitis • Verletzungen oder Tumoren der Bauchspeicheldrüse • Blockade des Gallengangs (Gallengangsobstruktion) • Niereninsuffizienz • schweren Lebererkrankungen
	Erniedrigte Werte Niedrige Werte im Blutserum sind klinisch meist nicht relevant und werden für Diagnosen eher nicht genutzt. Erniedrigte Werte können aber beispielsweise im Rahmen einer chronischen Pankreatitis auftreten.

Bewertung im Stuhl	**Erhöhte Werte** Hohe Werte sind selten und meist klinisch nicht relevant. Sie können aber bei manchen **Durchfallerkrankungen** auftreten.
	Erniedrigte Werte bei z. B. • exokriner Pankreasinsuffizienz • chronischer Pankreatitis, Pankreastumoren • Blockade des Gallengangs (Gallengangsobstruktion) • Mukoviszidose • Diabetes Typ 1 • Eisenspeicherkrankheit (Hämochromatose) • Zöliakie • Mangelernährung
Hinweise	Bei Durchfällen kann es zu falsch-niedrigen Werten der im Stuhl gemessenen Pankreas-Elastase kommen.

Magen & Darm

Bei der Diagnose und Überwachung von Magen-Darm-Beschwerden spielen viele Laborwerte neben der klinischen Untersuchung und bildgebenden Verfahren eine wichtige Rolle. Zusätzlich zur Routinediagnostik wie dem Blutbild können spezielle Entzündungsmarker bestimmt oder Hormone gemessen werden. Zudem können bei einer Stuhluntersuchung Erreger oder okkultes Blut (mit bloßem Auge nicht sichtbares Blut) Hinweise auf Krankheiten geben. Im Folgenden möchte ich einige wichtige Parameter für den Magen und Darm vorstellen, ihre Bedeutung erklären und aufzeigen, in welchen Fällen diese Werte bestimmt werden.

Spezifische Marker für den Magen

Für den Magen gibt es nur wenige spezifische Parameter, die direkt auf Erkrankungen oder Funktionsstörungen hinweisen. Die Marker werden meist bestimmt, wenn der Verdacht auf Erkrankungen des Magens besteht. Diese können eine Entzündung der Magenschleimhaut (Gastritis), Geschwüre, Störungen der Magensäureproduktion oder Magentumoren sein. Wenn bereits eine Therapie für eine solche Erkrankung erfolgt, werden diese Werte auch zur Überwachung des Erfolgs der Behandlung gemessen. Zu den spezifischen Markern für den Magen zählen unter anderem Gastrin, Pepsinogen oder bestimmte Antikörper. Die folgende Tabelle gibt eine Übersicht, zeigt die Bedeutung der verschiedenen Werte und die Symptome, für die sie relevant sind.

PARAMETER GASTRIN	
Bedeutung	Hormon, das im Magen produziert wird und unter anderem die Magensäureproduktion reguliert.
Indikation	• v. a. Zollinger-Ellison-Syndrom (Gastrinom), atrophische Gastritis (Typ A), Hypo-/Achlorhydrie, endokrine Tumoren • Reflux mit Entzündung der Speiseröhre (Refluxösophagitis) • wiederkehrende Magengeschwüre • anhaltende Durchfälle unklaren Ursprungs • Einnahme von Protonenpumpenhemmern (PPI)
Bewertung	Erhöht z. B. bei Gastritis, Gastrinom, Kurzdarmsyndrom, Schilddrüsenüberfunktion, Dünndarmgeschwüren, Niereninsuffizienz, Einnahme von Antazida oder Protonenpumpenhemmern.
Referenzwerte	< 90 ng/l Bei unklaren Ergebnissen hilft ein Gastrin-Stimulationstest.

PARAMETER PEPSINOGEN I UND II	
Bedeutung	Marker für die Magenschleimhautfunktion und -integrität.
Indikation	• v. a. atrophische Gastritis (Typ A), Schäden der Magenschleimhaut • Screening auf Magenkarzinom
Bewertung	Pepsinogen-I/II-Quotient (< 3) spricht für atrophische Gastritis.

PARAMETER INTRINSIC-FACTOR-ANTIKÖRPER (IFA)	
Bedeutung	Autoantikörper gegen den Intrinsic-Factor, der im Magen produziert und für die Vitamin-B12-Aufnahme benötigt wird.
Indikation	• v. a. perniziöse Anämie • atrophische Gastritis (Typ A) • Differenzialdiagnostik einer megaloblastären Anämie
Bewertung	Erhöht bei autoimmuner Schädigung der Magenschleimhaut.

PARAMETER PARIETALZELL-ANTIKÖRPER	
Bedeutung	Autoantikörper gegen die Parietalzellen des Magens oder gegen den Komplex aus Intrinsic-Factor und Vitamin B12.
Indikation	v. a. atrophische Gastritis (Typ A), perniziöse Anämie
Bewertung	Erhöht bei chronischer Gastritis, perniziöser Anämie, Hashimoto-Thyreoiditis, Morbus Basedow.

PARAMETER H. PYLORI-ANTIKÖRPER (IGG, IGA) ODER ANTIGEN (STUHL)	
Bedeutung	Parameter zum nicht-invasiven Nachweis einer aktiven oder früheren Helicobacter-pylori-Infektion (häufige Ursache von Gastritis und Geschwüren im Magen und Dünndarm).
Indikation	Diagnostik und Überwachung bei Infektion mit H. pylori
Bewertung	• Bei aktiver Infektion ist das Antigen im Stuhl erhöht. • Die Antikörper IgG und IgA können bei einer akuten, chronischen oder überstandenen Infektion erhöht sein. • Die Antikörper erlauben keinen sicheren Nachweis einer akuten Infektion. Hierfür ist eine weitere Diagnostik nötig, z. B. eine Kultur oder der ^{13}C-Harnstoff-Atemtest.

Spezifische Marker für den Darm

Die Labormarker für den Darm dienen der Diagnostik und Therapieüberwachung von Malabsorption. Bei dieser Störung werden nicht genügend Nährstoffe aus der Nahrung aufgenommen. Dieselben Werte können auch einen Hinweis auf entzündliche Erkrankungen, Infektionen, Tumoren oder Darmbarrierestörungen geben. Die Marker für den Darm werden meist dann bestimmt, wenn die klinische Untersuchung oder bildgebende Verfahren zu keinen eindeutigen Ergebnissen kommen. Gemessen werden dann z. B. Calprotectin und Alpha-1-Antitrypsin, oder die Lipopolysaccharide (LPS). Ein noch umstrittener Marker hinsichtlich der Relevanz und des Nutzens ist das Protein Zonulin, das Hinweise auf eine gestörte Darmbarriere gibt (s. S. 110f.). Mit dem immunologischen Stuhltest (iFOBT) kann okkultes Blut im Stuhl nachgewiesen werden (s. S. 107). Dies ist für die frühe Erkennung von Darmtumoren wichtig.

PARAMETER CALPROTECTIN	
Bedeutung	Entzündungsmarker im Stuhl, freigesetzt vor allem durch neutrophile Granulozyten.
Indikation	• v. a. chronisch-entzündliche Darmerkrankungen, Darmtumoren • Differenzierung von funktionellen und entzündlichen Darmerkrankungen
Bewertung	Erhöht bei chronisch-entzündlichen Darmerkrankungen (z. B. Morbus Crohn, Colitis ulcerosa), Divertikulitis, infektiösen Darmerkrankungen, Tumoren (z. B. des Darms), Mukoviszidose, rheumatoider Arthritis.
Referenzwerte	< 50 µg/g Stuhl

PARAMETER ALPHA-1-ANTITRYPSIN	
Bedeutung	Marker für Proteinverlust und eine gestörte Darmpermeabilität.
Indikation	• v. a. Magen-Darm-Erkrankungen mit Proteinverlust, z. B. Leaky Gut, chronisch-entzündliche Darmerkrankungen • erhöhte Darmpermeabilität
Bewertung	Erhöht bei chronischen Darmentzündungen, Leaky Gut, Proteinverlustsyndromen.
Referenzwerte	< 0,27 mg/g Stuhl

PARAMETER ZONULIN	
Bedeutung	Marker für die Darmbarrierefunktion (Tight Junctions).
Indikation	v. a. erhöhte Darmpermeabilität, Leaky Gut, Zöliakie, chronisch-entzündliche Darmerkrankungen
Bewertung	Erhöht bei Leaky Gut, chronisch-entzündlichen Darmerkrankungen, Zöliakie, Reizdarmsyndrom, Diabetes Typ 1, nicht-alkoholischer Fettleber.

Referenzwerte	• Stuhl: < 30–61 ng/ml (methodenabhängig) • Serum: Referenzwerte variieren stark und sind auch weniger spezifisch.

PARAMETER IMMUNOLOGISCHER STUHLTEST (iFOBT)	
Bedeutung	Testverfahren zum Nachweis von okkultem Blut im Stuhl.
Indikation	• v. a. Darmblutungen • Screening auf kolorektales Karzinom (Tumor des Darms)
Bewertung	Erhöht bei Blutungen im Rahmen chronisch-entzündlicher Darmerkrankungen oder Geschwüren, Polypen, kolorektalem Karzinom.
Referenzwerte	Referenzbereich nicht nachweisbar.

PARAMETER INTESTINAL FATTY-ACID BINDING PROTEIN (I-FABP)	
Bedeutung	Protein aus bestimmten Zellen (Enterozyten) des Dünndarms, welches bei Schädigung der Darmschleimhaut in die Blutbahn freigesetzt wird. Dieses Protein ist ein Marker für die akute Schädigung der Darmschleimhaut.
Indikation	• v. a. akute Darmschädigung, z. B. bei ▸ Mangeldurchblutung des Gewebes (Ischämie) ▸ Sauerstoffmangel im Gewebe (Hypoxie) ▸ Toxinen, z. B. bakteriellen Toxinen ▸ Blutvergiftung (Sepsis) ▸ Verletzungen (Trauma) • Verdacht auf Zöliakie, chronisch-entzündliche Darmerkrankungen • Ergänzende Abklärung bei Leaky Gut
Bewertung	Erhöht bei akuter Schädigung der Enterozyten (z. B. durch Ischämie, bakterielle Toxine, Zytostatika), Blutvergiftung (Sepsis), chronisch-entzündlichen Darmerkrankungen, Zöliakie, Nahrungsmittelintoleranzen.
Referenzwerte	Serum: meist < 1800 pg/ml (methodenabhängig)

PARAMETER LIPOPOLYSACCHARIDE (LPS)	
Bedeutung	Bestandteil der äußeren Zellmembran gramnegativer Bakterien. LPS gelangen bei Darmbarrierestörungen oder systemischen Infektionen ins Blut, wo sie eine starke Entzündungsreaktion auslösen können (Endotoxinämie).
Indikation	• v. a. Leaky Gut, chronisch-entzündliche Darmerkrankungen • Infektionen, Blutvergiftung (Sepsis)
Bewertung	Erhöht bei gestörter Darmbarriere, systemischen Infektionen, Sepsis, chronisch-entzündlichen Darmerkrankungen, chronischen Erkrankungen mit stillen Entzündungen (z. B. Adipositas, Diabetes, nicht-alkoholische Fettleber).
Referenzwerte	Blut: < 0,1–0,5 EU/ml (Endotoxin Units, methodenabhängig)

PARAMETER SEKRETORISCHES IMMUNGLOBULIN A (sIgA)	
Bedeutung	Zentraler Bestandteil der Immunabwehr des Darms und Marker für die Aktivität des Darm-assoziierten Immunsystems (gut-associated lymphatic tissue = GALT).
Indikation	• v. a. Störungen der Darmimmunität, z. B. bei chronisch-entzündlichen Darmerkrankungen, Zöliakie, Leaky Gut • v. a. Dysbiose (Störung der Darmflora), Infektionen, stressbedingte Schwächung des Immunsystems (Immunsuppression)
Bewertung	Erhöht z. B. bei akuter Immunaktivierung (Infektionen, Dysbiose), chronisch-entzündlichen Darmerkrankungen, Stress. Erniedrigt z. B. bei Immunsuppression (bei chronischem Stress, langfristigen Infektionen), gestörter mukosaler Immunantwort (z. B. bei chronischen Erkrankungen oder Langzeitschäden der Darmschleimhaut).
Referenzwerte	Stuhl: 400–800 µg/g (methodenabhängig) Die Werte können stark schwanken, da sie unter anderem von der Ernährung, Stress und Medikamenten beeinflusst sind.

KAPITEL 4

ZUCKER- & FETTSTOFF-WECHSEL

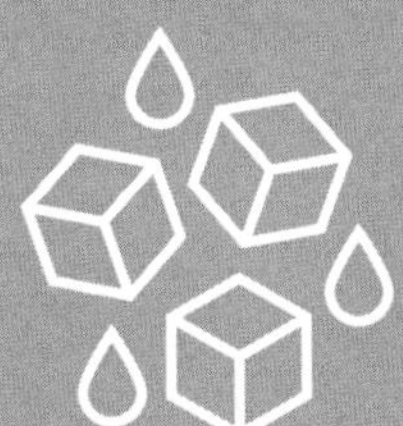

Ein gesunder Zucker- und Fettstoffwechsel ist essenziell für Energie, Stoffwechselbalance und Herzgesundheit. Dieses Kapitel zeigt dir, welche Laborwerte wichtig sind und was sie über dein Risiko für Diabetes oder Herz-Kreislauf-Erkrankungen verraten. Dabei sehen wir uns an, was den Nüchternblutzucker vom Langzeitblutzucker (HbA1c) unterscheidet. Wir lernen auch, was Cholesterin und Triglyzeride sind, und welche Maßnahmen helfen, wenn diese Werte erhöht sind.

Blutzucker-werte

Zucker, in Form von Glukose, ist ein wichtiger Energieträger für unseren Körper, besonders für unser Gehirn, unsere Muskeln und andere Organe. Damit wir möglichst lange gesund und fit bleiben, ist eine stabile Blutzuckerregulation entscheidend. Gerät diese aus dem Gleichgewicht, kann das auf lange Sicht schwerwiegende Folgen haben, denn ein gestörter Blutzuckerstoffwechsel kann zur Entstehung unterschiedlicher Krankheiten beitragen.

Langfristig erhöhte Blutzuckerwerte werden mit Herz-Kreislauf-Erkrankungen und verschiedenen Stoffwechselstörungen in Verbindung gebracht. Zu diesen zählen Diabetes, Insulinresistenz (s. S. 118) und das metabolische Syndrom. Die Ursache ist, dass erhöhte Blutzuckerwerte auf Dauer unter anderem zu chronischen Entzündungen, oxidativem Stress und einer Schädigung der Blutgefäße beitragen können. Ein dauerhaft hoher Blutzuckerspiegel kann zudem die Endothelzellen – also die Zellen, die die Innenwände unserer Blutgefäße auskleiden – in den Arterien schädigen, was zu einer Verdickung und Versteifung der Gefäßwände (Arteriosklerose) führt. Das wiederum begünstigt die Ablagerung von Plaques, die das Risiko für Herzinfarkte, Schlaganfälle und Bluthochdruck erhöhen. Zudem beeinflusst eine gestörte Insulinfunktion die Fettstoffwechselprozesse, was die Bildung ungünstiger Lipidprofile (erhöhtes LDL-Cholesterin, erniedrigtes HDL-Cholesterin) fördert und somit das Risiko für Herz-Kreislauf-Erkrankungen steigert (s. S. 120ff.).

Um den Zuckerstoffwechsel zu beurteilen, sind verschiedene Parameter relevant. Zu den wichtigsten Werten für die Analyse des Zuckerstoffwechsels gehören die Nüchternglukose, der HbA1c-Wert (s. S. 117ff.) und das Nüchterninsulin. Ergänzend dazu lassen sich auch die Glukose im Spontanurin, im 24-Stunden-Sammelurin und das Fructosamin (s. S. 118) im Blut bestimmen.

Nüchternblutzucker

Beim Nüchternblutzucker handelt es sich um die Konzentration an Glukose, die im Blut mindestens 8 Stunden nach der letzten Nahrungsaufnahme gemessen wird. Der Nüchternblutzucker sollte dabei unter 100 mg/dl liegen. Zwei Stunden nach einer Mahlzeit sollte der Blutzucker idealerweise maximal bei 140 mg/dl sein.

Gut zu wissen

Die Messung des Nüchternblutzuckers kann durch verschiedene Faktoren beeinflusst werden. Wenn man sich zum Beispiel morgens auf dem Weg zur Blutabnahme hetzt oder andere Zustände Stress auslösen, steigt der Blutzuckerwert an. So kommt es zu erhöhten Werten bei der Messung.

Ein Nüchternblutzucker zwischen 100 und 125 mg/dl oder Blutzuckerwerte zwei Stunden nach dem Essen zwischen 140 und 200 mg/dl deuten auf eine gestörte Glukosetoleranz (Prädiabetes) hin und sind erste Warnzeichen eines erhöhten Diabetes-Risikos. Eine Nüchternglukose über 126 mg/dl und Blutzucker-Werte über 200 mg/dl zwei Stunden nach dem Essen geben bereits Hinweise auf einen diabetischen Stoffwechselzustand. Die folgende Tabelle zeigt, was bei leicht erhöhten Werten des Nüchternblutzuckers helfen kann, um dem Risiko für Diabetes und für andere Probleme vorzubeugen.

ÜBERSICHT NÜCHTERNBLUTZUCKER	
Indikationen zur Bestimmung, u. a.	• v. a. Prädiabetes, Diabetes mellitus, angeborene Störungen des Kohlenhydratstoffwechsels, Unterzuckerung (Hypoglykämie) • Abklärung unklarer Symptome wie Gewichtsverlust oder Müdigkeit • Abklärung bei hohem Glukosewert im Urin (Glukosurie)
Referenzwerte	• Normale Glukosetoleranz: 50–100 mg/dl (< 5,6 mmol/l) • Prädiabetes: 100–125 mg/dl (5,6–6,9 mmol/l) • Diabetes mellitus: ≥ 126 mg/dl (≥ 7,0 mmol/l)
Sinnvolle Begleitwerte, v. a. bei Auffälligkeiten	HbA1c, Insulin, C-Peptid, HOMA-Index, Blutfettwerte, Leberwerte (GPT, GOT, GGT), Elektrolyte, Schilddrüsenwerte, Harnsäure, Kreatinin, GFR.
Bewertung	**Erhöhte Werte bei z. B.** • Insulinresistenz, Prädiabetes, Diabetes • metabolischem Syndrom • erhöhtem Cortisolspiegel (Cushing-Syndrom) • akutem Stress • Schilddrüsenüberfunktion • Pankreas-Erkrankungen • Hepatitis C • Schwangerschaftsdiabetes • Phäochromozytom • Einnahme bestimmter Medikamente, z. B. Glukokortikoide, Betablocker, Thiaziddiuretika

	Erniedrigte Werte bei z. B. • erhöhtem Insulinspiegel, Insulinom • reaktiver Hypoglykämie, v. a. nach Mahlzeiten • Lebererkrankungen, z. B. Leberzirrhose, Hepatitis • Alkoholmissbrauch • Schilddrüsenunterfunktion • schweren Infektionen • Insuffizienz der Nebennierenrinde oder Hirnanhangsdrüse • angeborenen Stoffwechselstörungen • Mangelernährung • längerer körperlicher Anstrengung • Einnahme bestimmter Medikamente, z. B. Insulin, Antidiabetika
Hinweise	• Sind die Werte grenzwertig oder über 125 mg/dl, hilft eine neue Messung und ergänzend der HbA1c (s. S. 117). • Blutabnahme nüchtern mind. 8–12 h nach letzter Mahlzeit. • Die Referenzwerte der Messung im Vollblut sind niedriger als die der Messung im Plasma (< 90 mg/dl).
Maßnahmen bei erhöhten Werten	• Ernährung umstellen: Zucker und Weißmehlprodukte stark reduzieren. Ballaststoffreiche Kost und komplexe Kohlenhydrate bevorzugen. Proteine und gesunde Fette kombinieren, um Blutzuckerspitzen zu vermeiden. • Regelmäßige Mahlzeiten (oder auch Intervallfasten) helfen, die Insulinsensitivität zu verbessern. • Süße Getränke und Alkohol sollten gemieden werden. • Bewegung in den Alltag integrieren: Täglich 30–60 Minuten Bewegung, z. B. Spazierengehen, Radfahren, Tanzen. • Ein Krafttraining 2–3 x pro Woche verbessert die Aufnahme von Glukose in die Muskulatur. • Nach dem Essen senkt Bewegung, z. B. ein Spaziergang von 10–15 Minuten, den Blutzucker deutlich. • Ebenfalls hilfreich ist die Stressreduktion durch Entspannungstechniken wie Atemübungen, Meditation und Yoga. • Schlaf optimieren: Regelmäßiger Schlaf von 7–9 Stunden pro Nacht ist hier besonders wichtig. • Auf mögliche Nährstoffmängel testen und diese bei Bedarf ergänzen, z. B. Magnesium, Chrom, Zink, Vitamin D, Omega-3-Fettsäuren, B-Vitamine (s. S. 176ff.).

Langzeitblutzucker (HbA1c)

Der HbA1c-Wert, auch als Langzeitblutzucker-Wert bekannt, erlaubt Rückschlüsse auf den durchschnittlichen Blutzuckerspiegel der letzten zwei bis drei Monate. Er spielt eine wichtige Rolle in der Diagnose und bei der Therapieüberwachung von Diabetes. Er erlaubt aber auch Aussagen über das individuelle Diabetes-Risiko.

> **Der HbA1c zeigt den durchschnittlichen Blutzuckerspiegel der letzten 2–3 Monate an.**

HbA1c steht für Hämoglobin A1c, an das Glukose irreversibel gebunden (glykiert) ist. Wenn sich Glukose im Blut befindet, kann sie sich an die Hämoglobinmoleküle heften – wie eine Art Zuckermantel. Dieser Prozess, das »Glykieren«, läuft ständig ab und nimmt bei höherem Blutzucker zu. Je höher also der Blutzuckerspiegel ist und je länger er erhöht bleibt, desto mehr Hämoglobinmoleküle werden mit Zucker beladen.

Entstehung des HbA1c-Wertes

Der HbA1c-Wert ist also das Ergebnis einer chemischen Reaktion, bei der sich Glukose an das Hämoglobin heftet. Was ist das Besondere daran? Diese Bindung ist unumkehrbar und bleibt bestehen, bis das rote Blutkörperchen, das ca. 100–120 Tage lebt, abgebaut wird. Deshalb zeigt der HbA1c-Wert an, wie hoch der Blutzucker in den letzten Wochen war.

Je höher der HbA1c-Wert, desto häufiger war der Blutzucker in dieser Zeitspanne erhöht, was auf Probleme mit der Blutzuckerkontrolle hinweisen kann. Besonders bei Menschen mit Diabetes ist

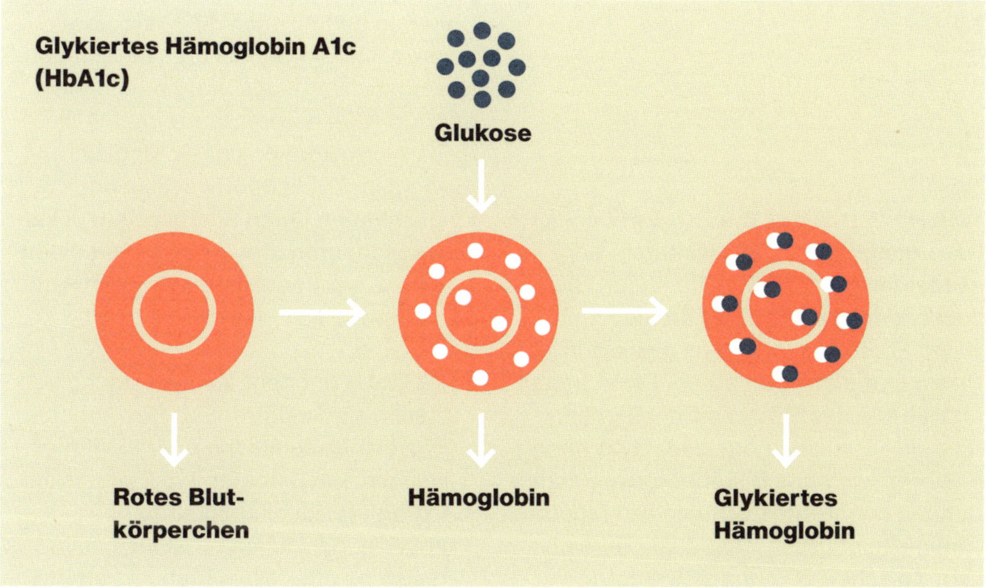

das wichtig, weil ein oft erhöhter Blutzuckerspiegel langfristig den Blutgefäßen und Organen schadet.

Warum ist der HbA1c-Wert wichtig?
Der HbA1c gleicht einem Blutzucker-»Langzeit-Kontoauszug« – er gibt dir eine verlässliche Übersicht, ob dein Blutzucker in Balance ist oder ob es Verbesserungsbedarf gibt. Gerade bei der Diabetesbehandlung wird der HbA1c verwendet, um den Erfolg der Therapie zu beobachten. Wenn er dauerhaft hoch bleibt, kann das auf eine schlechte Blutzuckerkontrolle hinweisen und das Risiko für Herz-Kreislauf-Erkrankungen, Schädigungen der Nieren und Nerven sowie Augenprobleme erhöhen.

Achtung

Der HbA1c kann zu niedrig sein, wenn eine Anämie oder andere Hämoglobin-Varianten vorliegen, oder nach einer Bluttransfusion.

Weitere Werte des Zuckerstoffwechsels
Das Fructosamin ist ein weiterer Langzeitparameter. Dieser spiegelt den Blutzucker der letzten ein bis drei Wochen wider. Fructosamin wird an glykierten Plasmaproteinen gemessen. Diese geben, ähnlich wie der HbA1c, Informationen über den Zuckerverlauf. Jedoch können Faktoren wie hohe Bilirubinwerte, Entzündungen oder Proteinverluste das Fructosamin beeinflussen. Der ideale Bereich liegt zwischen 205 und 285 µmol/l.

Vielleicht hast du auch schon von Insulinresistenz gehört. Diese wird oft als »Vorstufe« oder Ursache von Diabetes betrachtet. Hier reagieren die Zellen nicht mehr ausreichend auf das Insulin, was die Bauchspeicheldrüse dazu zwingt, mehr Insulin zu produzieren. Auf lange Sicht steigt damit das Risiko für Diabetes.

Mit dem HOMA-Index (Homeostasis Model Assessment) lässt sich eine Insulinresistenz erkennen. Liegt der Wert unter 2, besteht in der Regel keine Insulinresistenz. Bei Werten zwischen 2 und 2,5 ist eine Resistenz möglich; ab 2,5 bis 5 ist sie wahrscheinlich. Werte über 5 deuten bereits auf einen bestehenden Diabetes hin (s. S. 173ff.).

Weitere Parameter, die etwas über den Zuckerstoffwechsel verraten, sind das C-Peptid, das Proinsulin, das Sättigungshormon Leptin und das Adiponektin. Daneben gibt es noch die Mikroalbuminurie und die Glukosurie, die sich durch je erhöhte Werte des Proteins Albumin oder der Glukose im Urin zeigen. Alle diese Werte können auf ein Ungleichgewicht im Zuckerstoffwechsel oder auf Folgeschäden durch erhöhte Blutzuckerwerte hindeuten. Bei Verdacht auf einen Diabetes Typ 1 bestimmt man noch Antikörper sowie Ketonkörper im Urin:

- **C-Peptid** entsteht bei der Bildung von Insulin als Spaltprodukt. Bei Diabetes Typ 1 ist es zu niedrig oder nicht nachweisbar, bei Diabetes Typ 2 oft erhöht.
- **Proinsulin** ist eine Vorstufe des Insulins, die im Verlauf einer Insulinresistenz oder eines Diabetes erhöht

sein kann, während der Insulinspiegel stetig abnimmt.

- **Leptine** sind Sättigungshormone, die die Insulinresistenz beeinflussen. Bei hohen Leptin- sowie Triglyzerid-Werten, niedrigem HDL (s. S. 124ff.), erhöhten Entzündungswerten und Übergewicht kann eine sogenannte Leptin-Resistenz bestehen, welche eine Insulinresistenz begünstigt.
- **Adiponektin** ist ein Hormon, das in Fettzellen gebildet wird. Es erhöht die Insulinsensitivität von Fettgewebe, Leber und Muskeln. Bei einer Insulinresistenz fällt der Adiponektin-Wert bereits im frühen Stadium ab.

ÜBERSICHT LANGZEITBLUTZUCKER (HBA1C)	
Indikationen zur Bestimmung, u. a.	• v. a. Prädiabetes oder Diabetes • Therapieüberwachung eines Diabetes • Risikoeinschätzung von Komplikationen bei Diabetes
Referenzwerte	• Gesunde: < 5,7 % (< 39 mmol/mol) • Prädiabetes: 5,7–6,4 % (39–47 mmol/mol) • Diabetes mellitus: ≥ 6,5 % (≥ 48 mmol/mol) • Zielwerte bei Diabetikern ▸ Typ 1 Diabetes: < 7,5 % (< 58,5 mmol/mol Hb) ▸ Typ 2 Diabetes: 6,5 %–7,5 % (47,5–58,5 mmol/mol Hb)
Sinnvolle Begleitwerte, v. a. bei Auffälligkeiten	Blutfettwerte (v. a. Triglyzeride, LDL, HDL), Bilirubin, Nüchternglukose, Insulin, C-Peptid, HOMA-Index, kleines Blutbild, CRP, Leberwerte, Schilddrüsenwerte, Kreatinin, GFR.
Bewertung	**Erhöhte Werte bei z. B.** • Prädiabetes • Diabetes
	Falsch-hohe Werte bei z. B. • Eisenmangel, Mangel an Vitamin B9 oder Vitamin B12 • Niereninsuffizienz • Veränderungen des Hämoglobins (Hämoglobinopathien), z. B. HbS bei Sichelzellanämie • Schwangerschaft • Einnahme bestimmter Medikamente, z. B. Aspirin in hohen Dosen

	Falsch-niedrige Werte bei z. B. • vorzeitigem Abbau von Erythrozyten, z. B. bei Hämolyse, Blutungen • verkürzter Lebenszeit der Erythrozyten, z. B. bei hämolytischer Anämie • Überfunktion der Milz (Hypersplenismus)
Hinweise	• Hohe Blutfett- und Bilirubinwerte als auch Alkoholismus können die Messung des Wertes störend beeinflussen. • Die Probe sollte zügig analysiert werden, denn bei hohem Blutzucker kann es sonst zu falsch-hohen Werten kommen. • Der Zielwert zur Diabetesprävention liegt bei einem HbA1c-Wert um 5 %. • Der HbA1c ist nicht geeignet zur Diagnostik von Schwangerschaftsdiabetes. Hier sollte der orale Glukosetoleranz-Test (oGTT) verwendet werden.
Einfluss von Nährstoffen, Maßnahmen, etc.	• Die Nährstoffe Chrom, Molybdän, Berberin und Myo-Inositol zeigen positive Effekte auf die Blutzuckerregulation. • Um den HbA1c-Wert positiv zu beeinflussen, eignen sich besonders eine Ernährungsanpassung sowie Krafttraining, gutes Stressmanagement und genügend Schlaf. Hilfreiche Maßnahmen hierzu findest du auf S. 116.

Blutfettwerte

Fette sind nicht nur wichtige Energieträger in unserem Körper, sondern sie sind unter anderem auch Bestandteile von Zellmembranen sowie Hormonen. Zudem sind sie wichtig für die Signalübertragung der Nerven und erfüllen eine Schutz- und Wärmefunktion im Körper. Ein krankhafter Fettstoffwechsel kann sich in Herz-Kreislauf-Erkrankungen oder auch in einem Diabetes äußern.

Im Blut lassen sich verschiedene Blutfette bestimmen, die dabei helfen können, den Fettstoffwechsel besser einzuschätzen. Zu den Blutfettwerten, die häufig untersucht werden, zählen die Triglyzeride, das Gesamtcholesterin, das LDL-Cholesterin und das HDL-Cholesterin (s. S. 121ff.). Es gibt aber noch weitere Marker, die seltener Aufmerksamkeit erhalten, jedoch durchaus wichtige Informationen liefern können. Einige davon sind das Apolipoprotein B-100, das Lipoprotein (a) und die Omega-3-Fettsäuren (s. S. 131ff.).

Gesamtcholesterin

Cholesterin ist ein wesentlicher Bestandteil von Zellmembranen. Zudem ist es nötig für die Produktion von Steroidhormonen, Gallensäuren und Vitamin D. Etwa 75–80 % unseres Cholesterins stellt der Körper selbst her, den Großteil davon in der Leber. Die restlichen 20–25 % nehmen wir über die Nahrung auf. Wenn die Aufnahme über die Nahrung zunimmt, verringert unser Körper die eigene Produktion. Überschüssiges Cholesterin kann der Körper in Gallensäuren umwandeln und über den Stuhl ausscheiden. Diese Ausgleichsprozesse haben aber auch Grenzen, sodass es bei einem ungesunden Lebensstil, unguter Ernährung, genetischen Veranlagungen oder hormonellen Ungleichgewichten zu erhöhten Cholesterinkonzentrationen im Blut kommen kann. Diese steigern wiederum das Risiko für gesundheitliche Probleme wie Gefäßverkalkungen und Herz-Kreislauf-Erkrankungen.

Die Bestimmung des Gesamtcholesterins alleine kann jedoch irreführend sein, da sich dieses unter anderem aus LDL-, HDL- und VLDL-Cholesterin zusammensetzt. So kann es zum Beispiel sein, dass durch hohe HDL-Cholesterinkonzentrationen der Gesamtcholesterinwert ansteigt, während der LDL-Wert normal bleibt. Dies ist bei Frauen häufig der Fall.

Cholesterin muss im Körper mithilfe spezieller Transportmoleküle befördert werden, da es im Blut nicht löslich ist. Zu diesen Transportmolekülen gehören die Lipoproteine, die man in verschiedene Klassen einteilt: Chylomikronen, VLDL, IDL, LDL, HDL und Lp(a). Diese Lipoproteine können uns ebenfalls viel über den Fettstoffwechsel verraten und sollten daher bei der labordiagnostischen Betrachtung mit einbezogen werden.

Es ist sehr wichtig, dass bei erhöhten Cholesterin- und Triglyzeridwerten immer auch an die Leber gedacht wird. Zusätzlich ist in diesem Fall auch eine Untersuchung auf Entzündungen in den Gefäßen hilfreich. Wenn Gewebe geschädigt wird, steigert der Körper die Bildung von Cholesterin. Das ist quasi unser Reparaturprogramm. Erhöhte Cholesterinwerte sind zunächst ein Zeichen unseres Körpers, dass es Baustellen bei uns gibt. Die Ursache von gesundheitlichen Problemen liegt daher nicht nur im Cholesterin selbst. Zum Beispiel besteht der Grund für eine Verkalkung der Arterien unter anderem in Entzündungen der Gefäßwände. Diese versucht der Körper, mithilfe von

Gut zu wissen

Zur Abschätzung des Risikos für Herz-Kreislauf-Erkrankungen reicht der Gesamtcholesterin-Wert alleine nicht aus. Wichtig für eine genaue Einschätzung sind LDL- und HDL-Cholesterin, Triglyzeride und bei Bedarf Quotienten wie z. B. LDL/HDL (s. S. 124). Zudem sollten unbedingt auch Faktoren wie Alter, Geschlecht, Begleiterkrankungen und Aktivitätslevel mit berücksichtigt werden.

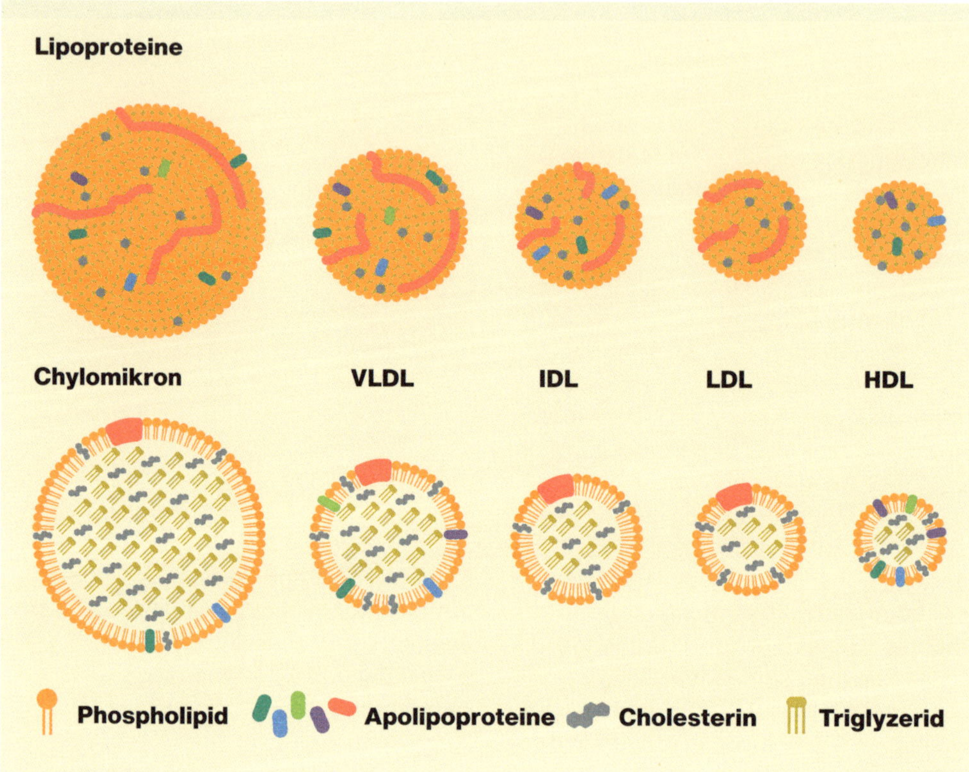

Cholesterin zu reparieren. Doch welche Rolle spielt nun die Leber? Diese ist für die Bildung von Cholesterin und seine Umwandlung in Gallensäure sowie für die Ausscheidung zuständig. Ist die Leber überlastet oder geschädigt, kann es zu einem unausgeglichenen Fettstoffwechsel kommen – mit erhöhtem LDL, niedrigem HDL und hohen Triglyzeriden.

LDL-Cholesterin

Die LDL-Partikel (Low-Density Lipoproteine) entstehen aus VLDL (mit IDL als Zwischenprodukt). Sie bestehen zu etwa 50 % aus Cholesterin, und

Gut zu wissen

Erhöhte LDL-Werte sind in der Regel symptomlos. Langfristig kann es aber zu Folgeerkrankungen kommen. Gelbliche Fettablagerungen an den Augenlidern oder Fettknötchen in der Haut können auf erhöhte LDL-Werte hindeuten. Und je höher der LDL-Wert ist, desto höher ist das damit verbundene Risiko für Arteriosklerose.

sonst aus Proteinen, vor allem aus Apolipoprotein B-100, Phospholipiden und Triglyzeriden. LDL-Partikel transportieren Cholesterin von der Leber zu den verschiedenen Geweben. Dort binden sie an LDL-Rezeptoren und werden in die Zellen aufgenommen.

Im Volksmund wird das LDL oft auch als das »schlechte Cholesterin« bezeichnet, da erhöhte LDL-Cholesterinkonzentrationen im Blut das Risiko für Herz-Kreislauf-Erkrankungen steigern. Zu viel LDL-Cholesterin kann dazu führen, dass sich sogenannte atherosklerotische Plaques bilden, welche die Gefäße verengen können. Umgangssprachlich spricht man hier von Gefäßverkalkung. Aber dennoch ist es an dieser Stelle wichtig zu erwähnen, dass LDL nicht nur schlecht ist, sondern auch wichtige Funktionen im Körper erfüllt, wie zum Beispiel die Hormon- und Immunfunktion.

LDL ist auch nicht gleich LDL. Es lässt sich nämlich noch in verschiedene Subfraktionen einteilen, die hinsichtlich ihrer Größe, Dichte und ihres Risikos für Herz-Kreislauf-Erkrankungen (besonders für Arteriosklerose) verschieden sind. So sind kleine, dichte LDL-Partikel (sdLDL) anfälliger gegenüber oxidativem Stress. Dieser kann die Oberfläche der Lipoproteine so verändern, dass sie nicht mehr so gut über die LDL-Rezeptoren in die Zellen aufgenommen werden und so länger im Blut verbleiben. Daher sind kleine, dichte LDL-Partikel mit einem höheren Arteriosklerose-Risiko verbunden als große, weniger dichte LDL-Partikel (lbLDL). Unter anderem bei Patienten mit Diabetes Typ 2, metabolischem Syndrom und Adipositas können erhöhte sdLDL-Werte bei gleichzeitig niedrigen HDL-Werten gemessen werden. Die Präsenz kleiner, dichter LDL-Partikel deutet auf ein erhöhtes Risiko für Herz-Kreislauf-Erkrankungen hin. Studien zeigen, dass bei Personen mit übewiegend sdLDL-Partikeln das Risiko für Erkrankungen der Herzkranzgefäße bis zu siebenfach erhöht ist, unabhängig von den LDL-Cholesterinwerten. Zudem wurden bei 40–50 % der Patienten mit koronarer Herzkrankheit vermehrt kleine, dichte LDL-Partikel gefunden, ohne dass das LDL-Cholesterin auffällig erhöht war.

> **Untersuchungen zeigen, dass die Art und Anzahl der LDL-Partikel im Blut entscheidender ist als das LDL-Cholesterin hinsichtlich des Risikos für Herz-Kreislauf-Erkrankungen.**

Die meisten Labore in Deutschland bestimmen das LDL-Cholesterin und bieten die Bestimmung der LDL-Partikel sowie der Subfraktion selten bis gar nicht an (nur Speziallabore). Es gibt jedoch eine Möglichkeit, die Menge an LDL-Partikeln abzuschätzen: mithilfe der Messung des Apolipoproteins B, kurz ApoB (s. S. 131f.).

Oxidiertes LDL (oxLDL) ist eine veränderte Form des LDL, die im Rahmen von oxidativem Stress entsteht. Das oxLDL kann Entzündungen und sogar die Bildung von atherosklerotischen Plaques fördern. Vor allem chronische Entzündungen, Stress, erhöhte Blutzuckerwerte, Rauchen und Umweltgifte begünstigen die Bildung von oxLDL. Studien zeigen, dass oxLDL-Spiegel bei Patienten mit koronarer Herzkrankheit deutlich erhöht sind. Im Routinelabor ist oxLDL noch kein etablierter Marker; er kann aber zur weiteren Einschätzung des Herz-Kreislauf-Risikos und des oxidativen Stresses bestimmt werden.

HDL-Cholesterin

Die HDL-Partikel (High Density Lipoproteine) bestehen zu etwa 50 % aus Proteinen. Den Rest bilden Cholesterin (ca. 20 %), Phospholipide (ca. 30 %) und Triglyzeride (< 5 %). Die Aufgabe dieser Partikel besteht darin, Cholesterin unter anderem aus dem Gewebe und den Gefäßwänden aufzunehmen und zurück zur Leber zu transportieren. Dort wird das Cholesterin entweder wiederverwendet oder über die Galle ausgeschieden. Dieser Mechanismus wird als »Reverse Cholesterol Transport« (Rücktransport von Cholesterin) bezeichnet und spielt eine wichtige Rolle beim Schutz vor Arteriosklerose. Zudem verfügt HDL auch über antioxidative und entzündungshemmende Eigenschaften.

Neuere Forschungen zeigen, dass die alleinige Erhöhung des HDL-Cholesterinspiegels nicht unbedingt mit einem niedrigeren Herz-Kreislauf-Risiko verbunden ist. Ab Werten von ca. 60 mg/dl konnte keine weitere signifikante Verbesserung des Risikos bestätigt werden. Auch die medikamentöse Erhöhung von HDL zeigt keinen sicheren Nutzen, was darauf hindeutet, dass nicht die Höhe, sondern die Funktion von HDL (Cholesterin-Efflux-Kapazität) entscheidend ist. Eine hohe Cholesterin-Efflux-Kapazität wird als

Gut zu wissen

Je niedriger der HDL-Wert ist, desto höher ist das damit verbundene Risiko für Arteriosklerose. Umgekehrt kann ein hoher HDL-Wert die negativen Effekte eines hohen LDL-Werts teilweise ausgleichen; allerdings nur, wenn die Funktion von HDL intakt ist.

wesentliches Schutzelement betrachtet, unabhängig vom HDL-Cholesterinwert selbst. Zudem gibt es verschiedene HDL-Subtypen, die sich in ihrer Schutzwirkung unterscheiden.

Zu hohe HDL-Werte (> 80 mg/dl) hingegen wurden in einigen Untersuchungen mit einer erhöhten Sterblichkeit in Verbindung gebracht.

Aus den gemessenen Werten für LDL und HDL lässt sich wieder ein hilfreicher Quotient bilden, der **LDL/HDL-Quotient.** Er dient der Abschätzung des Herz-Kreislauf-Risikos. Je höher der Quotient, desto höher das entsprechende Risiko. Zur Berechnung des LDL/HDL-Quotienten teilt man den LDL-Wert durch den HDL-Wert. Bei gesunden Menschen ohne weitere Risikofaktoren sollte der Wert unter 4 liegen. Menschen mit erhöhtem Risiko für Arteriosklerose (z. B. bei metabolischem Syndrom) sollten einen Wert unter 3 aufweisen. Bei bestehender Arteriosklerose oder Diabetes sind Werte unter 2 anzustreben. Neuere Untersuchungen deuten darauf hin, dass der

ApoB/ApoA1-Quotient (s. S. 131f.) noch präziser zur Risikoabschätzung ist; dieser wird aber nicht routinemäßig bestimmt.

Non-HDL-Cholesterin

Wie der Name schon verrät, handelt es sich beim Non-HDL-Cholesterin um die Differenz aus Gesamtcholesterin und HDL-Cholesterin. Bei diesem Wert werden also neben dem LDL auch das VLDL, IDL, Chylomikronen-Remnants und Lipoprotein (a) (s. S. 132) erfasst.

Neuere Untersuchungen zeigen, dass Non-HDL-Cholesterin ein besserer Risikomarker als LDL-Cholesterin allein ist. Vor allem bei Patienten mit hohen Triglyzerid-Werten (> 200 mg/dL), metabolischem Syndrom oder Diabetes Typ 2 scheint Non-HDL-Cholesterin zuverlässiger als LDL-Cholesterin zu sein. Da das Non-HDL-Cholesterin die Elemente des Cholesterins umfasst, die sich problematisch auf das Arteriosklerose-Risiko auswirken, wird es zunehmend in der lipidsenkenden Therapie betrachtet.

Das Non-HDL-Cholesterin ist besonders hilfreich bei Patienten mit Hypertriglyzeridämie, weil die Berechnung von LDL-Cholesterin mit der hierzu verwendeten Friedewald-Formel bei Triglyzeriden über 400 mg/dl unzuverlässig ist.

Was kann man selbst tun?

Bei erhöhten Cholesterinwerten ist der Blick auf Ernährung, Bewegung und den Lebensstil entscheidend. Besonders wichtig ist es, gesättigte Fettsäuren und industriell verarbeitete Lebensmittel zu reduzieren und vermehrt gesunde, ungesättigte Fettsäuren aus z. B. Olivenöl, Nüssen, Avocados und fettreichem Fisch in den Speiseplan einzubauen. Ein hoher Anteil an Ballaststoffen, vor allem aus Gemüse, Hülsenfrüchten und Hafer, kann den LDL-Spiegel zusätzlich senken. Auch Zucker und Weißmehlprodukte sollten stark eingeschränkt werden, da sie indirekt die Fettstoffwechselstörung fördern. Regelmäßige Bewegung, am besten eine Kombination aus Kraft- und Ausdauertraining, hilft, den LDL-Wert zu senken und das HDL-Cholesterin zu erhöhen. Wichtig ist außerdem die Normalisierung des Körpergewichts, denn Übergewicht – insbesondere Bauchfett – verschlechtert das Lipidprofil deutlich.

Positiv für den Cholesterinspiegel sind auch Omega-3-Fettsäuren (s. S. 133), Polyphenole aus pflanzlichen Lebensmitteln sowie gegebenenfalls pflanzliche Sterole oder Extrakte wie Roter Mais (Monacolin K) und Artischocke. Auch Stressabbau, Rauchstopp und genügend Schlaf spielen eine wichtige Rolle, da sie Entzündungsprozesse verringern und den Fettstoffwechsel stabilisieren. Letztlich sollte immer auch die Leberfunktion beachtet werden, da eine eingeschränkte Leberleistung die Cholesterinverarbeitung beeinträchtigen kann (s. S. 121f.).

Achtung

Blutfettwerte sind stark alters- und geschlechtsabhängig. Die Werte hier dienen nur als Anhaltspunkt..

ÜBERSICHT BLUTFETTWERTE (GESAMTCHOLESTERIN, LDL, HDL)	
Indikationen zur Bestimmung, u. a.	• Routinediagnostik im Rahmen von Check-ups • Verdacht auf (familiäre) Fettstoffwechselstörung • Risikoeinschätzung für Herz-Kreislauf-Erkrankungen • Metabolisches Syndrom • Diabetes
Referenzwerte	**Gesamtcholesterin** • < 200 mg/dl (< 5,2 mmol/l) • Erhöhtes Risiko: ≥ 240 mg/dl (≥ 6,2 mmol/l) **LDL-Cholesterin** • Erwachsene: < 160 mg/dl, optimal < 100 mg/dl • Referenzwerte bei Herz-Kreislauf-Risiko: ▸ niedriges Risiko: < 116 mg/dl ▸ moderates Risiko: < 100 mg/dl ▸ hohes Risiko: < 70 mg/dl ▸ sehr hohes Risiko: < 55 mg/dl **HDL-Cholesterin** • Männer: 35–55 mg/dl, optimal um 55–60 mg/dl • Frauen: 45–65 mg/dl, optimal um 55–60 mg/dl **Non-HDL-Cholesterin, abhängig vom Herz-Kreislauf-Risiko** • moderates Risiko: < 130 mg/dl • hohes Risiko: < 100 mg/dl • sehr hohes Risiko: < 85 mg/dl **Triglyzeride** • < 150 mg/dl
Sinnvolle Begleitwerte, v. a. bei Auffälligkeiten	Triglyzeride, Lp(a), ApoB, Nüchternglukose, HbA1c, Leberwerte (GOT, GPT, GGT, Bilirubin), Harnsäure, TSH, CRP, Kreatinin, GFR, Chrom, Mangan, Homocystein, Vitamin B1, Vitamin B9, Vitamin B12.
Bewertung Gesamt-cholesterin und LDL	**Erhöhte Werte bei z. B.** • familiärer Hypercholesterinämie (Cholesterinüberschuss) • Adipositas • Diabetes • Schilddrüsenunterfunktion • Lebererkrankungen, z. B. Fettleber • Nierenerkrankungen, z. B. chronischer Niereninsuffizienz

	• Östrogendominanz • einseitiger Ernährung (cholesterinreich, zuckerreich) • Rauchen • Gicht • Stress • Nebennierenschwäche, Nebenniereninsuffizienz • Einnahme bestimmter Medikamente, z. B. Verhütung (Pille), Betablocker, Glukokortikoide, Diuretika
	Erniedrigte Werte bei z. B. • Mangelernährung • Schilddrüsenüberfunktion • schweren Lebererkrankungen, z. B. Leberzirrhose • chronisch-entzündlichen Darmerkrankungen • schweren oder chronischen Infektionen • Tumorerkrankungen
Bewertung HDL	• **Erniedrigte Werte bei z. B.** • LCAT-Mangel (Störung des Lipoprotein-Stoffwechsels) • Tangier-Krankheit • Einnahme von Gestagenen • Adipositas, metabolischem Syndrom • Insulinresistenz, Diabetes Typ 2 • Rauchen • Bewegungsmangel • chronischen Entzündungen, z. B. rheumatoider Arthritis • chronischer Niereninsuffizienz • schweren Lebererkrankungen, z. B. Leberzirrhose • Hypertriglyzeridämie (Störung mit hohen Triglyzeridwerten) • sehr hohem Alkoholkonsum
Hinweise	• Die Blutabnahme sollte nüchtern ab 12 h nach dem letzten Essen erfolgen. Der LDL-Wert wird dadurch stärker beeinflusst als der HDL-Wert und Gesamtcholesterin. • Sprich mit dem Arzt ab, ob bestimmte Medikamente vor der Blutentnahme abgesetzt werden sollten. • Bei auffälligen Werten hilft eine Kontrolle nach 2 Wochen. • Ab einem Gesamtcholesterin über 240 mg/dl ist das Herz-Kreislauf-Risiko erhöht. Ist der Wert einmalig erhöht, sollte eine Nachkontrolle und Prüfung der Lipoproteine erfolgen.

Triglyzeride

Triglyzeride machen den größten Anteil der Fette aus, die wir mit der Nahrung aufnehmen. Für unseren Körper sind Triglyzeride wichtige Energielieferanten und Hauptbestandteil unseres Speicherfetts. Triglyzeride bestehen aus einem Glycerin-Molekül, an das drei Fettsäuren gebunden sind. Bei Energiebedarf werden diese Bindungen durch Lipasen (s. S. 104f.) aufgespalten und die freien Fettsäuren stehen der Energiegewinnung zur Verfügung.

Ähnlich wie Cholesterin müssen Triglyzeride im Blut in Lipoproteinen befördert werden. Dabei transportieren Chylomikronen und VLDL die höchste Menge an Triglyzeriden. Die Triglyzerid-Konzentration in unserem Blut wird unter anderem von der Ernährung, der Genetik, dem Körpergewicht und der körperlichen Aktivität beeinflusst.

Gut zu wissen

Erhöhte Triglyzerid-Werte müssen nicht immer auf eine fettreiche Ernährung hindeuten. Der Körper kann nämlich auch aus Alkohol und Kohlenhydraten Triglyzeride herstellen.

Triglyzerid/HDL-Quotient

Triglyzeride können uns auch mehr über unsere Insulinsensitivität verraten. Bildet man den Quotienten aus Triglyzeriden und HDL und liegt dieser unter 2, spricht das für eine gute Insulinsensitivität. Ein Wert über 3 gilt als Hinweis auf eine Insulinresistenz (s. S. 118). Doch welche Verbindung besteht nun zwischen diesen zwei Werten und dem Ansprechen unseres Gewebes auf Insulin? Sehen wir uns die Hintergründe etwas genauer an.

Insulin wirkt normalerweise hemmend auf den Fettabbau. Bei einer Insulinresistenz sprechen unsere Zellen allerdings unzureichend auf das Insulinsignal an, wodurch auch weniger Glukose in die Zellen gelangt. Um den Energiebedarf dennoch weiter decken zu können, schalten die Zellen auf eine alternative Form der Energiegewinnung um und bauen Fette ab. Das wiederum erhöht die freien Fettsäuren im Blut, was den Insulinabbau in der Leber beeinflusst. Damit steigt die Insulinkonzentration im Blut an. Das begünstigt als Folge eine weitere Verstärkung der Insulinresistenz. Die freien Fettsäuren führen in der Leber auch zu einer vermehrten Bildung von Triglyzeriden und VLDL, und es kommt zum Anstieg der Blutfettwerte.

Insulin beeinflusst auch den HDL-Stoffwechsel, indem es den Auf- und Abbau von HDL mitsteuert. Bleibt die Insulinwirkung etwa im Rahmen einer Insulinresistenz aus, nimmt die HDL-Konzentration ab. Durch diese zwei Effekte – der vermehrten Bildung von Triglyzeriden und der verringerten HDL-Konzentration infolge einer Insulinresistenz – ergibt sich also, dass ein erhöhter Triglyzerid/HDL-Quotient auf eine gestörte Insulinwirkung hindeutet. Oftmals sehen wir erhöhte Triglyzerid-Werte und niedrige HDL-Werte bei Patienten mit Diabetes Typ 2.

In der Praxis wird dieser Quotient als einfacher und kostengünstiger Marker zur Abschätzung der Insulinresistenz verwendet, da er mit dem HOMA-Index (Index zur Abschätzung der Insulinresistenz) in Verbindung steht (s. S. 118). Zudem ist ein erhöhter Triglyzerid/HDL-Quotient mit einem erhöhten Herz-Kreislauf-Risiko und einer gesteigerten Arteriosklerose-Neigung verbunden.

Was kann man selbst tun?
Bei erhöhten Triglyzeriden ist der Blick auf die Ernährung und den Lebensstil besonders wichtig. Man sollte aber auch unbedingt die Leberfunktion im Auge behalten, denn eine schwächelnde Leber kann die Triglyzeridproduktion zusätzlich ankurbeln. Auch ein hoher Konsum von Fruktose fördert die Bildung von Triglyzeriden in der Leber erheblich. Um Fruktose in der Ernährung zu reduzieren, ist es hilfreich, Getränke mit einem hohen Zuckergehalt zu meiden. Zudem ist in einigen Fertigprodukten häufig der sehr fruktosehaltige Maissirup enthalten, der sich in der Zutatenliste unter Begriffen wie »Fruktose-Glukose-Sirup« oder der englischen Bezeichnung »High Fructose Corn Sirup« verbergen kann.

Einen positiven Einfluss auf die Triglyzerid-Werte hat auch der Verzicht auf Alkohol sowie das weitgehende Vermeiden von Fertigprodukten und Fast Food, welche oft ungesunde Transfette enthalten. Außerdem hilft es, in der Ernährung einfache und raffinierte Kohlenhyrate (in Form von Zucker) zu reduzieren, und gesättigte Fettsäuren zu meiden. Besonders vorteilhaft wirkt sich auch Intervallfasten aus, das den Stoffwechsel stabilisieren und die Fettverbrennung fördern kann. Ergänzend dazu sind regelmäßiger Kraft- und Ausdauersport wichtige Hebel, um die Triglyzeridspiegel zu senken und die Insulinsensitivität zu verbessern.

Eine ballaststoffreiche Ernährung – mit viel Gemüse, Hülsenfrüchten, Nüssen und Vollkornprodukten – unterstützt die Regulation der Blutfette zusätzlich. Omega-3-Fettsäuren, etwa aus fettreichem Fisch (Lachs, Makrele, Hering) oder Algenöl, wirken nachweislich triglyzeridsenkend (s. S. 133). Auch Vitamin B3 (Niacin) kann hilfreich sein, sollte aber nur in therapeutischer Dosierung unter ärztlicher Aufsicht eingesetzt werden (s. S. 182f.).

Eine Gewichtsreduktion, insbesondere die gezielte Reduktion von viszeralem Bauchfett, spielt ebenfalls eine zentrale Rolle, da überschüssiges Bauchfett direkt die Bildung von Triglyzeriden in der Leber beeinflusst. Zusätzlich wichtig ist es, Stress zu reduzieren, da chronischer Stress den Fettstoffwechsel verschlechtern kann, sowie auf ausreichenden und regelmäßigen Schlaf zu achten. Ergänzend können pflanzliche Extrakte wie Artischockenextrakt oder Berberin unterstützend wirken, da sie die Leberfunktion verbessern und die Blutfette regulieren.

Achtung

Triglyzeridwerte sind stark abhängig von Alter und Geschlecht. Die Werte hier sind eine Orientierung.

ÜBERSICHT TRIGLYZERIDE	
Indikationen zur Bestimmung, u. a.	• Routinediagnostik im Rahmen von Check-ups • v. a. Hypertriglyzeridämie, Pankreatitis • Klassifizierung von Fettstoffwechselstörungen
Referenzwerte	• normal: < 150 mg/dl • erhöhtes Risiko: 150–200 mg/dl • hohes Risiko: 200–500 mg/dl • sehr hohes Risiko: > 500 mg/dl
Sinnvolle Begleitwerte, v. a. bei Auffälligkeiten	Gesamtcholesterin, LDL, HDL, Non-HDL-Cholesterin, Lp(a), ApoB, Leberwerte (GOT, GPT, GGT, Bilirubin), Nüchternglukose, HbA1c, TSH, Harnsäure, CPR, Kreatinin, GFR, Amylase, Lipase, Homocystein, Vitamin B3, Vitamin B9, Vitamin B12, Vitamin D.
Bewertung	**Erhöhte Werte bei z. B.** • familiärer Hypertriglyzeridämie, familiärer Hyperlipidämie, familiärem Lipoproteinlipasemangel oder Apo-CII-Mangel • angeborenen Stoffwechselerkrankungen • metabolischem Syndrom, Diabetes, Adipositas • Leberproblemen • Alkoholmissbrauch, Rauchen • akuter Entzündung der Bauchspeicheldrüse (Pankreatitis) • Fehlernährung (viele Kohlenhydrate und gesättigte Fette) • Niereninsuffizienz • erhöhten Cortisolwerten, z. B. Morbus Cushing • Schilddrüsenunterfunktion • Schwangerschaft • Einnahme bestimmter Medikamente, z. B. Verhütung (Pille)
	Erniedrigte Werte bei z. B. Schilddrüsenüberfunktion
Hinweise	• Blutabnahme sollte nüchtern (mind. 12 h nach dem Essen) erfolgen. Am besten keinen Alkohol am Vorabend trinken. • Hohe Bilirubinwerte und hohe Dosen Vitamin C können zu falsch-niedrigen Werten führen. • Falsch-hohe Werte sind z. B. bei Diabetes möglich.

Apolipoprotein B-100 (ApoB-100)

Lipoproteine wie LDL oder HDL lassen sich auch anhand der verschiedenen Apolipoproteine, die sie tragen, unterscheiden. Eines davon ist das Apolipoprotein B-100, kurz ApoB-100 oder ApoB, das Bestandteil der Lipoproteine VLDL, IDL, LDL sowie Lp(a) ist. Diese Lipoproteine haben die gemeinsame Eigenschaft, dass sie das Risiko für Arteriosklerose steigern – der Fachbegriff hierfür ist »atherogen«. Der gemessene ApoB-Wert spiegelt hauptsächlich die Anzahl der LDL-Partikel wider. Dies liegt an den folgenden Ursachen: Etwa 90 % aller ApoB-haltigen Partikel sind LDL-Partikel. VLDL und IDL sind nur kurz im Blut vorhanden, da sie entweder schnell zu LDL umgewandelt oder in die Leber aufgenommen werden. Und Lipoprotein (a) ist genetisch determiniert, wodurch sein Wert im Zeitverlauf weitgehend konstant bleibt (s. S. 132f.).

ApoB dient auch als Bindeglied für den LDL-Rezeptor. Das Apolipoprotein sorgt also dafür, dass LDL-Partikel in die Zellen aufgenommen werden können. Ohne ApoB ist dieser Prozess nicht möglich. Bei Störungen des ApoB-Stoffwechsels kann es daher zu einer erhöhten LDL-Konzentration und in Folge zu einem gesteigerten Risiko für Herz-Kreislauf-Erkrankungen kommen.

Das Besondere an diesem Parameter ist, dass er eine bessere Risikoeinschätzung als die Messung von LDL-Cholesterin oder Non-HDL-Cholesterin erlaubt, da er ein direktes Maß für die Partikelanzahl ist. Was bedeutet das genau? Jedes dieser atherogenen Lipoproteine trägt nur ein einziges ApoB-Molekül. Deshalb spiegelt die ApoB-Konzentration die Anzahl dieser Partikel wider. Daraus ergibt sich: Je höher die ApoB-Konzentration ist, desto größer ist das Risiko für Herz-Kreislauf-Erkrankungen.

Besonders bei Diabetes, metabolischem Syndrom, erhöhten Triglyzeriden oder bei einer Mehrzahl kleiner, dichter LDL-Partikel (sdLDL) ist ApoB ein besserer Marker für das Herz-Kreislauf-Risiko als LDL- oder Non-HDL-Cholesterin. Studien legen sogar nahe, dass sich ApoB besser zur Überwachung von cholesterinsenkenden Therapien eignet und sich stärker mit dem Risiko für Herz-Kreislauf-Erkrankungen in Verbindung bringen lässt als das LDL-Cholesterin.

Wir können also festhalten: Je niedriger ApoB ist, umso besser. Bestenfalls sollte der Wert unter 80 mg/dl liegen, ideal sind Messungen unter 50 mg/dl. Für erhöhte ApoB-Werte kann es verschiedene Ursachen geben. Ein Grund sind

Gut zu wissen

Aus Studien wissen wir, dass eine erhöhte Anzahl an sdLDL-Partikeln (s. S. 123) das Herz-Kreislauf-Risiko erhöht, auch wenn das LDL-Cholesterin normal ist. Hier kann die Messung von ApoB einen großen Vorteil bringen und das Risiko frühzeitig anzeigen.

genetische Erkrankungen, bei denen es zu erhöhten Cholesterinwerten (familiäre Hypercholesterinämie) oder zu hohen Triglyzeridwerten (familiäre Hypertriglyzeridämie) kommt, sowie unter anderem der familiäre ApoB-100-Defekt. Erhöhte ApoB-Werte können aber auch im Rahmen von Insulinresistenz, Diabetes Typ 2, dem metabolischen Syndrom, einem Überschuss an Cortisol (Hypercortisolismus) und chronischem Stress auftreten. Auch bei einer unausgewogenen Ernährung mit Transfetten und zu vielen gesättigten Fettsäuren kann dieser Wert erhöht sein.

Mithilfe des ApoB-Wertes und eines weiteren Apolipoproteins, dem ApoA1 (Hauptprotein von HDL), lässt sich der sehr nützliche **ApoB/ApoA1-Quotient** berechnen. Wenn der Wert des Quotienten über 0,7 liegt, deutet das auf ein erhöhtes Risiko für Herz-Kreislauf-Erkrankungen hin. Bei Werten über 1 ist dieses Risiko stark erhöht. Einige Untersuchungen deuten sogar darauf hin, dass der ApoB/ApoA1-Quotient dem LDL/HDL-Quotienten hinsichtlich der Risikovorhersage überlegen ist.

Lipoprotein (a)

Ein weiterer Laborwert, den man mindestens einmal in seinem Leben bestimmt haben sollte, ist das Lipoprotein (a), kurz Lp(a). Dieses Lipoprotein ähnelt strukturell dem LDL und verfügt neben dem Apolipoprotein ApoB auch über das Apo(a). Lp(a) wirkt sich negativ auf das Risiko für Arteriosklerose aus, da es Entzündungen im Körper begünstigt und anfällig für oxidativen Stress ist.

Wie bereits beschrieben, ist die Lp(a)-Konzentration genetisch vorgeprägt und bleibt im Laufe des Lebens annähernd konstant (s. S. 131). Dies bedeutet auch, dass man den Wert durch den Lebensstil und die Ernährung nur bedingt beeinflussen kann.

In der Regel reicht es, Lp(a) einmal im Leben zu messen, da der Wert im Laufe des Lebens kaum schwankt.

Lp(a) wird nicht routinemäßig bestimmt, sondern nur bei familiärer Vorbelastung für Herz-Kreislauf-Erkrankungen, bei Fettstoffwechselstörungen mit ungünstigem LDL/HDL-Verhältnis, bei wiederholten Thrombosen und Arteriosklerose sowie bei kardiovaskulären Ereignissen (z. B. Schlaganfall) mit normalen LDL-Werten.

Die Werte für das Lp(a) sollten idealerweise unter 30 mg/dl liegen. Werte über 50 mg/dl deuten auf ein erhöhtes Herz-Kreislauf-Risiko hin, insbesondere auf ein höheres Risiko für Arteriosklerose und Thrombosen. Erhöhte Werte können auch bei Infektionen, bei einem Herzinfarkt, bei Niereninsuffizienz, Schilddrüsenunterfunktion und bei Problemen im Rahmen von Diabetes auftreten.

Lp(a) gilt als ein unabhängiger Risikofaktor, auch wenn Gesamtcholesterin, LDL und Triglyzeride normwertig sind. Bei erhöhten Werten ist der wichtigste Ansatz, den LDL-Wert zu senken, um das Gesamtrisiko zu verringern. Bei sehr hohen Werten gibt es noch die Möglichkeit einer sogenannten Lipoprotein-

Apherese und des Einsatzes von Medikamenten. So können zum Beispiel Medikamente wie PCSK9-Inhibitoren die Lp(a)-Werte um etwa 20–25 % senken. Neuere Medikamente zur Lp(a)-Senkung befinden sich derzeit in Entwicklung.

Omega-3-Fettsäuren

Omega-3-Fettsäuren sind essenzielle, mehrfach ungesättigte Fettsäuren, die eine wichtige Rolle in der Gesundheit des Herzens und der Gefäße spielen. Zudem sind sie bedeutsam für eine gesunde Funktion des Gehirns und für die Regulation von Entzündungen. Unser Körper kann Omega-3-Fettsäuren nicht selbst herstellen, weshalb wir sie über die Nahrung aufnehmen müssen.

Ob wir ausreichend mit Omega-3-Fettsäuren versorgt sind, können wir im Labor messen lassen. Wir erhalten dann den sogenannten Omega-3-Index. Dieser Wert sollte zwischen 8 und 11 % liegen. Bei Werten unter 8 % erhöht sich das Risiko für verschiedene Erkrankungen: Mit jedem Prozentpunkt unter diesem Wert steigt die Wahrscheinlichkeit für Herzerkrankungen, Depressionen und andere gesundheitliche Probleme. Untersuchungen haben zudem gezeigt, dass ein Omega-3-Index unter 4 % das Risiko für einen plötzlichen Herztod signifikant steigern kann. In Deutschland liegt der durchschnittliche Omega-3-Index zwischen 4 und 6 %.

Aber Achtung: Auch ein zu hoher Index kann negative Auswirkungen haben. Eine Überversorgung mit Omega 3 (> 12–13 %) wurde in Studien beispielsweise mit einem leicht erhöhten Risiko für Vorhofflimmern in Verbindung gebracht, vor allem, wenn bereits in der Vergangenheit Herz-Kreislauf-Probleme bestanden.

Omega-3-Fettsäuren zählen nicht zu den klassischen Parametern der Blutfettwerte. Was ist also ihre Bedeutung für die Blutfette? Ganz einfach: Omega-3-Fettsäuren können dabei helfen, die Blutfettwerte zu verbessern. Beispielsweise unterstützt eine gute Versorgung mit Omega 3 den HDL-Stoffwechsel, senkt Triglyzeride und schützt die Lipoproteine vor Oxidation. Darüber hinaus wirken sich Omega-3-Fettsäuren positiv auf den Blutdruck aus, sind essenziell für die Entwicklung und Funktion des Gehirns und hemmen Entzündungen.

Der Index kann zur Prävention gemessen werden, aber er ist auch sinnvoll für Personen mit Herzerkrankungen, Depressionen, chronisch-entzündlichen Erkrankungen, Sehstörungen im Rahmen einer Makuladegeneration oder bei neurodegenerativen Erkrankungen wie Morbus Parkinson oder Alzheimer. Auch für Menschen, die ein erhöhtes Risiko für die genannten Krankheiten haben, ist die Messung dieses Wertes sinnvoll. Zudem ist der Omega-3-Index für Leistungssportler und Schwangere sowie Stillende ein durchaus hilfreicher Parameter.

KAPITEL 5

ENTZÜNDUNGS-WERTE

Chronische Entzündungen gelten als stille Treiber vieler Zivilisationskrankheiten – und bleiben oft lange unentdeckt. Dieses Kapitel zeigt dir, welche Laborwerte Aufschluss über akute und stille Entzündungen geben, wie man bakterielle von viralen Infektionen abgrenzen kann und wann zusätzliche Marker wie IL-6, TNF-α oder Fibrinogen sinnvoll sind. Zudem sehen wir uns auch häufig verwendete Entzündungsmarker und Akute-Phase-Proteine wie das C-reaktive Protein (CRP) genauer an.

Stille und aktuelle Entzündungen

Entzündungen sind ein wichtiger Bestandteil von Schutz- und Reparaturmechanismen in unserem Körper. Im Laufe von Entzündungsreaktionen werden beispielsweise eine Reihe von Mediatoren ausgeschüttet, die das Immunsystem anregen oder Wachstums- und Regenerationsprozesse anstoßen.

Neben ihrer wichtigen Funktion bei verschiedenen Vorgängen im Körper können Entzündungen aber auch zu einem Problem werden. Und zwar genau dann, wenn sie überschießen, lange andauern oder chronisch werden. Bei chronischen Entzündungen spricht man auch von sogenannten stillen Entzündungen. Diese gehen mit einem erhöhten Risiko für verschiedene Erkrankungen, darunter Herzerkrankungen, Diabetes, neurodegenerativen Erkrankungen und Krebs einher.

Stille Entzündungen können lange unbemerkt bleiben und auch sehr unspezifische, diffuse Beschwerden hervorrufen, weshalb die Labordiagnostik hier von entscheidender Bedeutung ist. Mithilfe verschiedener Parameter lassen sich Entzündungsvorgänge im Körper besser erkennen. Zudem helfen die Messwerte, zwischen akuten und chronischen Entzündungen zu unterscheiden.

C-reaktives Protein (CRP)

Akute-Phase-Proteine werden bei akuten Entzündungen, Verletzungen, bei Gewebeschädigung und akuten Infektionen produziert und ins Blut freigesetzt. Dies geschieht meist zeitversetzt. Erhöhte Konzentrationen können bis zu mehreren Tagen anhalten. Bei chronischen Entzündungen sind Akute-Phase-Proteine jedoch meist unauffällig oder nur sehr leicht erhöht, sodass sie oft noch innerhalb des Referenzbereichs liegen.

Einer der wohl wichtigsten und bekanntesten Entzündungswerte ist das C-reaktive Protein, kurz CRP. Es wird in der Leber gebildet und wird als Akute-Phase-Protein unter anderem bei Infektionen, Entzündungen, Autoimmunerkrankungen oder Gewebeschäden ausgeschüttet. Bei akuten Entzündungen steigt der CRP-Wert innerhalb von 6–12 h an und erreicht sein Maximum innerhalb von 48–72 h.

Gut zu wissen

CRP steigt bei bakteriellen Infektionen deutlich stärker an als bei viralen Infektionen. Dennoch gilt CRP nicht als verlässlicher Marker, um diese beiden Arten von Infektionen zu unterscheiden.

CRP ist an der Stimulation des Immunsystems und an der Regulation der Immun- sowie Entzündungsantwort beteiligt. Beispielsweise signalisiert es am Ort einer Schädigung oder einer Infektion, dass hier das Problem vorliegt, was die Immunzellen anlockt und anregt.

Oft sieht man auf dem Laborbefund für CRP einen Referenzwert unter 5 mg/l. Ideal sollte der Wert unter 1 mg/l, besser unter 0,5 mg/l liegen. Um solche Werte messen zu können, muss im Labor nach dem hsCRP-Wert (hochsensitives CRP) gefragt werden. Der hsCRP-Wert gilt auch als anerkannter Risikofaktor für kardiovaskuläre Ereignisse wie z. B. Schlaganfall. Liegt der Wert zwischen 1 und 3 mg/l, besteht ein mittleres Risiko. Für Werte über 3 mg/l ist das Risiko hoch.

Werte zwischen 1 und 5 mg/l deuten auf stille Entzündungen hin. Hier ist es dann wichtig, weitere Parameter zu bestimmen und vor allem die Beschwerden genauer zu betrachten.

Bei leichten und lokalen Entzündungen, bei denen es zu keiner starken Akute-Phase-Reaktion kommt, bleibt der CRP meist unauffällig.

ÜBERSICHT C-REAKTIVES PROTEIN (CRP)	
Indikationen zur Bestimmung, u. a.	• v. a. Entzündungen und Infektionen • v. a. gewebeschädigende (nekrotisierende) Erkrankungen, rheumatologische Erkrankungen oder chronisch-entzündliche Darmerkrankungen • Abgrenzung von akuten und chronischen Entzündungen • Beurteilung des Risikos für Herz-Kreislauf-Erkrankungen
Referenzwerte	• normal: < 5 mg/l (optimal < 0,5 mg/l) • niedriggradige Entzündung: 5–10 mg/l • milde Entzündung: 10–40 mg/l • moderate Entzündung: 40–100 mg/l • starke Entzündung: > 100 mg/l
Sinnvolle Begleitwerte, v. a. bei Auffälligkeiten	Großes Blutbild, BSG, Procalcitonin, Fibrinogen, IL-6, TNF-a, Ferritin, Leberwerte (GOT, GPT, GGT, AP), Albumin, Rheumafaktor, ANAs.
Bewertung	**Leicht erhöhte Werte (0,5–5 mg/l) bei z. B.** • stillen und chronischen Entzündungen • Übergewicht

	• Herz-Kreislauf-Erkrankungen, Arteriosklerose • Diabetes Typ 2, Insulinresistenz • Rauchen • Stress • Schwangerschaft • Wechseljahren • Einnahme von bestimmten Medikamenten, z. B. Verhütung (Pille), Glukokortikoide
	Mild und moderat erhöhte Werte (5–100 mg/l) bei z. B. • viralen Infektionen • rheumatischen Erkrankungen • Pilzinfektionen • Abszessen • Harnwegsinfekten • Bronchitis • akutem Herzinfarkt, Schlaganfall • Thrombose • Tumoren • chronisch-entzündlichen Darmerkrankungen • starker körperlicher Anstrengung
	Stark erhöhte Werte (> 100 mg/l) bei z. B. • Sepsis, schweren Infektionen durch Bakterien oder Pilze • Hirnhautentzündung (Meningitis) • Nierenbeckenentzündung (Pyelonephritis) • Appendizitis • akuter Entzündung der Bauchspeicheldrüse (Pankreatitis) • bakterieller Lungenentzündung • Tumoren • nach Operationen • schweren Verletzungen, Verbrennungen
Hinweise	• Die Höhe des CRP zeigt das Ausmaß der Entzündung an. • Intensiven Sport am Tag vor der Blutabnahme vermeiden. • Bei älteren Patienten eignet sich Procalcitonin (s. S. 138f.) oft besser zur Diagnose von bakteriellen Infekten. • Ein negativer CRP spricht bei bestehenden Symptomen gegen eine schwere bakterielle Infektion. • Bei einer Leberkrankheit kann der CRP falsch-niedrig sein.

Procalcitonin (PCT)

Beim Procalcitonin handelt es sich um ein sogenanntes Prohormon, also eine Vorstufe, des Hormons Calcitonin, welches gemeinsam mit Parathormon den Kalzium- und Phosphathaushalt steuert. PCT wird normalerweise in den C-Zellen der Schilddrüse produziert. Im Rahmen von Infektionen können aber auch andere Gewebe das Procalcitonin bilden, darunter z. B. die Leber, die Nieren, das Fettgewebe, die Lunge, die Milz und der Darm. Charakteristisch für Procalcitonin ist, dass es bei bakteriellen Infekten sowie bei Infektionen durch Parasiten und Pilze innerhalb von 2–3 Stunden ansteigt. Besonders bei Infektionen, die sich systemisch auf den ganzen Körper ausweiten oder bei schweren septischen Verläufen steigt der Wert als Marker stark an. Im Vergleich hierzu steigt das PCT bei Virusinfektionen, chronischen Erkrankungen und Autoimmunerkrankungen nur gering oder gar nicht an. Daher eignet sich PCT auch gut als Marker zur Unterscheidung von bakteriellen und viralen Infektionen.

ÜBERSICHT PROCALCITONIN (PCT)	
Indikationen zur Bestimmung, u. a.	• Früherkennung, Verlaufskontrolle und Prognose schwerer Infektionen und Sepsis • Unterscheidung von bakteriellen und viralen Infektionen • Überwachung einer Antibiotikatherapie • Entscheidungshilfe, ob eine Antibiotikatherapie bei einer oberen Atemwegsinfektion erforderlich ist
Referenzwerte	• < 0,05 µg/l: keine systemische Entzündungsreaktion • < 0,5 µg/l: keine systemische Entzündung, Infektion jedoch nicht ausgeschlossen • 0,5 bis < 2 µg/l: mäßige systemische Entzündung, wahrscheinliche bakterielle Infektion • 2 bis < 10 µg/l: schwere systemische Entzündung (Infektion) mit hohem Risiko für Organversagen • > 10 µg/l: schwere Sepsis, septischer Schock
Sinnvolle Begleitwerte, v. a. bei Auffälligkeiten	Großes Blutbild, CRP, BSG, IL-6, Fibrinogen, Laktat, Leberwerte (GOT, GPT, GGT, AP), Kreatinin, GFR.

Bewertung	**Erhöhte Werte bei z. B.** • Infektionen durch Bakterien (starke Erhöhung) • Infektionen durch Pilze, Parasiten (moderate Erhöhung) • Blutvergiftung (Sepsis) • Leberzirrhose • starken Verbrennungen, Hitzschlag • Polytrauma, z. B. nach einem Unfall • akuter Entzündung der Bauchspeicheldrüse (Pankreatitis)
Hinweise	• PCT steigt bei bakteriellen Infektionen mit einem schweren, septischen Verlauf stärker an als bei lokal begrenzten. • Bei viralen Infekten liegt das PCT meist unter 0,5 µg/l. • Für bakterielle Infekte ist PCT spezifischer als CRP. • Der Wert steigt schnell an und ist nach 24 h maximal. Bei erfolgreicher Therapie ist er nach 25 h wieder normal.

Blutsenkungsgeschwindigkeit

Bei der Blutsenkungsgeschwindigkeit (BSG), die auch Blutkörperchensenkung oder Erythrozytensedimentationsrate genannt wird, handelt es sich um einen unspezifischen Entzündungsparameter. Die BSG gibt an, wie schnell sich die Erythrozyten in einer ungerinnbaren Blutprobe innerhalb einer senkrechten Röhre absetzen. Je schneller sich die Erythrozyten absenken, desto höher ist die BSG und desto stärker die Entzündungsreaktion im Körper. Das hängt damit zusammen, dass im Rahmen einer Entzündung unter anderem viele Proteine gebildet werden, welche ein Zusammenlagern der Erythrozyten fördern. Diese Erythrozytenansammlungen sinken dann schneller ab. Die BSG ist somit kein spezifischer Marker, der gezielt auf bestimmte Erkrankungen hinweist, sondern sie zeigt lediglich allgemein an, dass im Körper eine Entzündungsreaktion, Infektion oder Gewebeschädigung vorliegt.

Neben den bereits beschriebenen Parametern lassen sich labordiagnostisch noch Botenstoffe des Immunsystems und der Blutgerinnung messen, die uns Hinweise auf mögliche Entzündungen geben. Auf den folgenden Seiten gehe ich auf drei dieser Marker ein, die in der Praxis oft bestimmt werden, wenn ein Verdacht auf Entzündungen und Infektionen besteht. Dabei können diese Werte die Aussagekraft der bereits beschriebenen häufig verwendeten Marker wie dem CRP (s. S. 135ff.) ergänzen.

Messung der Blutsenkungsgeschwindigkeit

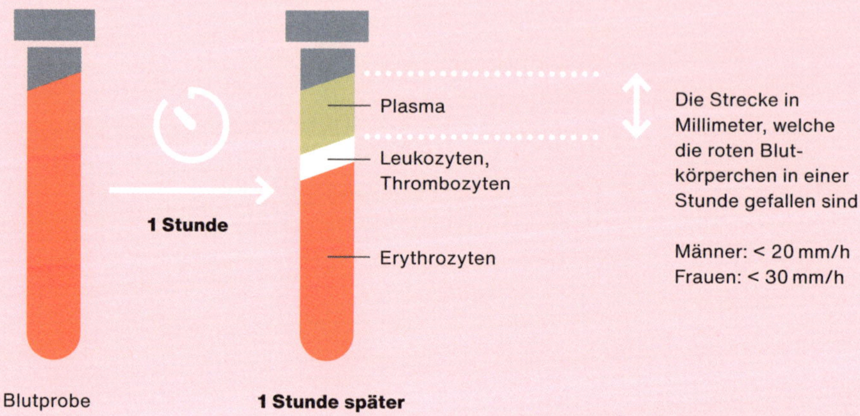

ÜBERSICHT BLUTSENKUNGSGESCHWINDIGKEIT	
Indikationen zur Bestimmung, u. a.	Diagnose und Verlaufskontrolle von Entzündungen und Infektionen
Referenzwerte	• Frauen < 50 Jahren: ≤ 20 mm • Frauen > 50 Jahren: ≤ 30 mm • Männer < 50 Jahren: ≤ 15 mm • Männer > 50 Jahren: ≤ 20 mm Werte über 100 mm/h in der ersten Stunde werden als »Sturzsenkung« bezeichnet und sind typisch für schwere Entzündungen.
Sinnvolle Begleitwerte, v. a. bei Auffälligkeiten	Großes Blutbild, CRP, Fibrinogen, Procalcitonin, Ferritin, Kreatinkinase, Serum-Elektrophorese, Leberwerte (GOT, GPT, GGT, AP), Kreatinin, GFR.

Bewertung	**Erhöhte Werte bei z. B.** • akuten Entzündungen, z. B. bei Infektionen, Tumoren, Gewebeschädigung • chronischen Entzündungen (leichte bis mittlere Erhöhung) • Autoimmunerkrankungen • Schwangerschaft • Anämie • erhöhten Blutfettwerten • Proteinmangel • Adipositas • Nierenerkrankungen, Leberzirrhose • zunehmendem Alter • Einnahme bestimmter Medikamente, z. B. Verhütung (Pille), Heparin
Hinweise	• Bei einer Entzündung steigt die BSG nach etwa 24 h an und bleibt oft über Tage erhöht. • Eine hohe Raumtemperatur kann die BSG erhöhen. • Falsch-niedrige Werte sind bei Polyglobulie und veränderten Erythrozyten, z. B. bei Mikrozytose, möglich (s. S. 25ff.). • Die BSG erkennt chronisch-entzündliche Erkrankungen besser; das CRP eignet sich bei akuten Entzündungen. • Eine normale BSG schließt eine Entzündung nicht aus.

Fibrinogen

Fibrinogen ist ein lösliches Plasmaprotein, das in der Leber gebildet wird. Es ist die Vorstufe von Fibrin, welches für die Bildung des Gerinnsels im Rahmen der **Blutgerinnung** wichtig ist. Daneben erfüllt Fibrinogen auch Aufgaben der **Blutstillung** und **Wundheilung** und es steigt bei **Entzündungsreaktionen** als Akute-Phase-Protein an. Daher wird Fibrinogen oft als Marker für Entzündungen, Infektionen und Gewebeschäden bestimmt. Weiterhin ist ein erhöhter Fibrinogen-Wert mit einem höheren Risiko für Thrombosen und Herz-Kreislauf-Erkrankungen verbunden. Während der Schwangerschaft und bei Proteinverlusten (z. B. beim nephrotischen Syndrom) zeigen sich ebenfalls erhöhte Werte. Niedrige Fibrinogen-Werte führen zu einem höheren Blutungsrisiko und können zum Beispiel bei Lebererkrankungen auftreten. Der Referenzbereich für diesen Wert liegt bei 200–400 mg/dl.

Tumornekrosefaktor alpha (TNF-α)

Beim TNF-α handelt es sich um ein sogenanntes Zytokin, einen Botenstoff des Immunsystems. TNF-α spielt eine zentrale Rolle in der Regulation von **Entzündungsprozessen,** bei der **Immunantwort** und dem **Zelltod.** Zudem leitet TNF-α die Produktion weiterer Akute-Phase-Proteine ein, löst gemeinsam mit IL-1 und IL-6 das Fieber aus und fördert die Blutgerinnung. Hohe TNF-α-Werte zeigen sich im Rahmen von Entzündungen, Infektionen, Autoimmunerkrankungen und Herz-Kreislauf-Erkrankungen wie z. B. Arteriosklerose.

Interleukin 6 (IL-6)

Interleukin-6 ist ein Zytokin, das eine wichtige Rolle bei der **Immunantwort, Entzündungsreaktion** und **Blutbildung** spielt. Es wird von verschiedenen Zelltypen produziert, und wirkt auf zahlreiche Zielzellen und Organe. IL-6 ist wichtig für die Aktivierung von T- und B-Lymphozyten und regt die Bildung von Akute-Phase-Proteinen (z. B. CRP) in der Leber an. Außerdem hilft IL-6 dabei, Fieber auszulösen.

Wann eignen sich IL-6, TNF-α oder Fibrinogen besser als CRP?

CRP ist der wichtigste Standardmarker für Entzündungen, doch in bestimmten Situationen liefern IL-6, TNF-α oder Fibrinogen entscheidende Zusatzinformationen oder können bessere Aussagen treffen.

Bei frühen Entzündungen und schweren Infektionen (z. B. COVID-19) steigt IL-6 deutlich früher an als CRP und ermöglicht eine schnellere Einschätzung des Infektionsgeschehens. Da TNF-α als erstes Zytokin ausgeschüttet wird, aber nur kurzlebig ist, ist es in der Routinediagnostik von akuten Entzündungen und Infektionen kaum praktikabel. Wenn es um die Prognose geht, sind IL-6-Werte besonders aufschlussreich, da sie das Risiko eines schweren Verlaufs besser vorhersagen können als CRP, welches erst verzögert reagiert.

Bei chronischen Entzündungen und Autoimmunerkrankungen ist Fibrinogen oft aussagekräftiger als CRP, da es die langfristige Entzündungsbelastung widerspiegelt. Auch IL-6 und TNF-α sind bei Autoimmunerkrankungen häufig dauerhaft leicht erhöht, während CRP stark schwanken kann und so weniger zuverlässig ist. Wenn Entzündungen zusätzlich mit einer gestörten Blutgerinnung einhergehen, bietet Fibrinogen noch zusätzliche Vorteile, da es auch ein wichtiger Risikomarker für Herz-Kreislauf-Erkrankungen ist. Erhöhte Werte gehen mit einem höheren Thromboserisiko und einer gesteigerten Arteriosklerose-Gefahr einher – ein Aspekt, den CRP allein nicht abbilden kann.

Interessant

Bei schweren Entzündungen sind IL-6 und TNF-α oft massiv erhöht, während es sein kann, dass das CRP noch normal oder nur leicht erhöht ist. Sehr hohe IL-6-Werte deuten auf einen schweren Verlauf hin und haben sich als gute Vorhersagemarker bei COVID-19, bakterieller Sepsis und anderen schweren Infektionen etabliert.

KAPITEL 6

HORMONE

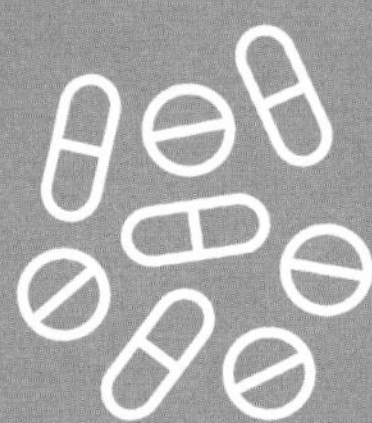

Hormone steuern nicht nur unseren Stoffwechsel, Zyklus oder Schlaf – sie beeinflussen jede Zelle unseres Körpers. Dieses Kapitel vermittelt dir ein fundiertes Verständnis über zentrale Hormonachsen und zeigt die wichtigsten labordiagnostischen Werte, welche helfen, hormonelle Dysbalancen früh zu erkennen. Da Hormone wichtig für viele Organsysteme sind, lernst du mehr über die Zusammenhänge der gesunden Reaktionen in unserem Körper, und wie du diese unterstützen kannst.

Hormone und Gesundheit

Hormone sind entscheidende Dirigenten in unserem Körper. Egal ob Wachstum, Stoffwechsel, Emotionen, Energieproduktion oder Fruchtbarkeit – Hormone sind an nahezu allen wichtigen Prozessen in unserem Körper beteiligt. Daher ist ein ausgeglichener Hormonhaushalt auch enorm wichtig für unsere körperliche und geistige Gesundheit.

Hormone sind biochemische Botenstoffe, die in speziellen Drüsen gebildet werden, zum Beispiel in der Schilddrüse. Von dort verteilen sie sich über das Blut. An ihrem Ziel (Organe oder Zellen) angekommen, docken sie an spezielle Rezeptoren an und führen dann verschiedene Reaktionen herbei. Kommt es zu einer Störung im Hormonsystem, können diese Reaktionen nicht mehr reibungslos ablaufen und es machen sich zunehmend spürbare Symptome bemerkbar, z. B. Müdigkeit, Gewichtszunahme oder Stimmungsschwankungen. Da Hormone häufig an vielen verschiedenen Prozessen beteiligt sind, entsteht bei einem Hormonmangel oder -überschuss oft ein diffuses Symptombild. Welches Hormon oder Hormonsystem betroffen ist, lässt sich anhand der Symptome oft nur schwer erkennen. Gerade deshalb ist die Labordiagnostik auch so wichtig. Im Folgenden werden wir uns einige wichtige Hormone genauer ansehen, die häufig von einem Ungleichgewicht betroffen sind.

Tropine

Die Steuerzentrale unseres Hormonsystems ist das Gehirn, besonders der Hypothalamus und die Hirnanhangsdrüse (Hypophyse). In diesen wichtigen Bereichen des Gehirns werden zentrale Freisetzungshormone gebildet, welche wiederum das Hormonsystem steuern.

Aus dem Hypothalamus werden sogenannte Liberine freigesetzt, die wiederum auf die Hypophyse wirken und diese zur Freisetzung von Tropinen anregen. Zu den wichtigsten Liberinen gehören:

- **Gonadotropin-Releasing-Hormon (GnRH),** das die Produktion des luteinisierenden Hormons (LH) und des follikelstimulierenden Hormons (FSH) anregt, welche für die Steuerung des Menstruationszyklus und für die Fruchtbarkeit wichtig sind.
- **Thyreotropin-Releasing-Hormon (TRH),** das die Ausschüttung von TSH stimuliert, welches die Schilddrüse zur Hormonproduktion anregt.
- **Corticotropin-Releasing-Hormon (CRH),** das die Freisetzung von ACTH fördert, welches u. a. die Cortisol-Produktion in den Nebennieren anregt.
- **Somatoliberin (GHRH),** das die Ausschüttung des Wachstumshormons (GH) anregt, welches wichtig für Wachstum und Zellerneuerung ist.

Die Tropine aus der Hypophyse regulieren die Funktion unserer peripheren Hormondrüsen. Die wichtigsten Tropine sind:

- **Thyreotropin:** Thyreoidea-stimulierendes Hormon (TSH)
- **Adrenocorticotropes Hormon** (ACTH)
- **Gonadotropine** (LH und FSH)
- **Somatotropin:** Wachstumshormon (GH oder STH)
- **Prolaktin** (PRL)

Gut zu wissen

Der TSH-Wert ist kein direkter Schilddrüsenwert. Es kann sein, dass er von anderen Faktoren, wie z. B. Stress, so beeinflusst wird, dass er im »Normalbereich« liegt und dadurch eine Schilddrüsenunterfunktion verdeckt.

Thyreotropin (TSH)

Das Thyreotropin, auch Thyreoidea-stimulierendes Hormon (TSH) genannt, reguliert die Funktion der Schilddrüse. Das TSH sorgt dafür, dass die Schilddrüse die Hormone Trijodthyronin (T3) und Thyroxin (T4) ausschüttet, welche unter anderem essenziell für den Stoffwechsel, die Energieproduktion, das Wachstum und das Nervensystem sind (s. S. 169ff.).

Sind die T3- und T4-Spiegel im Blut zu niedrig, schüttet die Hypophyse vermehrt TSH aus, um die Schilddrüse anzuregen. Sind die Hormonspiegel zu hoch, wird die TSH-Produktion reduziert. Man spricht hier von einer sogenannten Rückkopplungsregulation durch die Hormone.

Der TSH-Wert hilft bei der Diagnostik einer Schilddrüsenüberfunktion oder -unterfunktion. Anhaltend erhöhte TSH-Werte sind ein Hinweis auf eine Schilddrüsenunterfunktion, während anhaltend niedrige TSH-Werte auf eine Schilddrüsenüberfunktion hinweisen. Wie bei anderen Werten auch, sollte der TSH-Wert immer im Kontext der Beschwerden gesehen werden, denn auch bei Werten innerhalb des Referenzbereichs kann im Einzelfall bereits eine gestörte Schilddrüsenfunktion vorliegen. Dies ist besonders bei Grenzbereichen der Fall.

ÜBERSICHT THYREOTROPIN (TSH)	
Indikationen zur Bestimmung, u. a.	• Verdacht auf eine Schilddrüsenunterfunktion oder Schilddrüsenüberfunktion und Verlaufskontrolle • unerfüllter Kinderwunsch, Zyklusstörungen • Screening in der Schwangerschaft
Referenzwerte	• Erwachsene: 0,27–4,2 mU/l (optimal 1,0–2,5 mU/l) • Schwangere: ▸ 1. Trimester: < 2,5 mU/l ▸ 2. Trimester: < 3,0 mU/l ▸ 3. Trimester: < 3,5 mU/l

Sinnvolle Begleitwerte, v. a. bei Auffälligkeiten	Schilddrüsenautoantikörper (TPO-AK, Tg-AK, TRAK), fT3, fT4, Thyreoglobin, CRP, Ferritin, großes Blutbild, Vitamin D, Selen, Zink, Gesamteiweiß, HbA1c, Jod im Urin, Leberwerte (GOT, GPT, GGT, AP), Cholesterin, LDL, HDL.
Bewertung	**Erhöhte Werte bei z. B.** • primärer Schilddrüsenunterfunktion (fT3, fT4 erniedrigt), z. B. Hashimoto-Thyreoiditis, Jodmangel • sekundärer Schilddrüsenüberfunktion (fT4 erhöht) durch Schilddrüsenhormonresistenz oder TSH-produzierenden Hypophysentumor • subklinischer Schilddrüsenunterfunktion • TSH-Rezeptor-Mutation • Einnahme bestimmter Medikamente, z. B. Lithium, Theophyllin, Dopaminantagonisten, Clomifen, Carbamazepin, hochdosiertes Jod
	Erniedrigte Werte bei z. B. • primärer Schilddrüsenüberfunktion (fT3, fT4 grenzwertig hoch oder erhöht), z. B. Morbus Basedow, heiße Schilddrüsenknoten • sekundärer Schilddrüsenunterfunktion (fT3, fT4 erniedrigt), z. B. Insuffizienz der Hypophyse • tertiärer Schilddrüsenunterfunktion durch Störungen des Hypothalamus • subklinischer Schilddrüsenüberfunktion • Frühstadium einer Hashimoto-Thyreoiditis mit aktivem Schub • Schilddrüsenautonomie • Rauchen • Überdosierung mit Schilddrüsenhormonen • Einnahme von jodhaltigen Medikamenten, z. B. Kontrastmitteln • Einnahme von bestimmten Medikamenten, z. B. Glukokortikoiden, Somatostatin, Bromocriptin, Diphenylhydantoin, Dopamin, Serotoninantagonisten
Hinweise	Die TSH-Werte können tageszeitlichen Schwankungen unterliegen und sollten idealerweise morgens nüchtern bestimmt werden.

Adrenocorticotropes Hormon (ACTH)

Das Adrenocorticotrope Hormon reguliert die Hormonproduktion der Nebennierenrinde, vor allem die Bildung von Cortisol. Daher spielt ACTH unter anderem eine wichtige Rolle bei der Stressreaktion, der Steuerung des Energiestoffwechsels, der Immunfunktion und dem Blutzuckerstoffwechsel. ACTH wirkt auch in geringerem Maß auf die Bildung von Androgenen, welche wichtig für die Entwicklung der männlichen Geschlechtsmerkmale sind, und auf Aldosteron.

Ähnlich wie beim TSH (s. S. 145f.) gibt es auch in dieser Hormonachse eine Rückkopplungsregulation, die vor allem durch die Cortisol-Spiegel bedingt ist. Ist der Cortisol-Spiegel im Blut zu niedrig, wird mehr ACTH ausgeschüttet. Wenn der Cortisol-Spiegel hingegen erhöht ist, reduziert der Körper die Ausschüttung von ACTH. In der Labordiagnostik erlaubt die Bestimmung des ACTH-Wertes unter anderem Aussagen über Störungen des Cortisol-Haushaltes und der Nebenniere sowie Hirnanhangsdrüse (Hypophyse).

ÜBERSICHT ADRENOCORTICOTROPES HORMON (ACTH)	
Indikationen zur Bestimmung, u. a.	• Diagnose und Verlaufskontrolle von Erkrankungen der Nebennierenrinde und Hirnanhangsdrüse (Hypophyse) • Abklärung von Cortisolstörungen, z. B. Morbus Addison, Morbus Cushing • Unklare Symptome wie chronische Müdigkeit, Bluthochdruck, Gewichtszunahme/-verlust
Referenzwerte	• zwischen 8 und 10 Uhr: 10–60 pg/ml • zwischen 20 und 22 Uhr: 3–30 pg/ml
Sinnvolle Begleitwerte, v. a. bei Auffälligkeiten	Cortisol, DHEA, Elektrolyte, Nüchternblutzucker, HbA1c, Aldosteron, Renin, CRP, TSH, fT3, fT4, Kreatinin, GFR.
Bewertung	**Erhöhte Werte bei z. B.** • primärer Nebennierenrindeninsuffizienz, z. B. Morbus Addison • Stress, Kälte • reaktiver ACTH-Erhöhung durch Glukokortikoid-Entzug nach langer Cortisontherapie • erblichen Stoffwechselstörungen, z. B. bestimmten Formen des adrenogenitalen Syndroms

	Erniedrigte Werte bei z. B. • Nebennierenrindenüberfunktion, z. B. exogener oder adrenaler Morbus Cushing • sekundärer Nebennierenrindeninsuffizienz, z. B. bei Schäden oder Insuffizienz der Hypophyse • tertiärer Nebennierenrindeninsuffizienz durch Störung des Hypothalamus • längerer Einnahme von Glukokortikoiden
Hinweise	• Die Werte sollten morgens nüchtern gemessen werden. • Der ACTH-Wert ist alleine nicht aussagekräftig und sollte nur zusammen mit dem Cortisolwert interpretiert werden. • Erhöhte Blutfettwerte und eine Hämolyse der Blutprobe können zu falsch-niedrigen ACTH-Werten führen.

Gonadotropine (LH, FSH)

Die Gonadotropine LH und FSH spielen eine zentrale Rolle bei der Regulation der Fortpflanzungsfunktion. So steuern sie unter anderem die Produktion von Hormonen, beeinflussen die Reifung der Eizellen und Spermien und stimulieren bei Frauen den Eisprung.

Das luteinisierende Hormon (LH) fördert bei Frauen den Eisprung und die Bildung des Gelbkörpers (Corpus luteum) im Eierstock. Bei Männern regt es die Hoden zur Testosteron-Produktion an. Das follikelstimulierende Hormon (FSH) stimuliert bei Frauen das Wachstum der Eizellfollikel und die Östrogenproduktion. Bei Männern fördert es die Hodenentwicklung und die Bildung der Spermien.

LH/FSH-Quotient

Dieser Quotient gibt das Verhältnis von LH zu FSH an und wird häufig in der Reproduktionsmedizin und Endokrinologie bestimmt, um nähere Hinweise zu möglichen hormonellen Ungleichgewichten und zur reproduktiven Gesundheit zu erhalten. Der Quotient sollte normalerweise zwischen 0,5 und 2 liegen. Der Wert schwankt je nach Zyklusphase und steigt zum Eisprung hin an.

Bei hormonellen Störungen oder Erkrankungen zeigt der Quotient oft Abweichungen. Beispielsweise ist er beim polyzystischen Ovarialsyndrom (PCOS) meist erhöht (> 2). Während der Menopause kann der Quotient aufgrund der meist deutlich stärkeren FSH-Ausschüttung im Vergleich zur LH-Ausschüttung absinken.

Bei Männern wird der LH/FSH-Quotient seltener betrachtet. Er kann jedoch bei der Diagnose von z. B. Hypogonadismus oder Hypophysenstörungen nützlich sein.

ÜBERSICHT GONADOTROPINE (LH, FSH)	
Indikationen zur Bestimmung, u. a.	• Abklärung von Fruchtbarkeitsproblemen (Mann und Frau) • Diagnostik von Zyklusstörungen • polyzystisches Ovarialsyndrom (PCOS) • Verdacht auf Funktionsstörungen des Hypothalamus oder der Hirnanhangsdrüse (Hypophyse) • Verdacht auf Hypogonadismus • Menopause-Diagnostik (hohes FSH und LH als Marker für Ovarialinsuffizienz) • Diagnostik von Pubertätsstörungen
Referenzwerte LH	• Frauen ▸ Follikelphase: ca. 2–12 IU/l ▸ Ovulationsphase (LH-Peak): ca. 14–95 IU/l ▸ Lutealphase: < 15 IU/l ▸ Postmenopause: ca. 7–60 IU/l • Männer: 1–9 IU/l
Referenzwerte FSH	• Frauen ▸ Follikelphase: ca. 3–14 IU/l ▸ Ovulationsphase: ca. 4–21 IU/l ▸ Lutealphase: ca. 2–8 IU/l ▸ Postmenopause: ca. 20–150 IU/l • Männer: 1–10 IU/l
Sinnvolle Begleitwerte, v. a. bei Auffälligkeiten	Testosteron, Östradiol, Progesteron, Prolaktin, AMH, TSH, fT3, fT4.
Bewertung LH	**Erhöhte Werte bei z. B.** • Eisprung • polyzystischem Ovarialsyndrom (PCOS) • primärem Hypogonadismus, z. B. primärer Ovarialinsuffizienz, primärer Hodeninsuffizienz, Klinefelter-Syndrom, Turner-Syndrom • Androgenresistenz beim Mann • Chemotherapie • Menopause

	Erniedrigte Werte bei z. B. • sekundärem Hypogonadimus, z. B. Hypophyseninsuffizienz, Störungen des Hypothalamus • Hyperprolaktinämie (Überschuss an Prolaktin) • Einnahme von Steroidhormonen, z. B. Glukokortikoide • ektoper (untypischer) Bildung von Steroidhormonen, v. a. erhöhte Cortisolspiegel • Stress • exzessivem Sport
Bewertung FSH	**Erhöhte Werte bei z. B.** • primärem Hypogonadismus, z. B. primäre Ovarialinsuffizienz, primäre Hodeninsuffizienz (Hodenatrophie, Leistenhoden), Ovarialtumoren • Menopause • Adenomen der Hypophyse, die FSH produzieren
	Erniedrigte Werte bei z. B. • sekundärem Hypogonadimus, z. B. Hypophyseninsuffizienz, Störungen des Hypothalamus • Hyperprolaktinämie (Überschuss an Prolaktin) • Einnahme von Steroidhormonen, z. B. Verhütung (Pille) • ektoper (untypischer) Bildung von Steroidhormonen, v. a. erhöhte Cortisolspiegel • Unterernährung, Essstörungen (Magersucht) • exzessivem Sport
Hinweise	• In der Postmenopause sind FSH und LH stark erhöht, da die Rückkopplung durch Östrogene entfällt. • FSH und LH schwanken bei Frauen abhängig vom Zyklus: ▸ FSH misst man am besten an den Zyklustagen 2–6. ▸ LH kann am besten an den Zyklustagen 2–6 oder in der Zyklusmitte zur Bestimmung des Eisprungs (beim Peak des LH-Wertes) gemessen werden. • Da LH im Tagesverlauf stark schwankt, ist eine dreifache Blutabnahme im Abstand von je 20 Minuten sinnvoll (die Serum-Pool-Methode). • FSH und LH sollten immer gemeinsam gemessen werden. Dies ist zum Beispiel beim Polyzystischen Ovarialsyndrom hilfreich, bei dem oft das LH erhöht und das FSH normal ist.

Steroidhormone

Bei den Steroidhormonen handelt es sich um eine Gruppe von Hormonen, die hauptsächlich in den Nebennieren, den Eierstöcken und den Hoden gebildet werden. Ihr Grundgerüst besteht aus Cholesterin, aus dem die Steroidhormone in mehreren Umwandlungsschritten entstehen. Je nach Funktion unterscheidet man verschiedene Gruppen:

- **Glukokortikoide** (z. B. Cortisol)
- **Mineralokortikoide** (z. B. Aldosteron)
- **Androgene** (z. B. Testosteron)
- **Östrogene** (z. B. Östradiol)
- **Gestagene** (z. B. Progesteron)

Steroidhormone spielen eine zentrale Rolle unter anderem im Stoffwechsel, in der Immunabwehr, im Wasser- und Elektrolythaushalt, bei der Fruchtbarkeit und beim Wachstum. Im Gegensatz zu vielen anderen Hormonen sind Steroidhormone fettlöslich und können direkt durch die Zellmembran in ihre Zielzellen eindringen, um dort ihre Wirkung zu entfalten.

Da Steroidhormone an vielen verschiedenen Prozessen beteiligt sind, können Ungleichgewichte weitreichende Folgen haben – von Müdigkeit und Stimmungsschwankungen bis hin zu Zyklusbeschwerden oder Störungen des Immunsystems. Daher ist es wichtig, ihre Regulation im Blick zu behalten, insbesondere bei hormonellen Beschwerden oder chronischen Erkrankungen.

Cortisol

Cortisol gehört zur Gruppe der Glukokortikoide und wird in der Nebennierenrinde produziert. Es wird vom Körper unter Belastung vermehrt ausgeschüttet. Da es maßgeblich an der Energiebereitstellung für die Stressreaktion beteiligt ist, wird es daher auch oft als das »Stresshormon« bezeichnet. Um dem Körper in Stresssituationen die benötigte Energie bereitzustellen, bewirkt Cortisol unter anderem die Freisetzung von Glukose aus den Speichern und sorgt dafür, dass Glukose neu gebildet wird. Zudem senkt das Hormon gleichzeitig die Insulinempfindlichkeit einiger Zellen, sodass die Glukose besser von den Zellen und Geweben aufgenommen werden kann. Denn Glukose wird in den Zellen verstärkt benötigt, wenn sich der Körper infolge der Stressreaktion im Kampf- und Flucht-Modus befindet.

Darüber hinaus hat Cortisol noch viele weitere Funktionen im Körper. Es beeinflusst zum Beispiel den Fett-, Kohlen-

Gut zu wissen

Cortisol steigert den Fettabbau (Lipolyse), fördert aber die zentrale Fettspeicherung. Bei langfristig erhöhten Cortisolspiegeln kann es daher sein, dass es zu einer Fettverteilung im Körper kommt, bei der sich Fett eher im Bauchbereich anlagert, während die Arme und Beine dünner werden.

Tag-Nacht-Rhythmus von Cortisol und Melatonin

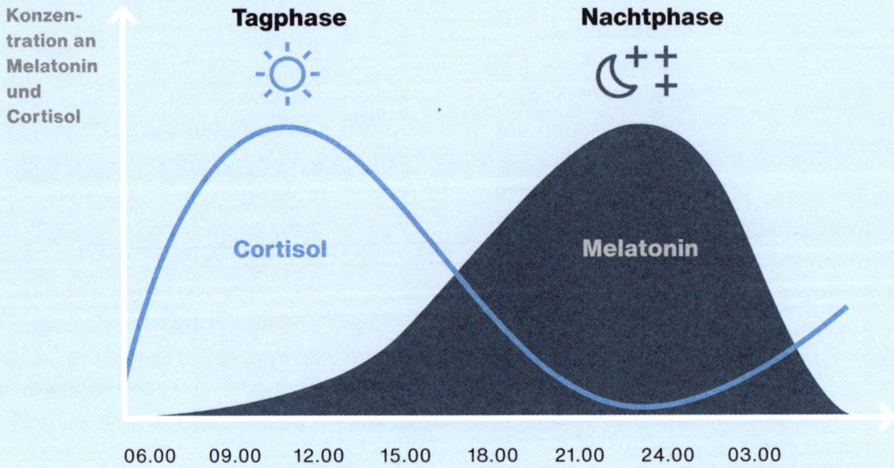

hydrat- und Eiweißstoffwechsel. Zudem wirkt es sich auf unsere Stimmung und Gedächtnisfunktion, den Blutdruck und den Wasser- sowie Elektrolythaushalt aus. Auch auf das Immunsystem hat Cortisol Auswirkungen. Kurzfristig hat das Hormon zwar eine entzündungshemmende Wirkung. Jedoch kann ein dauerhaft erhöhter Cortisolspiegel das Immunsystem auch schwächen.

Die Cortisol-Ausschüttung folgt einem tageszeitlichen Rhythmus. Morgens ist der Spiegel am höchsten, um den Körper auf den Tag vorzubereiten. Im Laufe des Tages sinkt der Wert ab. Das Minimum an Cortisol wird am späten Abend erreicht. Letzteres ist besonders wichtig, denn Cortisol ist ein Gegenspieler von Melatonin. Ohne das Absinken am Abend kann der Körper nicht ausreichend Melatonin bilden. Somit ist Cortisol also auch an unserem Schlaf-Wach-Rhythmus entscheidend beteiligt.

Bei chronischem Stress und Schlafstörungen kann bei der Messung im Speichel meist eine veränderte Cortisol-Kurve beobachtet werden, bei der auch am Abend oder sogar in der Nacht Spitzenwerte auftreten. Auch im Tagesverlauf können sich erhöhte oder erniedrigte Werte zeigen. Bei längerem Stress sind die Werte im Tagesverlauf durchweg erhöht. Bleibt der Stress bestehen und die Nebennieren ermüden zunehmend, liegen die Werte im Tagesverlauf unter der Norm.

ÜBERSICHT CORTISOL	
Indikationen zur Bestimmung, u. a.	• Verdacht auf Cushing-Syndrom oder Morbus Addison • chronische Müdigkeit, unklare Gewichtszunahme oder Gewichtsabnahme • Verdacht auf stressbedingtes Ungleichgewicht • Therapieüberwachung bei Einnahme von Cortison
Referenzwerte	Blut: 4–23 µg/dl (optimal 16–18 µg/dl)
Sinnvolle Begleitwerte, v. a. bei Auffälligkeiten	ACTH, DHEA-S, Aldosteron, Renin, Nüchternblutzucker, HbA1c, Elektrolyte, CRP, Dopamin, Adrenalin, Noradrenalin, TSH, fT3, fT4.
Bewertung	**Erhöhte Werte bei z. B.** • akutem und chronischem Stress • Morbus Cushing (endogen: zentral oder ektop) • Tumoren oder Adenomen der Nebennierenrinde • Depressionen, Angststörungen, Psychosen • Alkoholismus, starkem Rauchen • akuten Erkrankungen und Infektionen • Adipositas • Schwangerschaft • generalisierter Glukokortikoidresistenz • Einnahme bestimmter Medikamente, z. B. Glukokortikoide (Cortisone), Verhütung (Pille)
	Erniedrigte Werte bei z. B. • primärer Nebennierenrindeninsuffizienz, z. B. Morbus Addison • sekundärer Nebenniereninsuffizienz, z. B. ACTH-Mangel durch eine Erkrankung der Hypophyse • geschwächter Nebenniere, Nebennierenerschöpfung • erblichen Störungen, z. B. adrenogenitalem Syndrom • langfristiger Cortison-Therapie mit abruptem Absetzen • Proteinverlust • Leberzirrhose • Einnahme bestimmter Medikamente, z. B. Dexamethason

Hinweise	
	• Die beste Messzeit ist 1–1,5 h nach dem Aufwachen. • Hilfreiche Alternativen zur Blutabnahme sind die Messung des Cortisols im 24-h-Sammelurin und das Speichelprofil. • Bei niedrigem Cortisol und Verdacht auf eine Nebennierenrindeninsuffizienz hilft der ACTH-Stimulationstest. • Bei hohen Cortisolwerten kann mithilfe des Dexamethason-Hemmtests herausgefunden werden, ob die Ursache das Hormon ACTH ist oder nicht (s. S. 147f.). • Biotinhaltige Präparate am besten mind. 24 h vor der Messung absetzen, da diese die Werte verfälschen können. • Falsch-niedrige Werte sind durch Störfaktoren wie eine Hämolyse der Probe und hohe Blutfettwerte möglich.

Aldosteron

Aldosteron gehört zur Gruppe der Mineralokortikoide und sorgt dafür, dass der Körper Natrium und Wasser zurückhält und gleichzeitig Kalium sowie Protonen ausscheidet – ein Mechanismus, der entscheidend für die Stabilität des Blutdrucks und die Funktion von Nerven und Muskeln ist.

Aldosteron ist ein wichtiger Bestandteil des Renin-Angiotensin-Aldosteron-Systems (RAAS), welches an der Regulation des Blutdrucks sowie des Flüssigkeits- und Elektrolythaushalts beteiligt ist. Wenn der Blutdruck sinkt, der Natriumspiegel im Blut abnimmt oder der Kaliumspiegel erhöht ist, setzt die Niere das Enzym Renin frei, das verschiedene biochemische Reaktionen auslöst und am Ende die Aldosteron-Produktion in den Nebennieren anregt. Aldosteron kann auch durch ACTH stimuliert werden (s. S. 147f.); dieser Mechanismus spielt aber eher eine untergeordnete Rolle.

Ein Aldosteron-Ungleichgewicht kann gesundheitliche Folgen haben. Ein Überschuss (Hyperaldosteronismus) resultiert in Bluthochdruck, Wassereinlagerungen und Kaliummangel, was sich in Muskelkrämpfen, Herzrhythmusstörungen und Erschöpfung äußern kann. Ein Mangel (Hypoaldosteronismus) führt hingegen zu niedrigem Blutdruck, einem erhöhten Kaliumspiegel und Flüssigkeitsmangel, was mit Schwindel, Muskelschwäche und Müdigkeit einhergehen kann.

Gut zu wissen

Um den Aldosteronhaushalt im optimalen Gleichgewicht zu halten, ist ein gesunder Lebensstil wichtig mit einer ausreichenden Aufnahme von Flüssigkeit und gesunden Salzen sowie einem guten Stressmanagement.

Aldosteron/Renin-Quotient (ARQ)
Dieser Quotient wird aus der Aldosteron-Konzentration geteilt durch die Renin-Konzentration gebildet. Er kommt oftmals in der Differenzialdiagnostik von Bluthochdruck zum Einsatz, vor allem, wenn Therapien bisher nicht wirksam waren und zusätzlich eine Hypokaliämie besteht. Dann wird der Quotient genutzt, um herauszufinden, ob ein primärer Hyperaldosteronismus (Conn-Syndrom) die Ursache ist. Ist der Quotient erhöht, deutet das auf einen primären Hyperaldosteronismus hin, da ein hoher Aldosteronwert bei einem gleichzeitig niedrigen Reninwert besteht.

Die Messung sollte unter standardisierten Bedingungen erfolgen, z. B. am Morgen nach 2 h Sitzen oder Liegen. Da Medikamente wie ACE-Hemmer den ARQ beeinflussen können, sollte dies rechtzeitig mit dem Arzt besprochen werden. Bei einem auffälligen ARQ-Wert folgen weitere Bestätigungstests, z. B. der Salzbelastungs-Test, Captopril-Test oder Fludrocortison-Test.

ÜBERSICHT ALDOSTERON	
Indikationen zur Bestimmung, u. a.	• arterielle Hypertonie (Bluthochdruck) unklaren Ursprungs, besonders wenn diese therapieresistent ist • Störungen des Elektrolythaushalts, z. B. Hypokaliämie, Hyperkaliämie, metabolische Alkalose oder Azidose • Verdacht auf Conn-Syndrom oder Morbus Addison • Differenzierung zwischen primärer und sekundärer Nebenniereninsuffizienz
Referenzwerte	• Liegend (morgens): 30–200 pg/ml • Stehend (nach 2 Stunden aufrecht): 100–400 pg/ml • 24-h-Urin-Aldosteron: 2–20 µg/24 h
Sinnvolle Begleitwerte, v. a. bei Auffälligkeiten	Renin, Elektrolyte, Cortisol, ACTH, Kreatinin, GFR.
Bewertung	**Erhöhte Werte bei z. B.** • primärem Hyperaldosteronismus (Conn-Syndrom) • sekundärem Hyperaldosteronismus, z. B. bei Herzinsuffizienz, Leberzirrhose, Schwangerschaft • chronischer Niereninsuffizienz • geringer Salzzufuhr

	• Pseudohypoaldosteronismus (Aldosteron oft erhöht, aber Nieren reagieren nicht darauf) • Einnahme bestimmter Medikamente, z. B. Verhütung (Pille), Diuretika, Abführmittel
	Erniedrigte Werte bei z. B. • primärem Hypoaldosteronismus (Morbus Addison) • sekundärem Hypoaldosteronismus, z. B. bei Erkrankungen der Hirnanhangsdrüse, Diabetes • erblichen Störungen, z. B. adrenogenitalem Syndrom • Einnahme bestimmter Medikamente, z. B. ACE-Hemmer, Spironolacton
Hinweise	• Die Werte sollten morgens gemessen werden. • Bei der Messung sollte die Körperlage notiert werden. • Spironolacton 3–4 Wochen vor der Blutabnahme absetzen. • Andere störende Medikamente, z. B. Antihypertensiva, Antidepressiva, Diuretika, Hormone, Kalium und Antibiotika, am besten eine Woche vor der Messung absetzen.

Progesteron

Progesteron gehört zur Gruppe der Gestagene und wird vorwiegend im Gelbkörper (Corpus luteum) der Eierstöcke nach dem Eisprung gebildet. Die Progesteron-Freisetzung wird hauptsächlich durch das luteinisierende Hormon (LH) gesteuert (s. S. 148ff.). Die Progesteron-Konzentration schwankt im Laufe des Menstruationszyklus, wobei die höchsten Werte in der zweiten Hälfte des Zyklus auftreten. Nach dem Eisprung sorgt das Progesteron dafür, dass sich die Gebärmutterschleimhaut optimal auf die Einnistung einer befruchteten Eizelle vorbereiten kann. Kommt es nicht zur Befruchtung, sinkt der Progesteronspiegel ab, was die Menstruation auslöst. In geringen Mengen wird Progesteron auch in der Nebennierenrinde und während einer Schwangerschaft in der Plazenta gebildet. Männer produzieren ebenfalls Progesteron, vor allem in den Hoden und Nebennieren.

Progesteron ist außerdem an der Regulierung des Menstruationszyklus, an der Vorbereitung der Gebärmutterschleimhaut auf eine mögliche Schwangerschaft und am erfolgreichen Verlauf der Schwangerschaft beteiligt. So fördert das Hormon die Einnistung der Eizelle und verhindert Kontraktionen der Gebärmutter. Zudem ist Progesteron ein natürlicher Gegenspieler von Östrogenen und erhält so die hormonelle Balance.

Außerdem beeinflusst Progesteron den Stoffwechsel, indem es die Schilddrüse unterstützt. Es wirkt sich auch auf das Immunsystem und die Körpertemperatur aus. Das Hormon wirkt beruhigend auf das Nervensystem, kann Ängste lösen, fördert den Schlaf, stabilisiert die Stimmung, wirkt gegen Wassereinlagerungen und hat einen positiven Effekt auf die Darmtätigkeit, indem es z. B. die Muskeln im Darm entspannt. Darüber hinaus beeinflusst Progesteron den Blutzucker und unterstützt die Knochendichte, neben vielen weiteren Wirkungen.

Chronischer Stress, Nährstoffmängel, Schilddrüsenprobleme oder übermäßige körperliche Belastung können die Bildung von Progesteron stören und zu einem Mangel führen, der im Verhältnis zu Östradiol relativ oder absolut sein kann.

Ein Progesteron-Mangel kann sich in Symptomen wie dem Prämenstruellen Syndrom (PMS), Unregelmäßigkeiten im Zyklus, Unfruchtbarkeit, Schlafproblemen, Unruhe, Stimmungsschwankungen und Wassereinlagerungen

Gut zu wissen

Die Bestimmung von Progesteron sollte am besten zwischen den Zyklustagen 19 und 21 erfolgen. Für ein besseres Bild der hormonellen Situation macht es Sinn, Progesteron zusammen mit Östradiol (s. S. 159ff.) zu messen.

äußern. Ein Mangel führt auch zu einem erhöhten Risiko für hormonbedingte Beschwerden wie Endometriose, PCOS oder Östrogendominanz. Besonders in den Wechseljahren nimmt die Progesteronproduktion oft schneller ab als die der Östrogene, was zu typischen Beschwerden wie innerer Unruhe, Hitzewallungen, Schlafstörungen oder Reizbarkeit führen kann. Erhöhte Progesteron-Werte können hingegen zu Müdigkeit, Gewichtszunahme, Verstopfung und depressiven Verstimmungen führen.

Was kannst du tun?

Bei niedrigem Progesteronspiegel lohnt sich ein ganzheitlicher Blick auf die Ernährung, den Lebensstil und die hormonelle Balance. Besonders wichtig ist eine ausreichende Versorgung mit gesunden Fetten aus Avocados, Nüssen, Olivenöl und fettreichem Fisch, denn Fette sind essenzielle Bausteine für die Hormonproduktion. Auch eine proteinreiche Ernährung unterstützt die Bildung von Progesteron. Gleichzeitig sollten Zucker und Weißmehlprodukte in der Ernährung verringert werden, da stabile Blutzuckerwerte die Hormonbalance begünstigen.

Ein zentraler Faktor ist chronischer Stress, da hierbei Cortisol ausgeschüttet wird, welches Progesteron verdrängen kann. Entspannungstechniken wie Meditation, Yoga, Atemübungen oder regelmäßige bewusste Pausen helfen, Stress abzubauen und das hormonelle Gleichgewicht zu unterstützen. Auch erholsamer Schlaf ist wichtig: 7–9 Stunden pro Nacht fördern die Regeneration und die natürliche Hormonregulation.

Auf der Nährstoffebene spielen Magnesium, Vitamin B6, Zink, Vitamin C und Omega-3-Fettsäuren eine wichtige Rolle, da sie direkt oder indirekt die Progesteronbildung unterstützen (s. S. 65ff., 133, 176ff.). Ergänzend können pflanzliche Mittel wie Mönchspfeffer (Vitex agnus-castus) oder Maca-Wurzel helfen, den Körper sanft auf dem Weg zu hormoneller Balance zu begleiten.

Auch der allgemeine Lebensstil sollte angepasst werden: Regelmäßige moderate Bewegung wie Wandern oder Fahrradfahren und der Verzicht auf extreme Diäten tragen dazu bei, das Progesterongleichgewicht nachhaltig zu verbessern. Zudem ist es hilfreich, hormonaktive Umweltgifte aus Plastik, Putzmitteln, Kosmetika oder Pestiziden möglichst zu meiden.

ÜBERSICHT PROGESTERON	
Indikationen zur Bestimmung, u. a.	• Abklärung von Fruchtbarkeitsproblemen (Ovulationsdiagnostik) • Zyklusstörungen und Gelbkörperschwäche • Schwangerschaftsüberwachung (Fehlgeburtsrisiko) • Diagnose von Tumoren der Nebennieren oder Eierstöcke • Wechseljahresdiagnostik
Referenzwerte	• Frauen ▸ Follikelphase: < 1,5 ng/ml ▸ Lutealphase: 5–20 ng/ml ▸ Postmenopause: < 1,0 ng/ml • Schwangerschaft ▸ 1. Trimester: 10–45 ng/ml ▸ 2. Trimester: 25–85 ng/ml ▸ 3. Trimester: 58–220 ng/ml • Männer: 0,5–1,3 ng/ml Optimale Werte für Frauen vor der Menopause liegen bei dem 80-fachen von Östradiol (s. S. 159ff.). Nach den Wechseljahren bei Einnahme von bioidentischen Hormonen sollten die Werte bei 1,5–2,5 ng/ml liegen.
Sinnvolle Begleitwerte, v. a. bei Auffälligkeiten	Östradiol, Testosteron, Prolaktin, FSH, LH, SHBG, DHEA-S, TSH, fT3, fT4, Cortisol, AMH.

Bewertung	**Erhöhte Werte bei z. B.** • Schwangerschaft • Eierstockzysten, Eierstocktumoren • Nebennierenrindentumoren, Nebennierenhyperplasie • erblichen Störungen, z. B. bei adrenogenitalem Syndrom • Einnahme von Hormonpräparaten, z. B. Verhütung (Pille)
	Erniedrigte Werte bei z. B. • primärem Hypogonadismus (Ovarialinsuffizienz) • Corpus-Luteum-Insuffizienz (Gelbkörperschwäche) • polyzystischem Ovarialsyndrom (PCOS) • Stress • chronischen Entzündungen • Essstörungen, z. B. Magersucht • Schilddrüsenunterfunktion • Nebenniereninsuffizienz • Wechseljahren
Hinweise	Die höchsten Progesteron-Werte zeigen sich 6–8 Tage nach dem Eisprung und während der Schwangerschaft. Etwa 3 Tage vor der Menstruation sinken sie stark ab.

Östradiol

Östradiol gehört zur Gruppe der Östrogene und ist das wirksamste der natürlich vorkommenden weiblichen Sexualhormone. Es wird hauptsächlich in den Eierstöcken gebildet, und während der Schwangerschaft auch in der Plazenta. Geringere Mengen des Hormons werden in den Nebennieren und bei Männern in den Hoden produziert.

Fettgewebe bildet ebenfalls Östradiol, weshalb es bei einem zu hohen Körperfettanteil sowohl bei Männern als auch bei Frauen zu einer Östrogendominanz kommen kann.

Die Freisetzung von Östradiol wird vor allem durch das follikelstimulierende Hormon (FSH) gesteuert (s. S. 148ff.). Die Östradiol-Konzentration schwankt im Laufe des Menstruationszyklus, wobei die höchsten Werte in der Mitte des Zyklus während des Eisprungs auftreten. In der Mitte der zweiten Zyklushälfte gibt es ebenfalls nochmals einen kleinen Anstieg der Konzentration, der jedoch deutlich geringer ausfällt.

Östradiol spielt eine wichtige Rolle im Menstruationszyklus der Frau. Zudem trägt es zur Entwicklung der weiblichen Geschlechtsmerkmale und zur Fruchtbarkeit bei. Es ist auch wichtig in der Schwangerschaft. Östradiol fördert den Aufbau der Gebärmutterschleimhaut und die Entwicklung der Brustdrüsen für Muttermilch. Außerdem hemmt Östradiol den Knochenabbau, beeinflusst den Cholesterinspiegel positiv, schützt die Gefäße und Nervenzellen, verbessert die Durchblutung, wirkt stimmungsaufhellend und fördert die Bildung von Kollagen.

Ein Mangel an Östradiol kann zu Symptomen wie Hitzewallungen, Schlafstörungen, Stimmungsschwankungen, Trockenheit der Haut und Schleimhäute, Libidoverlust und Osteoporose führen. Bei einer Östrogendominanz mit zu hohen Östradiol-Spiegeln zeigen sich meist Zyklusstörungen, Wassereinlagerungen, Gewichtszunahme, depressive Verstimmungen oder Brustspannen. Außerdem erhöht eine Östrogendominanz das Risiko für hormonabhängige Erkrankungen, z. B. Myome, Tumoren oder Endometriose.

Neben Östradiol gibt es noch weitere Östrogene: Östron und Östriol.Sie werden eher selten gemessen. Wenn bei den anderen Sexualhormonen Werte auffällig waren und es entsprechende Symptome gibt, kann eine Messung dieser Werte erfolgen.

Gut zu wissen

Für Frauen liegt der optimale Zeitpunkt zur Messung von Östradiol zwischen dem 4. und 6. Zyklustag (zusammen mit LH und FSH) oder zwischen dem 19. und 21. Zyklustag (zusammen mit Progesteron).

Was kannst du tun?
Bei Störungen des Östradiolspiegels – egal ob zu hoch oder zu niedrig – spielt ein ganzheitlicher Ansatz eine zentrale Rolle. Eine gesunde, ausgewogene Ernährung ist eine der wichtigsten Maßnahmen. Bei Östradiolmangel sollte auf ausreichend gesunde Fette, z. B. aus Olivenöl, Avocados und Nüssen, und hochwertiges Eiweiß geachtet werden. Beides sind essenzielle Bausteine für die Hormonproduktion. Kreuzblütlergemüse wie Brokkoli, Kohl oder Rucola unterstützt zusätzlich die gesunde Östrogenverstoffwechselung in der Leber – und kann bei einer Östrogendominanz helfen, überschüssiges Östradiol besser abzubauen.

Auch der Lebensstil hat einen großen Einfluss: Regelmäßige Bewegung, vor allem eine Mischung aus Kraft- und Ausdauertraining, hilft, die Hormonbalance im Gleichgewicht zu halten. Ebenso wirkt Bewegung entzündungshemmend und verbessert die Insulinsensitivität. Dies ist ein wichtiger Punkt, da Insulinresistenz mit Östrogendysbalancen verknüpft sein kann. Wichtig ist ebenfalls der Stressabbau, denn chronischer Stress beeinflusst die Achse zwischen dem Hypothalamus, der Hirnanhangsdrüse und den Eierstöcken und kann zu Hormonverschiebungen führen. Techniken zur Stressreduktion, wie Atemübungen, Meditation, Yoga oder bewusstes Zeitmanagement, können helfen, die hormonelle Balance wiederherzustellen.

Schlaf spielt ebenfalls eine Schlüsselrolle: Ein regelmäßiger, erholsamer Schlaf unterstützt die Hormonregulation und die Regeneration. Insbesondere die nächtliche Melatoninproduktion beeinflusst indirekt auch den Östrogenstoffwechsel.

Bei den Nährstoffen sind bestimmte Vitamine und Mineralstoffe essenziell: Zink, Magnesium, B-Vitamine (v. a. B6, B12 und Folat), Vitamin D und Omega-3-Fettsäuren fördern die Hormonproduktion und den Östrogenstoffwechsel. Bei einem Mangel können Nahrungsergänzungsmittel sinnvoll sein. In manchen Fällen – etwa bei ausgeprägtem Östrogenmangel oder nach den Wechseljahren – kann zusätzlich eine Pflanzenheilkunde mit phytoöstrogenhaltigen Pflanzen (wie Rotklee, Traubensilberkerze oder Yamswurzel) oder eine ärztlich begleitete Hormontherapie erwogen werden.

Nicht zu vergessen ist auch die Entgiftungsleistung der Leber: Eine gute Leberfunktion ist wichtig, um überschüssiges Östradiol auszuleiten. Bitterstoffe, viel Flüssigkeit, eine ballaststoffreiche Ernährung und der Verzicht auf Alkohol unterstützen die Leber bei dieser Aufgabe.

ÜBERSICHT ÖSTRADIOL	
Indikationen zur Bestimmung, u. a.	• Zyklusstörungen, Unfruchtbarkeit, postmenopausale Beschwerden • Verdacht auf Hypogonadismus (Ovarialinsuffizienz) oder Tumoren • hormonelle Dysbalance beim Mann, Gynäkomastie (vergrößertes Brustdrüsengewebe beim Mann) • Verlaufskontrolle bei Sterilitätsbehandlung durch Gonadotropin oder Clomifen • Diagnostik einer verfrühten Pubertät (Pubertas praecox) • Wechseljahresdiagnostik
Referenzwerte	• Frauen ▸ Follikelphase: 20–190 pg/ml ▸ Ovulation: 150–530 pg/ml ▸ Lutealphase: 55–230 pg/ml ▸ Postmenopause: < 50 pg/ml • Schwangerschaft: ▸ 1. Trimester: 300–7000 pg/ml ▸ 2. Trimester: 5000–15 000 pg/ml ▸ 3. Trimester: 10 000–40 000 pg/ml • Männer: 10–30 pg/ml

	Optimalerweise sollte das Verhältnis von Östradiol zu Progesteron vor den Wechseljahren bei 1 zu 80 liegen. Nach den Wechseljahren liegen optimale Werte bei 15–35 pg/ml – sofern Progesteron im Normbereich ist (s. S. 156ff.).
Sinnvolle Begleitwerte, v. a. bei Auffälligkeiten	Progesteron, Testosteron, LH, FSH, Prolaktin, DHEA-S, SHBG, TSH, fT3, fT4, CRP, Leberwerte (GPT, GOT, GGT), Blutfettwerte, Cortisol, Stuhlanalyse.
Bewertung	**Erhöhte Werte bei z. B.** • hormonproduzierenden Tumoren, z. B. Ovarialtumoren • Adipositas • Gynäkomastie • polyzystischem Ovarialsyndrom (PCOS), Follikelpersistenz • Lebererkrankungen, Nierenerkrankungen • Schwangerschaft • Einnahme von Hormonen, z. B. Verhütung (Pille)
	Erniedrigte Werte bei z. B. • primärem Hypogonadismus, z. B. Ovarialinsuffizienz • sekundärem Hypogonadismus, z. B. Insuffizienz der Hirnanhangsdrüse (Hypophyse) • polyzystischem Ovarialsyndrom (PCOS) • anovulatorischem Zyklus (Zyklus ohne Eisprung) • Corpus-Luteum-Insuffizienz (Gelbkörperschwäche) • Ausbleiben der Menstruation, z. B. bei Stress, exzessivem Sport, Essstörungen • Wechseljahren • Unterernährung

Testosteron

Testosteron gehört zur Gruppe der Androgene und wird bei Männern hauptsächlich in den Hoden, und zu einem geringen Anteil auch in den Nebennieren gebildet. Bei Frauen entsteht Testosteron in den Eierstöcken und Nebennieren, und während der Schwangerschaft auch in der Plazenta. Dieses Hormon spielt eine wichtige Rolle in der Fortpflanzung, bei der Entwicklung der männlichen Geschlechtsmerkmale und beim Muskelaufbau. Zudem ist es unter anderem für den Fettstoffwechsel, die Blutzuckerbalance, die Knochengesundheit, Blutbildung, Gefäßgesundheit und kognitive Leistungsfähigkeit sowie Stimmungsregulation wichtig.

> **Ein Teil des Testosterons wird mithilfe des Enzyms Aromatase in Östradiol umgewandelt.**

Die Freisetzung von Testosteron wird durch LH (s. S. 148ff.) gesteuert und unterliegt starken tageszeitlichen Schwankungen, mit den höchsten Werten am Morgen. Ein Testosteronmangel kann zu Müdigkeit, Antriebslosigkeit, Muskelabbau, Gewichtszunahme, Libidoverlust, Erektionsstörungen, depressiver Verstimmung und Osteoporose führen. Zu hohe Testosteron-Konzentrationen stehen mit Hautproblemen wie Akne, Haarausfall, Aggressivität sowie vermehrter Körperbehaarung in Verbindung. Bei Frauen kann es bei hohen Testosteronwerten zu Zyklusstörungen oder zu einem polyzystischen Ovarialsyndrom (PCOS) kommen.

Oft wird im Blut das Gesamt-Testosteron gemessen. Es besteht aus dem inaktiven, an Proteine gebundenen Testosteron und der freien, aktiven Form. Letzteres beträgt 1,5–3 % des gesamten Testosterons und ist als Laborwert aussagekräftiger.

Gut zu wissen

Frauen brauchen ebenfalls ausreichend Testosteron, denn sonst können Muskelabbau und Muskelschwäche die Folge sein. Bei älteren Frauen kann ein Testosteronmangel oft eine Herzschwäche verursachen.

Was kannst du tun?
Bei Störungen des Testosteronspiegels – sei es bei einem Mangel oder bei einer Dysbalance – ist ein umfassender Ansatz aus Ernährung, Bewegung und Stressmanagement wichtig. Eine eiweißreiche Ernährung mit hochwertigen Quellen wie Fisch, Eiern, Fleisch, Hülsenfrüchten und Milchprodukten liefert die notwendigen Bausteine für die Hormonproduktion. Ebenso sind gesunde Fette unverzichtbar, insbesondere aus Olivenöl, Avocados, Nüssen und fettreichem Fisch, denn Cholesterin ist die Grundsubstanz, aus der Testosteron gebildet wird. Eine ausreichende Versorgung mit Zink, Magnesium, Vitamin D und B-Vitaminen ist essenziell, da diese Mikronährstoffe direkt an der Testosteronproduktion beteiligt sind.

Regelmäßige Bewegung ist einer der stärksten natürlichen Stimulatoren für Testosteron: Vor allem Krafttraining mit schweren Gewichten und hochintensive Intervalltrainings (HIIT) haben sich als besonders wirksam erwiesen. Gleichzeitig sollte exzessives Ausdauertraining vermieden werden, da es den Testosteronspiegel langfristig senken kann.

Auch Stressreduktion spielt eine zentrale Rolle, denn chronisch erhöhte Cortisolspiegel wirken testosteronsenkend. Methoden wie Atemübungen, Meditation, Entspannungsrituale oder moderates Yoga helfen, das hormonelle Gleichgewicht zu schützen. Ebenso wichtig ist ausreichender und qualitativ hochwertiger Schlaf, denn ein Großteil der Testosteronausschüttung erfolgt nachts während der Tiefschlafphasen. Schlafmangel kann die Konzentration des Hormons deutlich reduzieren.

Zur weiteren Unterstützung können bestimmte pflanzliche Mittel eingesetzt werden: Ashwagandha, Maca-Wurzel oder Tribulus terrestris sind Naturstoffe, die in Studien eine positive Wirkung auf den Testosteronhaushalt gezeigt haben.

Darüber hinaus sollte besondere Aufmerksamkeit auf das Körpergewicht gelegt werden: Übergewicht, insbesondere viszerales Bauchfett, führt häufig zu einer verstärkten Umwandlung von Testosteron in Östrogen durch das Enzym Aromatase. Eine Gewichtsreduktion kann diese Umwandlung verringern und den Testosteronspiegel wieder ansteigen lassen. Auch die Vermeidung von Umweltgiften wie Weichmachern (BPA), Pestiziden und hormonaktiven Substanzen in Kosmetikprodukten trägt dazu bei, den natürlichen Hormonhaushalt zu stabilisieren.

ÜBERSICHT TESTOSTERON	
Indikationen zur Bestimmung, u. a.	• Verdacht auf Hypogonadismus • Pubertätsstörungen • Probleme bei der sexuellen Differenzierung • reduzierte Libido, Erektionsstörungen beim Mann • Vermännlichung (Virilisierung) der Frau • wiederholte Zyklen ohne Eisprung • Verdacht auf Polyzystisches Ovarialsyndrom (PCOS) oder androgenbedingte Ovarialinsuffizienz • Verdacht auf Tumoren der Nebennierenrinde, Hoden oder Eierstöcke • Verdacht auf adrenogenitales Syndrom • Therapiemonitoring bei Testosteronersatztherapie
Referenzwerte	• Gesamt-Testosteron: ▸ Männer: 2,5–10 ng/ml ▸ Frauen: 0,1–0,9 ng/ml • Freies Testosteron: ▸ Männer: 85–280 pg/ml ▸ Frauen: 3–13 pg/ml Optimalerweise sollte das freie Testosteron zwischen 1 bis 3 % bei Männern liegen.

Sinnvolle Begleitwerte, v. a. bei Auffälligkeiten	Östradiol, DHEA-S, DHT, LH, FSH, SHBG, Prolaktin, Androstendion, Cortisol, TSH, fT3, fT4, Blutfettwerte.
Bewertung	**Erhöhte Werte bei z. B.** • Tumoren der Hoden, Eierstöcke oder Nebennierenrinde • Vergrößerung der Nebennierenrinde (Hyperplasie) • Androgenresistenz (Androgenrezeptoren werden insensitiv) • polyzystischem Ovarialsyndrom (PCOS) • erblichen Störungen, z. B. adrenogenitalem Syndrom • Morbus Cushing • vorzeitiger Pubertät (Pubertas praecox) • Schilddrüsenüberfunktion • Einnahme bestimmter Medikamente, z. B. Steroide
	Erniedrigte Werte bei z. B. • primärem Hypogonadismus, z. B. Hodeninsuffizienz, Ovarialinsuffizienz • sekundärem Hypogonadismus, z. B. Hypophyseninsuffizienz • Überschuss an Prolaktin (Hyperprolaktinämie) • Insuffizienz der Nebennierenrinde • chronischem Stress • Unterernährung, Fehlernährung • Nieren- und Lebererkrankungen, z. B. Leberzirrhose • Adipositas, Diabetes, Wechseljahren • Einnahme bestimmter Medikamente, z. B. Östrogene, Verhütung (Pille), Antiandrogene

Dehydroepiandrosteron (DHEA)

DHEA gehört zur Gruppe der Androgene. Es wird vor allem in der Nebennierenrinde, und zu geringen Teilen in den Hoden und Eierstöcken, gebildet. Es ist eine Vorstufe für andere Androgene wie Testosteron, aber auch für Östrogene. Zudem spielt es selbst eine Rolle im Stoffwechsel, bei der Energieproduktion, Immunfunktion, Stressresistenz, bei kognitiven Funktionen, bei der Stimmungsregulation, Knochengesundheit und bei Alterungsprozessen. DHEA wird als »Jungbrunnen-Hormon« bezeichnet, aufgrund seiner Anti-Aging-Wirkung, und da sein Spiegel mit zunehmendem Alter abnimmt.

Im Labor wird DHEA-S – die sulfatierte Form von DHEA – gemessen, da diese stabiler ist und eine längere Halbwertszeit im Blut aufweist.

Bei einem Mangel an DHEA kommt es meist zu einer verminderten Libido, zu Müdigkeit, Muskelschwäche und -abbau, Gewichtszunahme, kognitiven Problemen, depressiven Verstimmungen, trockener Haut sowie Haaren und einer erhöhten Infektanfälligkeit. Hohe DHEA-Spiegel können zu Haarausfall, Hautproblemen wie Akne, Aggressivität und bei Frauen zusätzlich zu Zyklusstörungen sowie zu vermehrter Körperbehaarung führen.

Achtung

Eine Ursache niedriger DHEA-Werte kann auch chronischer Stress und die damit verbundene dauerhaft hohe Cortisolproduktion sein. Um den hohen Cortisolbedarf zu decken, verwendet der Körper vermehrt die gemeinsame Vorstufe Pregnenolon, wodurch weniger dieses Prohormons für die Herstellung von DHEA übrig bleibt. Dieses Phänomen wird als »Pregnenolon-Klau« bezeichnet.

Was kannst du tun?

Mit dem Alter sinkt der DHEA-Spiegel. Doch auch bei chronischem Stress und Erschöpfung kann es zu niedrigen DHEA-Werten kommen. In diesen Fällen sollte besonders auf einen ganzheitlichen Lebensstil geachtet werden. Da DHEA als ein Prohormon, also eine Vorstufe, für viele andere Hormone wie Testosteron und Östrogene dient, lohnt es sich, gezielt Maßnahmen zur Stärkung der Nebennieren zu ergreifen.

An erster Stelle steht die Reduktion von chronischem Stress, da Dauerstress die Cortisolausschüttung erhöht und die DHEA-Produktion hemmt. Hier helfen Entspannungstechniken wie Meditation, achtsames Atmen, progressive Muskelentspannung oder leichte Yogaeinheiten, um das Nervensystem wieder in Balance zu bringen. Auch ausreichend Schlaf – mindestens 7 bis 8 Stunden pro Nacht – ist essenziell, da sich die Nebennieren vor allem während des Schlafs regenerieren.

In der Ernährung sollte besonders auf eine stabilisierende, nährstoffreiche Kost geachtet werden: Hochwertige Proteine, gesunde Fette, ballaststoffreiches Gemüse und wenig Zucker entlasten den Stoffwechsel und stabilisieren den Blutzuckerspiegel. Dies unterstützt auch die Nebennieren. Wichtige Nährstoffe zur Förderung der DHEA-Produktion sind Vitamin C, Zink, Magnesium, Vitamin B5 und Vitamin D. Eine gezielte Ergänzung kann hier sinnvoll sein, insbesondere bei nachgewiesenen Mängeln.

Moderate Bewegung – etwa regelmäßige Spaziergänge, leichtes Krafttraining oder gemäßigtes Ausdauertraining – ist ebenfalls hilfreich, ohne die Nebennieren zusätzlich zu belasten. Exzessives, intensives Training sollte hingegen vermieden werden, da es die Stressbelastung erhöhen und die DHEA-Produktion weiter hemmen kann.

Darüber hinaus spielt das Körpergewicht eine Rolle: Starkes Über- oder Untergewicht kann den Hormonhaushalt stören. Das Ziel ist ein stabiles, gesundes Körpergewicht, das ohne extreme Diäten erreicht wird. Auch die Vermeidung von Umweltgiften wie Pestiziden, Schwermetallen oder hormonaktiven Substanzen in Kosmetika und Putzmitteln unterstützt den natürlichen Hormonstoffwechsel.

ÜBERSICHT SULFATIERTES DEHYDROEPIANDROSTERON (DHEA-S)	
Indikationen zur Bestimmung, u. a.	• Verdacht auf Nebennierenüberfunktion • Diagnostik von Nebenniereninsuffizienz • Abklärung von vermehrter Körperbehaarung (Hirsutismus) und männlichen Merkmalen (Virilisierung) bei Frauen • Diagnostik von Hyperandrogenismus (Hirsutismus, PCOS, Akne, Haarausfall) • Unterscheidung zwischen Eierstöcken und Nebennieren als Ursache bei erhöhten Androgenwerten bei Frauen • chronischer Stress und Burn-out
Referenzwerte	• Frauen: 40–430 µg/dl (optimal > 200 µg/dl) • Männer: 80–560 µg/dl (optimal > 280 µg/dl) Die Referenzwerte sind stark altersabhängig.
Sinnvolle Begleitwerte, v. a. bei Auffälligkeiten	Testosteron, Androstendion, Östradiol, Progesteron, Cortisol, ACTH, SHBG, LH, FSH, TSH, Blutfettwerte.
Bewertung	**Erhöhte Werte bei z. B.** • Hyperplasie oder Tumoren der Nebennierenrinde • polyzystischem Ovarialsyndrom (PCOS) • erblichen Störungen, z. B. adrenogenitalem Syndrom • Morbus Cushing • vermehrter Körperbehaarung (Hirsutismus) • Rauchen • akutem Stress • chronischem Stress in Frühphasen

	Erniedrigte Werte bei z. B. • Nebennierenschwäche, Nebennierenrindeninsuffizienz (Morbus Addison) • Insuffizienz der Hirnanhangsdrüse (Hypophyse) • chronischem Stress • langfristiger Einnahme von Glukokortikoiden
Hinweise	DHEA-S ist die Speicherform von DHEA. Es kann zu DHEA umgewandelt werden, aus welchem dann wiederum Testosteron und Östradiol gebildet werden können.

Iodothyronine & Peptidhormone

Iodothyronine sind eine Gruppe von Hormonen, die aus Jod und der Aminosäure Tyrosin aufgebaut sind. Sie sind unter anderem wichtig für den Stoffwechsel und die Energieproduktion. Zu den bekanntesten Vertretern zählen das Trijodthyronin (T3) und Thyroxin (T4).

Peptidhormone sind aus mehreren Aminosäuren aufgebaut und aktivieren verschiedene Signalwege. Sie sind somit an mehreren Zellprozessen beteiligt. Im Gegensatz zu Steroidhormonen, die fettlöslich sind und direkt in die Zelle eindringen (s. S. 151ff.), wirken Peptidhormone durch Bindung an spezielle Rezeptoren auf der Zellmembran. Beispiele für Peptidhormone sind: Insulin, Glukagon, Calcitonin, Parathormon, Ghrelin, Leptin, das Adrenocorticotrope Hormon (ACTH) oder Prolaktin.

Schilddrüsenhormone

Unsere Schilddrüsenhormone sind wichtig für die Regulation des Stoffwechsels, die Energieproduktion, für Wachstumsprozesse, für die Funktion des Gehirns und der Nerven, die Körpertemperatur, Muskelfunktion, Herzfunktion, Verdauung, Fortpflanzung und viele weitere Abläufe im Körper. Zur Zeit sind über 20 verschiedene Schilddrüsenhormone bekannt. Von diesen sind Trijodthyronin (T3) und Thyroxin (T4) die bekanntesten. Neben TSH sind sie auch die wichtigsten Laborwerte für die Schilddrüse. Gebildet werden die Schilddrüsenhormone mithilfe des Enzyms Thyreoperoxidase ausgehend von Thyreoglobulin. Die Produktion der Schilddrüsenhormone wird außerdem durch das Thyreoidea-stimulierende Hormon (TSH) gesteuert (s. S. 145f.).

Leider wird diagnostisch oftmals nur der TSH-Wert überprüft, obwohl bereits aus vielen Expertenkreisen die Aussagekraft des Markers stark kritisiert wird. Da TSH einen weiten Referenzbereich hat und auch gegenüber vielen Störfaktoren anfällig ist, führt die alleinige Messung dieses Wertes oft dazu, dass Schilddrüsenstörungen erst spät erkannt werden. Im Rahmen einer guten Diagnostik sollten deshalb auch die Schilddrüsenhormone fT3 und fT4 mitbestimmt werden. Bei entsprechenden Auffälligkeiten und Beschwerden lohnt es sich auch, einen Blick auf die Antikörper zu werfen, um mögliche autoimmune Prozesse frühzeitig zu erkennen.

Thyroxin (T4)

Die gesunde Schilddrüse bildet täglich zwischen 80 und 100 µg Thyroxin (T4). T4 ist das meistproduzierte Hormon der Schilddrüse. Es ist auch die Vorstufe des aktiven Schilddrüsenhormons Trijodthyronin (T3). Die Umwandlung von T4 zu T3 geschieht vor allem in der Leber, in den Nieren und in den Muskeln. Etwa 99,5 % des zirkulierenden T4s ist an Transportproteine gebunden, wobei nur freies T4 (fT4) biologisch aktiv ist.

Thyroxin (T4) enthält vier Jodatome und wird in großen Mengen produziert. Bei einem Jodmangel kann es jedoch sein, dass die fT4-Werte im Vergleich zu den fT3-Werten deutlich niedriger sind, da zur Kompensation mehr T3 gebildet wird.

Trijodthyronin (T3)

Täglich werden etwa 10–50 µg Trijodthyronin gebildet, welches vorwiegend aus der Umwandlung von T4 durch Abspaltung eines Jodatoms mithilfe von Selenoenzymen entsteht. Nur etwa 20 % des T3s werden direkt von der Schilddrüse produziert. T3 ist etwa 3–5 mal wirksamer als T4, verfügt jedoch über eine deutlich kürzere Halbwertszeit (~20 h) im Vergleich zu T4 (~7 Tage). Ähnlich wie T4 liegt auch T3 größtenteils an Transportproteine gebunden vor. Nur freies T3 (fT3) ist biologisch aktiv.

> **Liegt der fT4-Wert im Normalbereich bei einem niedrigen fT3-Wert, sollte immer an eine Störung der Umwandlung gedacht werden, beispielsweise aufgrund eines Selenmangels.**

Reverses T3

Reverses T3 (rT3) ist eine inaktive Variante des fT3, die vor allem in Stresssituationen und bei manchen Erkrankungen vermehrt gebildet wird. Aber auch im gesunden Zustand entsteht rT3 bei der Umwandlung von T4 zu T3. Das rT3 kann die Stoffwechselaktivität verringern, indem es an die fT3-Rezeptoren bindet, ohne Effekte auszulösen. Damit blockiert es diese gleichzeitig für die Bindung von fT3. Diesen Prozess nutzt der Körper, um schnell reagieren zu können, wenn mehr Stoffwechselaktivität in einer bestimmten Situation schädlich wäre. So wird zum Beispiel im Rahmen von Krankheiten, Infektionen, Entzündungen, bei Toxinbelastungen, Medikamenteneinnahme, Unterernährung und erhöhtem Stress vermehrt rT3 gebildet.

Exkurs Schilddrüsenantikörper

Es gibt drei labordiagnostisch wichtige Antikörper-Typen, die auf autoimmune Prozesse hindeuten, welche in der Schilddrüse stattfinden oder gegen diese gerichtet sind. Wenn Beschwerden, z. B. Symptome einer Über- oder Unterfunktion der Schilddrüse, bestehen und die Schilddrüsenhormone sowie der TSH-Wert auffällig oder grenzwertig sind, sollte zusätzlich auf folgende Antikörper hin getestet werden:

- **TPO-Antikörper:** Richten sich gegen das Enzym Thyreoperoxidase, das eine Rolle bei der Bildung von Schilddrüsenhormonen spielt. Erhöhte TPO-Antikörperwerte treten bei etwa 90 % aller Hashimoto-Patienten auf und bei ca. 70 % aller Morbus-Basedow-Patienten. Der Referenzbereich liegt bei < 35 IU/ml.
- **Tg-AK:** Richten sich gegen das Thyreoglobulin, einem Protein, das in der Schilddrüse vorkommt und bei der Hormonproduktion eine Rolle spielt. Erhöhte Tg-AK-Werte zeigen sich zu 50 % bei Hashimoto und zu 10–20 % bei Morbus Basedow. Der Referenzbereich liegt bei < 100 IU/ml.
- **TRAK:** Richten sich gegen den TSH-Rezeptor und können diesen entweder stimulieren oder blockieren. Erhöhte TRAK-Werte zeigen sich bei > 90 % der Morbus-Basedow-Patienten und deutlich seltener bei Hashimoto-Patienten (10 %). Der Referenzbereich liegt hier bei < 1,5 mU/l.

> **Bei etwa 3–5 % der gesunden Bevölkerung können erhöhte TPO- und Tg-Antikörper auftreten, ohne dass eine manifeste Schilddrüsenerkrankung vorliegt.**

Was kannst du tun?
Um deine Schilddrüsengesundheit ideal zu unterstützen, ist eine ausgewogene, nährstoffreiche Ernährung mit genügend Proteinen (ca. 1–1,5 g pro Kilogramm Körpergewicht) sowie gesunden Fetten, besonders Omega-3-Fettsäuren, das A und O. Proteine liefern nicht nur die Bausteine für Hormone, sondern unterstützen auch die Umwandlung von T4 in das biologisch aktivere T3.

Bei der Wahl der Lebensmittel sollte gezielt auf die Versorgung mit essenziellen Nährstoffen geachtet werden, welche die Schilddrüse benötigt. Diese sind Jod, Selen, Eisen, Zink, Tyrosin und Vitamin D (s. S. 44ff., 176ff.).

Bei nachgewiesenem Mangel oder erhöhtem Bedarf können diese Nährstoffe auch gezielt ergänzt werden – allerdings immer unter ärztlicher oder therapeutischer Begleitung, um Überdosierungen zu vermeiden.

Da die Schilddrüse extrem sensibel auf Stress reagiert, sollte auch die Stressreduktion ein fester Bestandteil im Alltag sein. Mindestens eine bewusste Pause täglich, ergänzt durch kleine Entspannungsrituale wie tiefe Atemübungen, progressive Muskelentspannung oder sanftes Yoga, hilft, das Stresssystem zu regulieren und die Belastung der Schilddrüse gering zu halten.

Auch die Gesundheit von Leber und Darm hat einen großen Einfluss auf die Schilddrüse. Der Darm erfüllt wichtige Aufgaben der Nährstoffaufnahme und ist wichtig für das Immunsystem. Die Leber ist an der Umwandlung und Verstoffwechselung der Schilddrüsenhormone beteiligt.

Eine darmfreundliche Ernährung mit wenig verarbeiteten Lebensmitteln, vielen Ballaststoffen, probiotischen und antientzündlichen Lebensmitteln – wie fermentiertem Gemüse, Beeren und grünem Blattgemüse – unterstützt die Darmflora und damit indirekt die Schilddrüse. Die Leber sollte auch entlastet werden, etwa durch den maßvollen Verzehr von Fruktose (z. B. in Obst), einfachen Kohlenhydraten und Alkohol. Auch Pflanzen, die reich an Bitterstoffen sind, helfen der Leber. Diese sind z. B. in Artischocke, Mariendistel und Löwenzahn enthalten.

Zudem ist es gut, auf Vitamin D zu achten, da niedrige Vitamin-D-Spiegel mit Schilddrüsenfunktionsstörungen wie Hashimoto-Thyreoiditis in Verbindung stehen. Ebenso kann die gezielte Versorgung mit B-Vitaminen (vor allem B2, B6 und B12) sowie Magnesium die Schilddrüsenfunktion unterstützen und Begleitsymptome wie Müdigkeit oder Stressanfälligkeit positiv beeinflussen.

ÜBERSICHT SCHILDDRÜSENHORMONE	
Indikationen zur Bestimmung, u. a.	• Verdacht auf Schilddrüsenerkrankungen, z. B. Hyperthyreose, Hypothyreose • Abklärung von unklarer Gewichtszunahme oder -abnahme • Verlaufskontrolle einer Schilddrüsenhormontherapie • auffälliger TSH-Wert (s. S. 145f.)
Referenzwerte	• Gesamt-T4 (Total T4): 4,5–12,0 µg/dl • fT4: 0,8–2,0 ng/dl (optimal > 1,4 ng/dl) • Gesamt-T3 (Total T3): 80–200 ng/dl • fT3: 2,3–4,4 pg/ml (optimal > 3 pg/ml)
Sinnvolle Begleitwerte, v. a. bei Auffälligkeiten	TSH, TPO-AK, Tg-AK, TRAK, Thyreoglobulin, Calcitonin, Jod im Urin, Blutfettwerte, Ferritin, Selen, Zink, Vitamin D, Omega 3, Magnesium, HbA1c, Gesamteiweiß, Aminogramm (v. a. L-Tyrosin), CRP, IL-6.
Bewertung	**Erhöhte Werte bei z. B.** • Autoimmunerkrankungen, z. B. Morbus Basedow • autonomen Schilddrüsenknoten (heiße Knoten) • Schilddrüsentumoren • Schilddrüsenentzündung • T3-Toxikose (isolierte T3-Erhöhung) • übermäßiger Zufuhr von Jod, jodhaltigen Kontrastmitteln • Überdosierung mit L-Thyroxin

	Erniedrigte Werte bei z. B. • Jodmangel • Autoimmunerkrankungen, z. B. Hashimoto-Thyreoiditis • sekundärer Schilddrüsenunterfunktion, z. B. bei Insuffizienz der Hirnanhangsdrüse (Hypophyse) • angeborener Schilddrüsenunterfunktion • Jodmangel, Selenmangel (v. a. bei niedrigem fT3) • Einnahme bestimmter Medikamente, z. B. Thyreostatika, Glukokortikoide, Betablocker, Dopaminantagonisten
Hinweise	• Die freien Schilddrüsenhormone fT3 und fT4 sind aussagekräftigere Messgrößen als die Gesamt-Werte. • Die alleinige Bestimmung des TSH ist meist nicht zielführend (s. S. 145f.). Es sollten unbedingt auch die fT3- und fT4-Werte mitbestimmt und deren Verhältnis zueinander beurteilt werden. • Typische Symptome einer Schilddrüsenüberfunktion mit erhöhten fT3- und fT4-Werten sind z. B. Nervosität, innere Unruhe, Gewichtsverlust, Herzrasen, Schwitzen, Schlaflosigkeit, Durchfall, Bluthochdruck und Zittern. • Typische Symptome einer Schilddrüsenunterfunktion mit erniedrigten fT3- und fT4-Werten sind z. B. Müdigkeit, Gewichtszunahme, Haarausfall, Kälteempfindlichkeit, trockene Haut, depressive Verstimmung und Verstopfung.

WICHTIGE KONSTELLATIONEN

	Primäre Unterfunktion	Sekundäre Unterfunktion	Low-T3-Syndrom	Primäre Überfunktion	Sekundäre Überfunktion
TSH	↑	↓ / normal	normal	↓	↑ / normal
fT4	↓	↓	↓ / normal	↑	↑
fT3	↓	↓	↓ + rT3 ↑	↑	↑

Insulin

Bei Insulin handelt es sich um ein Peptidhormon, das in den Betazellen der Bauchspeicheldrüse produziert wird. Seine wichtigste Aufgabe besteht darin, den Blutzuckerspiegel zu regulieren, indem es dazu beiträgt, dass Glukose aus dem Blut in die Zellen aufgenommen wird. Außerdem stimuliert Insulin die Speicherung von Glukose in Form von Glykogen. Weiterhin hemmt es den Abbau von Fetten, Proteinen und Glykogen, fördert die Bildung von Fettsäuren zur Energiespeicherung, hilft bei der Proteinbiosynthese und unterstützt die Aufnahme von Aminosäuren sowie Kalium in die Zellen. Gegenspieler von Insulin sind unter anderem Glukagon, Cortisol (s. S. 151ff.) und Adrenalin.

Insulinresistenz

Bei einer Insulinresistenz reagieren die Zellen nicht mehr richtig auf das Insulinsignal, sodass die Bauchspeicheldrüse zunehmend mehr Insulin produzieren und ausschütten muss, um den Blutzucker zu senken. Dadurch steigt das Risiko für Diabetes stark an. Meist entwickelt sich eine unbehandelte Insulinresistenz nach Jahren zu einem Prädiabetes und anschließend zu einem Diabetes. Ursachen für eine Insulinresistenz sind unter anderem chronischer Stress, Bewegungsmangel, Übergewicht und chronische Entzündungen im Körper. Auch eine unausgewogene Ernährung, die vor allem viel Zucker und einfache Kohlenhydrate enthält, führt dazu, dass die Blutzuckerwerte stark schwanken und ansteigen, was die Risiken für eine Insulinresistenz und Diabetes erhöht.

Zur Diagnose einer Insulinresistenz wird der HOMA-IR, der auch HOMA-Index genannt wird, berechnet.

Liegt der Wert < 2, ist eine Insulinresistenz unwahrscheinlich. Wenn der Wert zwischen 2 und 2,5 liegt, ist das ein möglicher Hinweis auf eine Insulinresistenz. Liegt der Wert zwischen 2,5 und 5, ist eine Insulinresistenz wahrscheinlich. Werte über 5 deuten auf eine ausgeprägte Insulinresistenz und ein hohes Risiko für Diabetes hin.

Was kannst du tun?

Um den Insulinstoffwechsel nachhaltig zu unterstützen, sollten tägliche Bewegungseinheiten und insbesondere regelmäßiges Krafttraining fest in den Alltag integriert werden. Bewegung hilft den Muskelzellen dabei, Zucker unabhängig von Insulin aufzunehmen, wodurch der Blutzucker- und Insulinspiegel sinkt. Schon 30 Minuten moderate Bewegung täglich – sei es beim Spazierengehen, Radfahren oder Krafttraining – können spürbare Verbesserungen bringen.

Auch die Ernährung spielt eine entscheidende Rolle: Die Basis bilden ausreichend hochwertige Proteine sowie gesunde Fette, zum Beispiel aus Avocados, Olivenöl, Nüssen und fettreichem Fisch. Komplexe Kohlenhydrate mit vielen Ballaststoffen wie Gemüse, Hülsenfrüchte, Hafer, Quinoa oder Buchweizen sollten bevorzugt werden. Hingegen ist es gut, schnell verdauliche, einfache Kohlenhydrate wie Zucker, Weißmehlprodukte und stark verarbeitete Lebensmittel zu meiden, da diese unter anderem den Blutzuckerspiegel rasch ansteigen lassen.

Um Blutzuckerschwankungen und ständig erhöhte Insulinwerte zu vermeiden, empfiehlt es sich, auf regelmäßige Hauptmahlzeiten zu setzen. Über den Tag verteilte Snacks sollten hingegen bewusst vermieden werden. Ein Rhythmus aus drei nährstoffreichen Hauptmahlzeiten täglich hilft dabei, den Insulinhaushalt zu entlasten. Zudem hat diese Form der Ernährung den Vorteil, dass sich der Körper durch die regelmäßigen Mahlzeiten an natürliche Hunger- und Sättigungssignale gewöhnt. Auch Intervallfasten kann eine wirksame Strategie sein, um die Insulinsensitivität zu verbessern – sollte aber individuell abgestimmt werden. So kann im Rahmen des Intervallfastens beispielsweise eine Essenspause von etwa 14–16 Stunden über Nacht hilfreich sein.

Ein weiterer entscheidender Faktor ist der Schlaf: Mindestens 7–9 Stunden erholsamer Schlaf pro Nacht sind essenziell, da Schlafmangel eine Insulinresistenz noch verstärken kann. Gleichzeitig sollte aktiv auf Stressreduktion geachtet werden, denn chronischer Stress erhöht Cortisol und kann die Blutzuckerkontrolle erheblich verschlechtern. Entspannungstechniken wie Meditation, Atemübungen oder kleine Auszeiten im Alltag sind hier besonders hilfreich.

Was die Nährstoffe betrifft, sind zum Beispiel Chrom, Magnesium, Zink und Kalium besonders wichtig für einen gesunden Insulinstoffwechsel.

Auch Vitamin D, Omega-3-Fettsäuren und B-Vitamine (vor allem B1, B6, B12 und Folat) sollten regelmäßig überprüft und bei Bedarf ergänzt werden, denn Nährstoffmängel können die Stoffwechsellage verschlechtern (s. S. 55ff., 133, 176ff.).

Darüber hinaus gibt es einige pflanzliche Mittel zur Unterstützung, die sich günstig auf den Blutzucker und auf das Insulin auswirken können, zum Beispiel Berberin, Zimt, Inositol oder Bittermelone. Sie sollten allerdings nur gezielt, also nicht über einen langen Zeitraum, und am besten nach Absprache mit dem Arzt oder der Ärztin eingesetzt werden.

ÜBERSICHT INSULIN

Indikationen zur Bestimmung, u. a.	• Verdacht auf Insulinresistenz, z. B. bei Übergewicht, PCOS, metabolischem Syndrom • Verdacht auf Prädiabetes, Diabetes Typ 1 oder Typ 2 • Diagnostik und Unterscheidung von Hypoglykämien, z. B. bei Verdacht auf Insulinom • Überprüfung der Bauchspeicheldrüsenfunktion, z. B. nach Pankreatitis, Operationen • Therapiekontrolle bei Diabetikern (besonders unter Insulintherapie)

Referenzwerte	• Nüchterninsulin (6–8 h nüchtern): 2–25 µU/ml (optimal 2-6 µU/ml) • Nüchterninsulin (> 12 h nüchtern): < 6 µU/ml (optimal < 3 µU/ml) • Postprandial (nach dem Essen): bis 80 µU/ml • HOMA-Index: < 2,5
Sinnvolle Begleitwerte, v. a. bei Auffälligkeiten	Nüchternglukose, HbA1c, oGTT, Fructosamin, C-Peptid, Proinsulin, Adiponektin, Kalium, Zink, Vitamin D, Magnesium, Blutfettwerte (Cholesterin, LDL, HDL, Triglyzeride), Leberwerte (GPT, GOT, GGT), Harnsäure, TSH, fT3, fT4.
Bewertung	**Erhöhte Werte bei z. B.** • früher Insulinresistenz • Prädiabetes • Diabetes Typ 2 • metabolischem Syndrom • Insulinom (insulinproduzierender Tumor) • Polyzystischem Ovarialsyndrom (PCOS) • postprandialer Hyperinsulinämie (erhöhter Insulinspiegel nach dem Essen)
	Erniedrigte Werte bei z. B. • Diabetes Typ 1 • Spätstadium bei Diabetes Typ 2 (Erschöpfung der Bauchspeicheldrüse) • Fasten • Entzündung der Bauchspeicheldrüse (Pankreatitis) • nach Pankreasresektion (Entfernung der Bauchspeicheldrüse) • schweren Lebererkrankungen
Hinweise	• Der HOMA-Index wird aus dem Nüchtern-Insulinspiegel und dem Nüchtern-Glukosespiegel berechnet (s. S. 114ff.). • Um eine Insulinresistenz frühzeitig zu erkennen, sollte der Insulinwert gemeinsam mit dem Nüchternblutzucker zur Bestimmung des HOMA-Index genutzt werden.

KAPITEL 7

VITAMINE & MINERALIEN

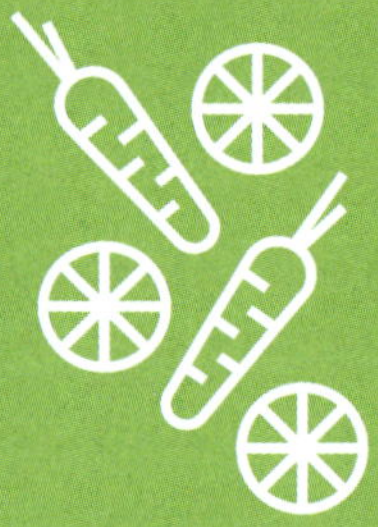

Vitamine und Mineralien sind essenziell für die Energie, die Hormone, das Immunsystem und die Zellgesundheit. Doch viele Menschen sind heute mit diesen wichtigen Nährstoffen mangelhaft versorgt, ohne dass es auffällt. Dieses Kapitel zeigt dir, welche Mikronährstoffe wichtig sind, und wie sie miteinander in Verbindung stehen. Du lernst auch, wie sich Nährstoffmängel äußern, wie diese labordiagnostisch richtig erfasst werden können und was du selbst zur Vorsorge tun kannst.

Mangel-erscheinungen erkennen

Vitamine und Mineralien sind lebenswichtige Mikronährstoffe, die unser Körper nicht oder nur in unzureichenden Mengen selbst herstellen kann. Bei Vitaminen handelt es sich um organische Verbindungen. Diese werden in fettlösliche (A, D, E, K) und wasserlösliche Vitamine (B-Vitamine und Vitamin C) unterteilt. Wir benötigen Vitamine unter anderem für unsere Stoffwechselprozesse, die Immunfunktion, die Regeneration, die Hormonproduktion und unser Wachstum.

Mineralstoffe sind anorganische Verbindungen, die zum Beispiel für Enzymfunktionen, die Regulation des Wasser- und Elektrolythaushalts, die Nerven- und Muskelfunktion, die Knochen- und Zahngesundheit, die Blutbildung und den Zellschutz benötigt werden. Mineralstoffe werden unterteilt in Mengenelemente (z. B. Magnesium, Kalium, Kalzium) und in Spurenelemente (z. B. Zink, Selen, Eisen), welche nur in kleinen Mengen benötigt werden.

Ein Mangel an Vitaminen und Mineralien kann sich in einer Vielzahl von Problemen äußern, unter anderem in Müdigkeit, Konzentrationsstörungen oder Infektanfälligkeit. Es kann auch zu hormonellen Dysbalancen, Muskelkrämpfen, Haarausfall oder Hautproblemen kommen.

Wichtiges zur Labordiagnostik

Oft werden Vitamine und Mineralien nur im Serum bestimmt. Allerdings befinden sich Nährstoffe wie Magnesium, Eisen, Kalium, Zink und Selen vorrangig in den Blutzellen, und weniger im Serum. So kann es passieren, dass Mängel mit der Serumanalyse nicht erfasst werden.

Die Vollblutanalyse erlaubt hingegen Aussagen über die gesamte Versorgung des Körpers mit Nährstoffen. Dieser Messwert zeigt den gesamten Gehalt an Vitaminen oder Mineralien im Blut an. Anhand der Vollblutanalyse lassen sich mithilfe anderer Parameter wie zum Beispiel des Hämatokrits (s. S. 31ff.) auch die intrazellulären Konzentrationen der Vitamine und Mineralstoffe berechnen.

Sowohl die Vollblut- als auch die Serumanalyse haben ihre Berechtigung, denn je nach Ziel der Untersuchung eignet sich die eine Methode besser als die andere.

Sehen wir uns nun die wichtigsten Mineralien und Vitamine im Folgenden genauer an.

Vitamin A

Zu Vitamin A wird eine Gruppe fettlöslicher Verbindungen gezählt. Aus tierischen Quellen nehmen wir vor allem Retinol und Retinylester auf. Aus pflanzlichen Quellen erhalten wir Carotinoide wie Beta-Carotin, welche Vorstufen von Vitamin A sind.

Aufgrund von genetischen Varianten können manche Menschen das aktive Vitamin A nur eingeschränkt oder gar nicht aus Beta-Carotin bilden. Bei vorwiegend pflanzlicher Ernährung droht daher ein Vitamin-A-Mangel. Aber auch eine Schilddrüsenunterfunktion und Diabetes können die Umwandlung stören.

Vitamin A ist wichtig für die Augen, die Teilung und Differenzierung der Zellen, die Fruchtbarkeit, den Hormonstoffwechsel, das Wachstum, die Immunfunktion, die Gesundheit der Haut und Schleimhaut, den antioxidativen Schutz und die Aufnahme von Eisen.

Ein Vitamin-A-Mangel kann sich in Nachtblindheit, verminderter Sehkraft, trockener Haut, Akne, roten sowie trockenen Augen, Infektanfälligkeit, Störungen des Geruchs- und Geschmackssinns, Appetitmangel und Fehlentwicklungen bei Kindern äußern. Häufig kommt es zu einem Vitamin-A-Mangel aufgrund von Störungen der Fettverdauung und der Aufnahme im Darm.

Was kannst du tun?

Eine gezielte Optimierung der Ernährung ist der wichtigste erste Schritt. Besonders reich an Vitamin A (in Form des aktiven und leicht verwertbaren Retinols) sind tierische Lebensmittel wie Leber, Eier, Butter, fettreiche Milchprodukte und fettreicher Fisch. Diese liefern Vitamin A in einer Form, die der Körper direkt nutzen kann. Wer Leber nicht regelmäßig essen möchte oder kann, findet auch in Eiern und Butter wertvolle Beiträge zur Deckung des Bedarfs.

Pflanzliche Lebensmittel wie Karotten, Süßkartoffeln, Spinat, Kürbis oder Mangold enthalten Beta-Carotin, die Vorstufe von Vitamin A. Der Körper kann Beta-Carotin in Vitamin A umwandeln – allerdings nur in begrenztem Umfang und abhängig von individuellen Faktoren wie Genetik, Darmgesundheit und Nährstoffstatus. Menschen mit bestimmten genetischen Varianten oder Verdauungsstörungen – wie Leaky Gut oder Zöliakie – können Beta-Carotin schlechter umwandeln und sollten besonders auf die Zufuhr aktiver Vitamin-A-Quellen achten.

Da Vitamin A ein fettlösliches Vitamin ist, ist es außerdem wichtig, immer etwas Fett zur Mahlzeit zu kombinieren, um die Aufnahme zu verbessern. Etwas hochwertiges Olivenöl, ein kleines Stück Butter oder Avocado als Beilage können die Aufnahme pflanzlicher Carotinoide deutlich steigern.

Bestimmte Nährstoffe, vor allem Zink und Vitamin E, unterstützen zudem die Verwertung von Vitamin A. Weiterhin sind eine gesunde Darmflora und Leber wichtig für den Vitamin-A-Stoffwechsel.

In schweren Fällen oder bei deutlich erniedrigten Spiegeln kann eine gezielte Supplementierung mit Vitamin A sinnvoll sein – allerdings sollte diese immer unter ärztlicher Aufsicht erfolgen, denn eine Überdosierung kann bei diesem Vitamin gesundheitsschädlich sein. Besonders bei Frauen im gebärfähigen Alter oder während der Schwangerschaft ist Vorsicht geboten, da hohe Dosen für das Ungeborene gefährlich sein können.

ÜBERSICHT VITAMIN A	
Indikationen zur Bestimmung, u. a.	• Verdacht auf Vitamin-A-Mangel (Nachtblindheit, trockene Haut, Infektanfälligkeit) • Abklärung von Sehstörungen oder Hornhauterkrankungen • Beurteilung der Leberfunktion und Resorptionsstörungen • Kontrolle bei Langzeiteinnahme von Vitamin-A-Präparaten (Überdosierungsgefahr)
Referenzwerte	300–1000 µg/l (optimal 400–800 µg/l)
Sinnvolle Begleitwerte, v. a. bei Auffälligkeiten	RBP, CRP, Zink, Vitamin D, Vitamin E, Vitamin K, Blutfettwerte (v. a. Cholesterin, Triglyzeride), Leberwerte (GOT, GPT, GGT, AP), Gesamteiweiß, Albumin, Ferritin.
Bewertung	**Erhöhte Werte bei z. B.** • hochdosierter Einnahme (Substitution) • chronischer Niereninsuffizienz • übermäßigem Verzehr von Leber • Einnahme bestimmter Medikamente, z. B. Verhütung (Pille) **Erniedrigte Werte bei z. B.** • Fehl- und Mangelernährung • Alkoholismus • Entzündungen, Infektionen • chronisch-entzündlichen Darmerkrankungen, Zöliakie • Erkrankungen durch Parasiten, z. B. Giardiasis • Gallenstau (Cholestase) • Lebererkrankungen • Insuffizienz der Bauchspeicheldrüse (Pankreasinsuffizienz) • Zinkmangel • erhöhtem Bedarf in der Schwangerschaft und Stillzeit
Hinweise	• Die Blutabnahme sollte über 12 h nach dem Essen erfolgen. • Die Blutprobe muss vor Licht geschützt und relativ schnell bearbeitet werden. • Zusätzlich zum Serum-Blutwert kann noch das retinolbindende Protein (RBP) gemessen werden. Das Verhältnis der beiden Werte sagt mehr über den Vitamin-A-Status aus.

B-Vitamine (B1, B2, B3, B5, B6, B7, B9, B12)

Die B-Vitamine sind eine Gruppe von wasserlöslichen Vitaminen, die eine entscheidende Rolle im Energiestoffwechsel, im Nervensystem, bei der Hormonregulation und Zellgesundheit spielen. Wir müssen B-Vitamine regelmäßig zu uns nehmen, da sie nicht langfristig im Körper gespeichert werden können, mit Ausnahme von Vitamin B12.

Auf jedes einzelne B-Vitamin genau einzugehen, würde den Rahmen dieses Buches sprengen. In der ersten Diagnostik spielt die Bestimmung jedes einzelnen B-Vitamins auch eine eher untergeordnete Rolle und kommt nur in besonderen Fällen zum Einsatz. Dennoch sind manche B-Vitamine und ihre genaue Untersuchung von zentraler Bedeutung in der Diagnostik von Erkrankungen oder Störungen, die den jeweiligen B-Vitamin-Stoffwechsel betreffen. Zu diesen »wichtigen« Vertretern zählen B6, B9 und B12.

Vitamin B1

Vitamin B1 spielt eine wichtige Rolle in der Energieproduktion, bei der Funktion der Nerven und des Herzens, im Gehirnstoffwechsel, für die Gesundheit der Haut und Schleimhaut, für die Muskelfunktion, bei der Bildung von Kollagen und bei der Immunfunktion. Magnesium ist an der Umwandlung von Vitamin B1 in seine aktive Form beteiligt (s. S. 65ff.). Daher kann ein Mangel an Magnesium zu Symptomen führen, die einem Vitamin-B1-Mangel ähneln.

Auch intensiver Sport, viel Stress, chronische Krankheiten und regelmäßiger Alkoholkonsum steigern den Bedarf und Verbrauch an Vitamin B1. Ein Mangel kommt oft vor und äußert sich in Müdigkeit, Taubheitsgefühlen, Kribbeln, Stimmungsschwankungen, Reizbarkeit, depressiven Verstimmungen und verminderter körperlicher sowie geistiger Leistungsfähigkeit.

Je aktiver wir sind und je höher unsere körperliche Belastung täglich ist, desto mehr Vitamin B1 benötigen wir. Bei Leistungssportlern wird beispielsweise eine zusätzliche Einnahme von 0,4 mg Vitamin B1 pro 1000 kcal Leistungsumsatz empfohlen.

Wie wird Vitamin B1 gemessen?

- Gehalt im Vollblut sowie mittels mikrobiologischer Bioassays
- erythrozytäre Transketolaseaktivität (ETK), welche als sehr aussagekräftiger Parameter gilt. Bei Diabetikern sollte die ETK nicht alleine genutzt werden, denn ein Mangel kann bei Diabetes durch bestimmte Ausgleichsprozesse verborgen sein.
- Ausscheidung im Urin

Die Referenzwerte für Vitamin B1 im Blut liegen bei 40–90 µg/l. Optimale Werte liegen in der oberen Hälfte des Bereichs. Eine Ausscheidung im Urin von < 100 µg/Tag deutet auf einen Mangel hin.

Achtung

Wenn du viel Kaffee oder schwarzen Tee trinkst, kann dein Körper das Vitamin B1 nicht gut aus der Ernährung aufnehmen. Auch bei einer sehr zuckerreichen Ernährung steigt der Bedarf an.

Bei Auffälligkeiten in den Vitamin-B1-Werten können weitere sinnvolle Parameter bestimmt werden: Magnesium, Vitamin B6, B9 und B12, Homocystein, Blutzucker, HbA1c, CRP, Leberwerte, Kreatinin und GFR.

Vitamin B2

Vitamin B2 ist ein wichtiger Bestandteil von etwa 60 Enzymen. Es ist unter anderem am Energie-, Fett- und Aminosäurestoffwechsel sowie am Abbau von Homocystein und an der Regeneration von Glutathion beteiligt. Zudem spielt es bei der Bildung weiterer Vitamine eine Rolle: Diese sind zum Beispiel Vitamin B3, B6 und B9. Vitamin B2 ist wichtig für die Blutbildung, Immunfunktion, Bildung von Hormonen wie Adrenalin und den Eisenstoffwechsel. Es trägt auch zur Gesundheit der Haut und Augen bei.

Zu einem Vitamin-B2-Mangel kommt es selten allein. Meist fehlen gleichzeitig noch weitere B-Vitamine, vor allem B3 und B6. Daher sind die Symptome eines Vitamin-B2-Mangels oft unspezifisch. Bei experimentell erzeugten Mängeln zeigten sich Symptome wie Mundwinkelrisse, Dermatitis, eine geschwollene, rote Zunge (Glossitis), trockene Haut und Schleimhäute, juckende Augen, Müdigkeit, Störungen des Eisenstoffwechsels und der Blutbildung, Lichtempfindlichkeit und Muskelschwäche. Ein langfristiger Mangel des Vitamins steht auch mit Mängeln an Zink, Eisen und Kalzium in Verbindung.

Wie wird Vitamin B2 gemessen?

- Gehalt im Vollblut
- Ausscheidung im Urin
- Stimulation der Glutathion-Reduktase in den Erythrozyten (EGR)

Referenzwerte für bioaktives Vitamin B2 im Blut liegen bei 80–300 µg/l. Optimale Werte liegen im oberen Referenzbereich. Wenn die Ausscheidung im Urin weniger als 40 µg/g Kreatinin beträgt, deutet das ebenfalls auf einen Mangel hin. Für die α-EGR-Aktivität gilt ein Wert von über 1,2 als ein Hinweis auf einen Mangel.

Weitere sinnvolle Werte, die bei Auffälligkeiten der Vitamin-B2-Werte bestimmt werden können, sind: Vitamin B1, B3, B6,

Interessant

Gallensalze scheinen die Aufnahme von Vitamin B2 zu erleichtern. Bei Störungen im Magen-Darm-Trakt, Alkoholkonsum und bei der Einnahme von Medikamenten für den Magen kann die Aufnahme gestört werden. Die Einnahme von Verhütungsmitteln (Pille) erhöht den Bedarf an Vitamin B2.

B9 und B12, Homocystein, kleines Blutbild, Ferritin, CRP, Gesamteiweiß, Leberwerte, Kreatinin und GFR.

Vitamin B3

Vitamin B3, auch bekannt als Niacin, ist an enorm vielen Körperfunktionen beteiligt. Dazu zählen der Energie-, Fett- und Kohlenhydratstoffwechsel, die Bildung von Steroidhormonen, der Insulinstoffwechsel, der Cholesterinstoffwechsel, die Regeneration von Glutathion, die DNA-Reparatur, die Funktion der Muskeln und Nerven, die Gesundheit der Haut, die Immunfunktion und die Blutzuckerregulation.

Das Besondere an Vitamin B3 ist, dass unser Körper es aus der Aminosäure Tryptophan selbst herstellen kann. Dieser Vorgang findet in Leber und Niere statt.

Übrigens: Niacin ist ein Sammelbegriff für Nicotinsäure und Nicotinamid. Beide Formen können jeweils ineinander umgewandelt werden.

Wir können zwar Niacin in der Leber und auch in den Erythrozyten speichern. Allerdings reicht die Reserve nur für 2 bis 6 Wochen. Eine regelmäßige Zufuhr ist daher notwendig. Zu einem Mangel kann es durch Mangel- oder Fehlernährung, Alkoholismus, Absorptionsstörungen und durch einige Medikamente kommen.
Ein Mangel findet sich oft bei einer sehr maisreichen Ernährung.

Die Symptome eines Vitamin-B3-Mangels sind vielfältig. Dazu zählen unter anderem Hautausschläge, Hautprobleme, trockene und entzündete Schleimhäute, Müdigkeit, Schlaflosigkeit, Muskelschwäche, Wachstumsstillstand bei Kindern, Stimmungsschwankungen, depressive Verstimmungen, Verdauungsprobleme, Störungen im Fettstoffwechsel, Gedächtnisstörungen, Appetitverlust und Gewichtsverlust. Ein extremer Mangel kann zu der Erkrankung Pellagra führen, die sich durch Dermatitis, Diarrhö und Demenz zeigt und im schlimmsten Fall zum Tod führen kann.

Ein Mangel an Vitamin B3 kann oft in Verbindung mit Mängeln an anderen B-Vitaminen wie B2, B6 und B9 auftreten, da sie im Stoffwechsel eng verknüpft sind. Oftmals zeigen Menschen mit Vitamin-B3-Mangel auch einen Mangel an Tryptophan oder Serotonin. Wenn wir nicht ausreichend Vitamin B3 über die Ernährung aufnehmen, stellt der Körper es selbst aus Tryptophan her, sofern genug Vitamine B2, B6 und B9 vorhanden sind. Für die Bildung von Serotonin fehlt dann Tryptophan.

Wie wird Vitamin B3 gemessen?

- Niacin-Gehalt im Serum oder Plasma
- Konzentration von Niacin-Metaboliten wie N-Methyl-Nicotinamid im Urin
- NAD/NADP-Konzentration in den Erythrozyten

Die Referenzwerte für Vitamin B3 im Blut sind je nach Labor variabel. Für Nicotinamid liegen sie oft bei 8–100 µg/l. Optimale Werte sollten im oberen Bereich dieser Referenz liegen.

Im Urin deutet eine Ausscheidung der Niacin-Metaboliten von weniger als 5,8 µmol/Tag auf einen möglichen Mangel

Gut zu wissen

Hinter erhöhten Blutfettwerten, hohem Homocystein und Lp(a) (s. S. 120ff., 132f., 219ff.) kann sich auch ein B3-Mangel verbergen.

hin. Außerdem kann noch das Verhältnis von N-Methyl-2-pyridon-3-carboxamid zu N-Methyl-Nicotinamid im Urin gemessen werden. Wenn dieser Quotient unter 1 liegt, ist das ebenfalls ein Hinweis auf einen Mangel.

Weitere sinnvolle Werte, die man bei Auffälligkeiten der Vitamin-B3-Werte bestimmen kann, sind: Vitamin B2, B6, B9 und B12, Homocystein, Tryptophan, Serotonin, Blutfettwerte, CRP, Gesamteiweiß, Leberwerte, Kreatinin und GFR.

Vitamin B5

Vitamin B5, auch bekannt als Pantothensäure, ist besonders am Energiestoffwechsel beteiligt.

Die aktive Form von Vitamin B5 ist das Phosphopantethein, welches ein Bestandteil von Coenzym A, dem Acyl-Carrier-Protein und der Fettsäure-Synthase ist.

Vitamin B5 spielt eine Rolle im Stoffwechsel von Kohlenhydraten, Fetten, Aminosäuren, Cholesterin und Neurotransmittern. Außerdem ist es wichtig für die Bildung von Vitamin A, Steroidhormonen und Hämoglobin. Darüber hinaus ist es auch an der Wundheilung beteiligt.

Ein Vitamin-B5-Mangel zeigt sich durch Müdigkeit, Herzrhythmusstörungen, Nervenbeschwerden, Muskelkrämpfe, Wachstumsstörungen, Infektanfälligkeit, Störungen der Mundschleimhaut, Verdauungsprobleme, Hautirritationen, Schlafstörungen und Nebennierenschwäche. Ein stärkerer Mangel äußert sich im Burning-Feet-Syndrome, das sich durch ein Brennen in den Füßen zeigt.

Wie wird Vitamin B5 gemessen?

- Pantothensäure-Gehalt im Serum oder Vollblut
- Pantothensäure-Ausscheidung im Urin

Die Referenzwerte für Vitamin B5 im Serum variieren je nach Labor. Oft liegen sie bei 25–80 µg/l, mit optimalen Werten im oberen Bereich. Liegt die Pantothensäure-Ausscheidung im Urin unter 1 mg/Tag, deutet das auf einen Mangel hin.

Bei Auffälligkeiten der Vitamin-B5-Werte können weitere sinnvolle Parameter gemessen werden: Vitamin B1, B2, B6, B7, B9 und B12, Homocystein, CRP, Gesamteiweiß, Blutzucker, HbA1c, Zink und Magnesium (Cofaktoren B5-abhängiger Enzyme), Leberwerte, Kreatinin und GFR.

Achtung

Bei Diabetes, regelmäßigem Alkoholkonsum und der Einnahme von Verhütungsmitteln (Pille) ist der Bedarf an Vitamin B5 erhöht.

Vitamin B6

Vitamin B6, auch bekannt als Pyridoxin, kommt in drei verschiedenen Formen vor: Pyridoxal, Pyridoxamin und Pyridoxin (auch Pyridoxol genannt). Es spielt vor allem im Stoffwechsel von Aminosäuren, Proteinen, Nukleinsäuren, Fetten und Kohlenhydraten eine Rolle. Zudem ist es an der Bildung von Neurotransmittern wie Serotonin, Noradrenalin, und Dopamin beteiligt. Es ist wichtig für die Blutbildung, die Immunfunktion, die Wirkung von Steroidhormonen und die Gesundheit des Gehirns und der Nerven. Vitamin B6 unterstützt die Umwandlung von Homocystein, ist an der Bildung von Vitamin B3 aus Tryptophan sowie der Bildung von Kollagen beteiligt und wirkt als Cofaktor für die Leberenzyme GOT und GPT.

Die aktive Form von Vitamin B6 heißt Pyridoxalphosphat (P5P). Sie ist wichtig für verschiedene chemische Reaktionen im Körper. Das aktive P5P ist besonders im Eiweißstoffwechsel wichtig, aber auch bei der Bildung von Botenstoffen wie Serotonin oder Dopamin. Damit Vitamin B6 in die aktive Form P5P umgewandelt werden kann, braucht der Körper Zink und Vitamin B2 zur Unterstützung.

Symptome eines Vitamin-B6-Mangels umfassen unter anderem Wachstumsstörungen und Hautveränderungen wie Dermatitis oder Risse in den Mundwinkeln. Ein Mangel kann sich auch in Nervosität, Reizbarkeit, Depressionen, dem prämenstruellem Syndrom (PMS), Schlaflosigkeit, Verwirrtheit, Gedächtnisproblemen, Muskelschmerzen oder Immunschwäche äußern.

Wie wird Vitamin B6 gemessen?

- Pyridoxalphosphat (P5P) im Serum oder Plasma, auch Vollblut
- mikrobiologische Bioassays
- α-EAST (Aktivierungskoeffizient der erythrozytären Aspartat-Aminotransferase)
- 4-Pyridoxinsäure-Ausscheidung im Urin

Die Referenzwerte für Vitamin B6 im Blut unterscheiden sich je nach Labor, liegen aber oft bei 5–30 µg/l (Serum/Plasma) und 12–45 µg/l (Vollblut). Optimale Werte bewegen sich im mittleren Bereich. Beim α-EAST zeigt ein Wert über 2 einen Mangel an. Liegt die 4-Pyridoxinsäure-Ausscheidung im Urin unter 1 mg/Tag, deutet das auf einen Mangel hin.

Gut zu wissen

Ein erhöhter Serumspiegel bei gleichzeitig erhöhtem Homocystein (s. S. 219ff.) kann ein Hinweis auf einen intrazellulären B6-Mangel sein. Dazu kommt es, wenn etwa die nötigen Cofaktoren für die zelluläre Aufnahme fehlen.

Die korrekte Bestimmung von Vitamin B6 ist ein etwas schwieriger Fall. Für eine möglichst gute Einschätzung des Status lohnt es sich, zwei verschiedene Parameter zu betrachten. Beispielsweise könnte man neben der Bestimmung im Blut noch B6-abhängige Stoffwechselmetabolite im Blut analysieren, wie das Cystathionin. Erhöhte Werte dieses

Metabolits im Blut können ein Hinweis auf einen funktionellen B6-Mangel sein.

Weitere sinnvolle Werte, die bei Auffälligkeiten in den Vitamin-B6-Werten helfen können, sind: Vitamin B2, B3, B9 und B12, Homocystein, CRP, Gesamteiweiß, Blutzucker, HbA1c, Zink, Mangan, Magnesium, Serotonin, Melatonin, Leberwerte, Kreatinin und GFR.

Vitamin B7

Vitamin B7 ist auch als Biotin oder Vitamin H bekannt. Die aktive Form von Biotin ist Biotinyllysin. Die meisten kennen Biotin in Verbindung mit schönen Haaren, Haut und Nägeln. Aber es ist für noch vieles mehr nötig, zum Beispiel für den Energiestoffwechsel, die Bildung von DNA und RNA, die Bildung von Glykogen und Glukose, die Ausschüttung von Insulin sowie für den Stoffwechsel von Fetten, Proteinen und Kohlenhydraten.

Ein Vitamin-B7-Mangel kann sich in Dermatitis, brüchigen Nägeln, Haarausfall, neurologischen Symptomen wie Lethargie oder Halluzinationen, Taubheitsgefühlen, Muskelschmerzen und -krämpfen, einer Fettleber sowie in Schwäche und Appetitlosigkeit zeigen.

Gut zu wissen

Ein Mangel an B7 kann durch eine gestörte Darmflora, zu viel rohes Eiweiß in der Ernährung oder genetische Varianten in Enzymen und Rezeptoren des Biotinstoffwechsels entstehen.

Wie wird Vitamin B7 gemessen?

- Biotin-Gehalt im Serum oder Plasma
- Aktivität von Biotin-abhängigen Enzymen in den Erythrozyten
- Biotin-Ausscheidung sowie die Ausscheidung bestimmter organischer Säuren, z. B. der 3-HIA

Die Referenzwerte für Vitamin B7 im Blut sind je nach Labor unterschiedlich. Die üblichen Referenzwerte für Erwachsene liegen im Bereich von 200–1000 ng/l. Optimale Werte liegen im mittleren bis oberen Bereich. Eine Biotin-Ausscheidung von weniger als 5 µg/Tag deutet auf einen Mangel hin.

Weitere sinnvolle Werte, die man bei Auffälligkeiten der Vitamin-B7-Werte bestimmen kann, sind: Vitamin B5, B6, B9 und B12, Homocystein, CRP, Gesamteiweiß, Blutzucker, HbA1c, Zink, Leberwerte, Kreatinin und GFR, bei Bedarf auch eine Mikrobiom-Analyse.

Biotin kann einige Messungen anderer Werte beeinflussen, zum Beispiel die der Schilddrüsenwerte. Daher ist es vor allem bei Einnahme eines hochdosierten B-Komplexes oder Vitamin-B7-Präparates gut, dieses am besten mindestens 5 Tage vor der Blutabnahme abzusetzen.

Vitamin B9

Vitamin B9, auch bekannt als Folsäure, spielt eine wichtige Rolle unter anderem im Zellwachstum, bei der Zellteilung, beim Abbau von Homocystein, bei der Bildung roter Blutzellen und im Protein- sowie Nukleinsäurestoffwechsel. Die aktive Form von Folsäure ist die Tetrahydrofolsäure (THF).

Wenn wir von Folsäure sprechen, meinen wir im Nahrungsergänzungsbereich die synthetisch hergestellte Form, welche einige Menschen nicht verwerten können. Die natürlich vorkommende Form wird als Folat bezeichnet.

Symptome eines Vitamin-B9-Mangels umfassen unter anderem Appetitlosigkeit, Haarausfall, Müdigkeit, Schwäche, Blässe, erhöhte Homocystein-Werte, Stimmungsschwankungen, Depressionen, Gewichtsverlust, Kurzatmigkeit und Polyneuropathien. In der Schwangerschaft besteht bei einem Mangel ein erhöhtes Risiko für unter anderem Fehlbildungen oder Frühgeburten.

Die Einnahme von Verhütungsmitteln (Pille) oder Schmerzmitteln erhöht den Bedarf an Vitamin B9. Ein Mangel an Vitamin C und Zink begünstigt einen Vitamin-B9-Mangel.

Wie wird Vitamin B9 gemessen?

- Folsäure-Gehalt im Serum oder Plasma, wobei der Gehalt an Folsäure in den Erythrozyten eine bessere Einschätzung der körpereigenen Speicher ermöglicht
- Histidin-Belastungstest (Urin-FIGLU-Ausscheidung)

Die Referenzwerte für Vitamin B9 im Blut variieren je nach Labor, liegen aber oft bei 5–20 ng/ml im Serum. Für die

Achtung

Vitamin B9 fehlt selten alleine. Meist besteht auch ein Mangel an Vitamin B6 oder B12. Um zu verhindern, dass ein B9-Mangel durch einen B12-Mangel verdeckt wird, sollten immer beide Vitamine bestimmt werden.

Erythrozyten liegen die Referenzbereiche zwischen 200–800 ng/ml. Optimale Werte sollten sich im mittleren bis oberen Bereich dieser Skala befinden. Kommt es beim Histidin-Belastungstest zu einer gesteigerten Ausscheidung von Formiminoglutamat im Urin (> 50 mg in 8 h), deutet das auf einen Folsäuremangel hin.

Weitere sinnvolle Werte bei Auffälligkeiten in den Vitamin-B9-Werten sind: Vitamin B6 und B12, Homocystein, kleines Blutbild, Retikulozyten, CRP, Gesamteiweiß, Ferritin, Zink, Leberwerte, Kreatinin und GFR.

Vitamin B12

Vitamin B12, auch bekannt als Cobalamin, ist beteiligt an der DNA-Synthese, der Bildung von Erythrozyten, der Funktion des Nervensystems, der Teilung und dem Wachstum von Zellen sowie dem Stoffwechsel von Fetten und Aminosäuren. Außerdem arbeitet es eng mit Vitamin B9 zusammen und ist notwendig für die Entgiftung von Homocystein.

Symptome eines Vitamin-B12-Mangels sind zum Beispiel Müdigkeit, Schwindel,

Schwäche, Blässe, geringe Leistungsfähigkeit, Taubheitsgefühle, Kribbeln, schwache Reflexe, Schwierigkeiten beim Gehen, Gedächtnisverlust, kognitive Probleme, Veränderungen der Schleimhaut, Infektanfälligkeit, Nervenstörungen und eine brennende Zunge.

Die Aufnahme von Vitamin B12 kann bei Erkrankungen wie Zöliakie oder Magensäuremangel sowie bei Einnahme bestimmter Medikamente wie zum Beispiel Säureblockern erschwert sein.

Wie wird Vitamin B12 gemessen?

- Vitamin-B12-Gehalt im Serum oder Plasma
- Holo-Transcobalamin (HoloTC) im Serum
- Methylmalonsäure im Serum oder Urin

Die Referenzwerte für Vitamin B12 im Blut variieren je nach Labor, liegen aber meist zwischen 200–1300 pg/ml. Optimale Werte sollten im mittleren bis oberen Bereich dieser Skala liegen.

Die Referenzwerte für HoloTC liegen bei 40–150 pmol/l – auch hier gilt wieder die obere Hälfte als ideal. Misst man die Methylmalonsäure im Serum, deutet ein Wert über 50 µg/l auf einen Mangel hin. Steigt die Methylmalonsäure-Ausscheidung im Urin auf über 300 mg/Tag, deutet auch das auf einen B12-Mangel hin. Jedoch ist diese Testform nicht standardisiert und wird klinisch kaum genutzt.

Die Methylmalonsäure-Bestimmung kann genutzt werden, um bei erhöhten Homocystein-Werten zwischen einem B9- und einem B12-Mangel zu unterscheiden.

Bei der Beurteilung des Vitamin-B12-Status sollte man nicht nur das B12 im Serum betrachten, sondern auch weitere Werte wie die Erythrozytenindizes, Homocystein (s. S. 25ff., 219ff.) oder Methylmalonsäure. Ein Anstieg oder eine Veränderung dieser Marker kann auf einen Mangel oder eine Störung im B12-Stoffwechsel hinweisen, selbst wenn die Werte im Serum normal sind. Es ist auch ratsam, den Folsäurespiegel (Vitamin B9) zu überprüfen, da ein Mangel an Vitamin B12 oft mit einem Folsäuremangel einhergeht. Beide Nährstoffe ergänzen sich in ihren Aufgaben.

Weitere hilreiche Werte, die man bei Auffälligkeiten der Vitamin-B12-Spiegel bestimmen kann, sind: Vitamin B6 und B9, Homocystein, Methylmalonsäure, kleines Blutbild, Retikulozyten, Gastrin, Intrinsic-Factor-Antikörper, CRP, Gesamteiweiß, Ferritin, Leberwerte, Kreatinin und GFR.

Achtung

Falsch-hohe Werte können durch die Einnahme von B-Komplex-Präparaten entstehen. Daher sollte man diese mindestens eine Woche vor der Blutabnahme absetzen.

Was kannst du tun bei Vitamin-B-Mängeln?

Um die Ernährung zu optimieren, sollten regelmäßig Fleisch, Fisch, Vollkornprodukte, Hülsenfrüchte, Nüsse, grünes

Blattgemüse und Eier in die Mahlzeiten aufgenommen werden. Bei einer vegetarischen oder veganen Ernährung ist es wichtig, B-Vitamine und besonders Vitamin B12 zu supplementieren, da Letzteres fast ausschließlich in tierischen Produkten vorkommt. Der Einsatz eines hochwertigen B-Komplex-Präparats wird empfohlen, wobei aktivierte Formen wie Methylcobalamin, P5P, und Folat anstelle von Folsäure bevorzugt werden sollten. Es ist auch wichtig, die Gesundheit des Darms und der Leber zu unterstützen, da sie eine zentrale Rolle bei der Aufnahme, Umwandlung und Speicherung vieler B-Vitamine spielen.

Vitamin C

Vitamin C, auch Ascorbinsäure genannt, ist ein wasserlösliches Vitamin und starkes Antioxidans in unserem Körper. Es spielt eine wichtige Rolle unter anderem in der Immunfunktion, der Bildung von Kollagen, Hormonen und Neurotransmittern, beim Zellschutz, bei der Entgiftung, der Wundheilung, der Ausschüttung und dem Abbau von Histamin, bei der Aufnahme und dem Transport von Eisen sowie bei der Regeneration von Vitamin E.

Bei einem Vitamin-C-Mangel können sich Symptome wie Entzündungen und Blutungen des Zahnfleisches, lockere Zähne, Gelenkschmerzen, allgemeine Schwäche, Müdigkeit, langsame Wundheilung, trockene sowie spröde Haare, trockene Haut, Infektanfälligkeit und Schlierensehen bemerkbar machen.

Was kannst du tun?

Bei einem niedrigen Vitamin-C-Spiegel ist es besonders wichtig, die tägliche Aufnahme über die Ernährung zu verbessern. Empfehlenswert sind Lebensmittel wie Acerola-Kirschen, Hagebutten, schwarze Johannisbeeren, Paprika, Brokkoli, Grünkohl, Kiwi, Erdbeeren und Zitrusfrüchte. Optimalerweise sollten diese Lebensmittel möglichst roh oder nur schonend gegart verzehrt werden, da Vitamin C sehr empfindlich auf Hitze, Licht und Sauerstoff reagiert und bei langen Garzeiten oder langer Lagerung schnell abgebaut wird.

Ideal ist es, mehrmals täglich kleinere Mengen Vitamin-C-reiche Lebensmittel zu sich zu nehmen, um eine gleichmäßige Versorgung sicherzustellen. Besonders bei erhöhtem Bedarf – etwa bei Stress, Infekten, Rauchbelastung, intensiver körperlicher Belastung oder chronischen Entzündungen – ist die ergänzende Aufnahme besonders wichtig, da Vitamin C dann schneller verbraucht wird.

Auf der Nährstoffebene kann in bestimmten Fällen eine gezielte Supplementierung sinnvoll sein, besonders bei sehr niedrigem Spiegel oder bei erhöhtem Bedarf. Bewährt haben sich dabei gut verträgliche Formen wie gepufferte Vitamin-C-Komplexe, natürliche Extrakte (z. B. aus Acerola oder Camu Camu) oder bei erhöhter Empfindlichkeit auch liposomales Vitamin C, das besonders gut aufgenommen wird.

ÜBERSICHT VITAMIN C	
Indikationen zur Bestimmung, u. a.	• Verdacht auf Vitamin-C-Mangel (Müdigkeit, Infektanfälligkeit, Zahnfleischbluten) • Diagnostik bei Skorbut oder Wundheilungsstörungen • Überprüfung des Antioxidantienstatus bei chronischen Erkrankungen • Kontrolle bei hochdosierter Vitamin-C-Therapie
Referenzwerte	5–15 mg/l (optimal im mittleren bis oberen Bereich)
Sinnvolle Begleitwerte, v. a. bei Auffälligkeiten	großes Blutbild, CRP, Ferritin, Kupfer, Zink, Vitamin E, Gesamteiweiß, Albumin, HbA1c, Blutfettwerte, Harnsäure, bei Bedarf Aminosäuren wie Prolin und Hydroxyprolin, ggf. Lipidperoxidation und Laktat.
Bewertung	**Erhöhte Werte bei z. B.** • hochdosierter Einnahme • eingeschränkter Nierenfunktion (reduzierte Ausscheidung)
	Erniedrigte Werte bei z. B. • Fehl- und Mangelernährung • Alkoholismus • Rauchen • chronisch-entzündlichen Darmerkrankungen, Zöliakie • Insuffizienz der Bauchspeicheldrüse (Pankreasinsuffizienz) • chronischen Entzündungen und Infektionen • chronischem Stress • Schilddrüsenüberfunktion (Hyperthyreose) • Einnahme von Verhütungsmitteln (Pille) • erhöhtem Bedarf in der Schwangerschaft und Stillzeit
Hinweise	• Der Vitamin-C-Gehalt kann auch in den Leukozyten bestimmt werden. Ideal ist er > 30–50 µg/10^8 Leukozyten. • In den Tagen vor der Blutabnahme Vitamin-C-reiche Ernährung vermeiden, da sie den Wert verfälschen kann. • Die Probe muss sofort stabilisiert und vor Licht geschützt werden, da Vitamin C sehr empfindlich ist. • Indirekte Marker für Vitamin C sind z. B. das Aminosäurenprofil (Prolin/Hydroxyprolin) und die Lipidperoxidation.

Vitamin D

Vitamin D ist ein fettlösliches Vitamin, das im Körper hormonähnliche Wirkungen entfaltet. Es ist unter anderem am Kalzium- und Phosphatstoffwechsel, der Immunfunktion, der Muskelfunktion, dem Hormonhaushalt, der Herz-Kreislauf-Gesundheit, der Stimmungsregulation, der Funktion des Nervensystems und dem Insulinstoffwechsel beteiligt.

Wenn unsere Haut mit UV-B-Strahlen aus Sonnenlicht beschienen wird, kann unser Körper Vitamin D selbst herstellen. Deshalb wird Vitamin D auch als das »Sonnenvitamin« bezeichnet. Dabei ist es wichtig zu erwähnen, dass Vitamin D ein Oberbegriff für die Gruppe der Calciferole ist. Wichtige Vertreter dieser Gruppe sind das Vitamin D3 (Cholecalciferol), Vitamin D2 (Ergocalciferol), Calcidiol und Calcitriol.

> **Calcidiol wird oft als das inaktive Vitamin D bezeichnet, was so nicht ganz stimmt. Es fördert zum Beispiel die Kalziumaufnahme im Darm und die Immuntoleranz.**

Ein Vitamin-D-Mangel kann sich in Infektanfälligkeit, Müdigkeit, Schwäche, Konzentrationsproblemen, depressiver Verstimmung, Stimmungsschwankungen, Knochenschmerzen, Osteoporose, Glukoseintoleranz, hohen Blutfettwerten, Muskelschwäche und -krämpfen, Schlafstörungen, Kopfschmerzen, Haarausfall und Hautproblemen äußern.

Labordiagnostisch wird bei der Frage nach dem Vitamin-D-Wert immer das Calcidiol gemessen. Wenn aber Bedenken hinsichtlich des Vitamin-D-Stoffwechsels bestehen, der genaue Bedarf für eine Einnahme von Vitamin D bestimmt werden soll, oder trotz einer Einnahme von Vitamin D die Werte nicht ansteigen, können weitere Werte für ein genaueres Bild gemessen werden. Hierzu gehören das freie Calcidiol, das Vitamin-D-Bindeprotein und das Calcitriol. Mithilfe des Calcidiols, des freien Calcidiols und des Vitamin-D-Bindeproteins lässt sich zum Beispiel erkennen, ob der Körper gut mit funktionellem Vitamin D versorgt ist.

Besonderheiten bei Calcidiol und Calcitriol

Wenn es bei der Einnahme von Vitamin D zu keinem Anstieg des Calcidiol-Werts kommt, kann eine vermehrte Umwandlung in Calcitriol die Ursache sein. Bei z. B. Entzündungsprozessen, chronischen Erkrankungen oder einem Kalziummangel bildet der Körper vermehrt Calcitriol aus Calcidiol. Je nach Kontext und Dosis kann Calcitriol entzündungshemmende oder entzündungsfördernde Eigenschaften haben. Außerdem fördert Calcitriol die Kalziumfreisetzung aus den Knochen. In diesem Fall kann es nötig werden, die Supplementierung anzupassen und bei Bedarf auch die Cofaktoren, wie Bor und Magnesium, zu prüfen, um die Umwandlung nicht noch weiter voranzutreiben. Zudem ist es sinnvoll, bei Verdacht auf eine verstärkte Umwandlung auch das Kalzium, Entzündungswerte und das freie Calcidiol zu messen.

Gut zu wissen

Calcidiol wird aus seinen Vorstufen in der Leber gebildet. In den Nieren wird es zu Calcitriol umgewandelt. Sind die Vitamin-D-Werte auffällig, sollten daher immer auch die entsprechenden Organwerte mitbestimmt werden.

Ein erhöhter Calcitriol-Spiegel sollte ernst genommen werden. Auf lange Sicht steigen bei erhöhten Werten die Risiken für Arteriosklerose, Osteoporose und eine Entgleisung des Säure-Basen-Haushalts.

Vitamin-D-Ratio
Die Vitamin-D-Ratio beschreibt das Verhältnis zwischen Calcitriol sowie Calcidiol und spiegelt die Umwandlung von Vitamin D wider. Sie kann wichtige Hinweise auf einen Vitamin-D-Mangel, Stoffwechselstörungen, Nierenerkrankungen oder Entzündungen liefern. Bei einer Messung liegt das Ergebnis idealerweise unter 1, besser unter 0,5.

Was kannst du tun?
Die wichtigste natürliche Quelle für Vitamin D ist die körpereigene Bildung durch Sonnenlicht: UV-B-Strahlung regt in der Haut die Produktion von Vitamin D an. Deshalb sollte regelmäßig Sonnenlicht auf unbedeckte Hautflächen wie Gesicht, Arme und Beine scheinen, am besten zwischen 10 und 15 Uhr. Je nach Hauttyp reichen bereits 10–30 Minuten an sonnigen Tagen aus. Wichtig dabei ist: Sonnencreme verringert die Vitamin-D-Produktion deutlich. Deshalb kann ein sehr kurzes, ungeschütztes Sonnenbad vor dem Auftragen der Sonnencreme genutzt werden, um Vitamin D zu tanken.

In unseren Breiten ist die Sonneneinstrahlung in den Herbst- und Wintermonaten oft nicht ausreichend, sodass die zusätzliche Vitamin-D-Aufnahme über die Ernährung oder eine Nahrungsergänzung nötig ist. Über die Ernährung allein lässt sich der Bedarf nur schwer decken, da Vitamin D nur in wenigen Lebensmitteln in ausreichender Menge enthalten ist – besonders in fettreichem Fisch (z. B. Lachs, Makrele, Hering), Eiern, Leber und in geringen Mengen in Pilzen.

Bei einem nachgewiesenen Mangel ist daher häufig eine gezielte Ergänzung sinnvoll. Dabei sollte das Vitamin D3 idealerweise in Kombination mit Vitamin K2 (MK-7-Form) genommen werden. Die Dosierung sollte sich an der Höhe des Mangels, dem Körpergewicht und dem individuellen Bedarf orientieren.

Begleitend ist es wichtig, auf eine gute Versorgung mit Magnesium zu achten, da Magnesium als Cofaktor für die Aktivierung von Vitamin D im Körper benötigt wird (s. S. 65ff.). Auch eine ausreichende Zufuhr von Vitamin A und Zink unterstützt die optimale Wirkung von Vitamin D auf das Immunsystem, die Knochengesundheit und den Zellstoffwechsel (s. S. 177ff., 198f.).

Eine Blutkontrolle etwa zweimal jährlich ist hilfreich, um die Werte zu prüfen und die Dosis bei Bedarf anzupassen.

ÜBERSICHT VITAMIN D	
Indikationen zur Bestimmung, u. a.	• Verdacht auf Vitamin-D-Mangel • erhöhte Kalziumwerte im Blut und/oder Urin mit unklarer Ursache • erniedrigte Kalzium- und/oder Phosphatwerte • Knochenerkrankungen, z. B. Osteomalazie, Osteoporose • Erkrankungen der Nieren, Leber und des Darms • Abklärung von Muskelschwäche, Müdigkeit und Immunschwäche • Kontrolle bei Vitamin-D-Therapie oder bei Verdacht auf Überdosierung • erhöhte Werte des Parathormons • erhöhte Werte der Alkalischen Phosphatase
Referenzwerte	• Calcidiol: 30–100 ng/ml bzw. 75–250 nmol/l (optimal 60–80 ng/ml oder 150–200 nmol/l) • Calcitriol: 30–80 pg/ml; aber am besten so niedrig wie möglich • freies Calcidiol: 9–28 pg/ml • Vitamin-D-Bindeprotein (VDBP): 169–426 µg/ml • Vitamin-D-Ratio: < 2 (optimal < 1)
Sinnvolle Begleitwerte, v. a. bei Auffälligkeiten	Kalzium, Parathormon, Phosphat, knochenspezifische alkalische Phosphatase, Magnesium, Vitamin A, Bor, Leberwerte (GOT, GPT, GGT), Kreatinin, GFR, Harnsäure, TSH.
Bewertung Calcidiol	**Erhöhte Werte bei z. B.** • erhöhter Einnahme • erhöhter Sonnenexposition **Erniedrigte Werte bei z. B.** • mangelnder Sonnenexposition • Aufnahmestörungen, z. B. bei Zöliakie, chronisch-entzündlichen Darmerkrankungen • Lebererkrankungen, z. B. Hepatitis, Leberzirrhose • erniedrigten Kalzium- und/oder Phosphatspiegeln

	• Fehl- und Mangelernährung • Magnesiummangel • chronischen Entzündungen • Schwangerschaft, Stillzeit • Proteinverlusten des Vitamin-D-Bindeproteins, z. B. beim nephrotischem Syndrom (Nierenstörung) • Einnahme bestimmter Medikamente, z. B. Barbiturate, Phenytoin
Bewertung Calcitriol	**Erhöhte Werte bei z. B.** • granulomatösen Erkrankungen, z. B. Sarkoidose, Tuberkulose • erniedrigten Kalziumspiegeln • chronischen Entzündungen • Schwangerschaft, Stillzeit • Wachstum • Schilddrüsenunterfunktion (Hypothyreose) • Lymphdrüsenkrebs (Lymphomen) • Rachitis (Störung des Knochenstoffwechsels bei Kindern) • Vitamin-D-Rezeptordefekt
	Erniedrigte Werte bei z. B. • erhöhten Kalziumspiegeln • erniedrigten Phosphatspiegeln • Niereninsuffizienz • Hypoparathyreoidismus (Unterfunktion der Nebenschilddrüsen mit Parathormonmangel) • Pseudohypoparathyreoidismus (Symptome einer Unterfunktion der Nebenschilddrüsen ohne Parathormonmangel) • Schilddrüsenüberfunktion (Hyperthyreose) • Vergiftung mit Cadmium
Hinweise	• Risikogruppen für einen Vitamin-D-Mangel sind ältere Menschen, Personen mit dunkler Haut, Schwangere, Stillende und Menschen mit chronischen Erkrankungen. • Ein Überschuss an Vitamin A kann die Wirkung von Vitamin D hemmen und ähnliche Effekte wie ein Vitamin-D-Mangel hervorrufen (s. S. 177ff.).

Vitamin E

Vitamin E setzt sich aus einer Gruppe verschiedener Formen zusammen – den vier Tocopherolen (α, β, γ, δ) und den vierTocotrienolen (α, β, γ, δ). Die Variante, die biologisch am aktivsten ist und am häufigsten vorkommt, ist das α-Tocopherol. Alle Formen wirken in Verbindung miteinander, aber sie haben jeweils auch eigene Wirkspektren.

Vitamin E ist ein starkes Antioxidans und schützt Zellmembranen vor oxidativem Stress. Zudem unterstützt es die Immunfunktion, ist wichtig für die Gesundheit des Herz-Kreislauf-Systems, schützt Nervenzellen, verlangsamt die Hautalterung und wirkt an der Zellkommunikation, der Blutgerinnung und an vielen Stoffwechselprozessen mit.

Vitamin E ist an die Blutfette gebunden und wird oft gemeinsam mit Cholesterin betrachtet. So kann bei niedrigen Cholesterinwerten auch Vitamin E vermindert sein, ohne dass ein Mangel besteht (s. S. 120ff.). Ein Überschuss an Vitamin E kann das Blutungsrisiko erhöhen, da das Vitamin die Blutgerinnung beeinflusst.

Ein Mangel an Vitamin E kann sich in Symptomen wie Muskelschwäche, Zittern, Konzentrationsstörungen, Schwierigkeiten beim Gehen und Steuern von Bewegungen, Sehstörungen, vorzeitiger Hautalterung, trockener Haut sowie Haaren, Wundheilungsstörungen und Infektanfälligkeit zeigen.

Was kannst du tun?

Die besten natürlichen Quellen sind pflanzliche Öle wie Weizenkeimöl, Sonnenblumenöl, Olivenöl und Rapsöl. Auch Nüsse (vor allem Mandeln und Haselnüsse), Samen (zum Beispiel Sonnenblumenkerne), Avocados und grünes Blattgemüse wie Spinat, Mangold oder Grünkohl sind reich an Vitamin E. Wichtig ist es, bei der Auswahl der Speiseöle auf die Qualität zu achten: So enthalten kalt gepresste, möglichst wenig verarbeitete Öle deutlich mehr Vitamin E als raffinierte Produkte.

Vitamin E ist ein fettlösliches Vitamin. Daher sollte es für eine optimale Aufnahme immer zusammen mit etwas Fett kombiniert werden. Täglich eine Portion hochwertiger pflanzlicher Öle, Nüsse oder Avocado in die Ernährung aufzunehmen, ist daher sinnvoll.

Bei einem ausgeprägten Mangel oder bei erhöhtem Bedarf kann eine gezielte Supplementierung mit Vitamin E hilfreich sein. Dabei sollte auf Präparate mit natürlichem D-α-Tocopherol geachtet werden, da diese vom Körper besser aufgenommen werden. Idealerweise wird Vitamin E zusätzlich mit anderen Tocopherolen und Tocotrienolen kombiniert, um das gesamte Schutzspektrum abzudecken.

Auch auf eine gute Kombination mit weiteren Antioxidantien wie Vitamin C, Selen und Zink sollte geachtet werden, da diese gemeinsam antioxidativ wirken und sich gegenseitig wieder regenerieren können (s. S. 188f., 198f., 202ff.).

ÜBERSICHT VITAMIN E

Indikationen zur Bestimmung, u. a.	• Abklärung von Fettresorptionsstörungen (z. B. Zöliakie, Morbus Crohn, Leberzirrhose) • Untersuchung bei Fettstoffwechselstörungen (Hyperlipidämie, Cholesterinstörungen) • Beurteilung des oxidativen Stresses und Antioxidantienstatus • Überprüfung bei Supplementierung von Vitamin E • neurologische Symptome, z. B. Polyneuropathie
Referenzwerte	α-Tocopherol im Serum: 5,5–17 mg/l (optimal mittlerer bis oberer Bereich)
Sinnvolle Begleitwerte, v. a. bei Auffälligkeiten	Blutfettwerte (Cholesterin, HDL, LDL, Triglyzeride), oxLDL, MDA-LDL, Vitamin A, Vitamin C, Vitamin D, Vitamin K, CRP, großes Blutbild, Gesamteiweiß, Albumin, Zink, Selen, Leberwerte (GOT, GPT, GGT, AP), Gerinnungswerte (INR, Quick, aPTT).
Bewertung	**Erhöhte Werte bei z. B.** • hochdosierter Einnahme • erhöhten Blutfettwerten • Schwangerschaft **Erniedrigte Werte bei z. B.** • Fehl- und Mangelernährung, v. a. fettarme Ernährung • Fettverdauungsstörungen, z. B. bei chronisch-entzündlichen Darmerkrankungen, Zöliakie • Lebererkrankungen, z. B. Leberzirrhose • Rauchen, Alkoholismus • Mangel an Selen oder Vitamin C • Neugeborenen, Frühgeborenen • Einnahme bestimmter Medikamente, z. B. Antiepileptika
Hinweise	Es sollte auch immer Cholesterin gemessen werden, da hohe Blutfettwerte zu falsch-hohen Vitamin-E-Werten führen können. Wenn der α-Tocopherol/Cholesterin-Quotient bestimmt wird, und dieser liegt bei normalem Cholesterin unter 2,2, ist das ein Hinweis auf einen Vitamin-E-Mangel.

Vitamin K

Vitamin K umfasst eine Gruppe von fettlöslichen Vitaminen. Dazu gehören Vitamin K1 und K2. Es gibt auch synthetische Formen wie Vitamin K3.

Vitamin K1 spielt vor allem in der Blutgerinnung eine wichtige Rolle.

Vitamin K2 ist wichtig für die Knochen- und Herzgesundheit. So unterstützt es die Kalziumeinlagerung in den Knochen und verhindert, dass sich Kalzium in den Arterien ablagert. Vitamin K2 kommt in verschiedenen Unterformen vor, von MK-4 bis MK-13. Dabei ist MK-7 die Form, welche für Nahrungsergänzungen am meisten erforscht und verfügbar ist.

Ein Mangel an Vitamin K äußert sich in Symptomen wie erhöhter Blutungsneigung, Blutergüssen, verlängerter Gerinnungszeit, Nasenbluten, Zahnfleischbluten, rissigen Zähnen, Knochenproblemen wie Osteopenie oder Osteoporose, Knochenbrüchen und Arterienverkalkung.

Was kannst du tun?

Um optimal mit Vitamin K versorgt zu sein, sollte auf die regelmäßige Zufuhr von grünem Gemüse, guten Fetten und fermentierten Lebensmitteln geachtet werden. Bei einem vermuteten oder bestätigten Mangel sowie bei höherdosierter Einnahme von Vitamin D oder Kalzium, kann eine zusätzliche Vitamin-K-Supplementierung sinnvoll sein.

Vitamin K1 (Phyllochinon) ist vor allem in grünem Blattgemüse enthalten, zum Beispiel in Grünkohl, Spinat, Brokkoli, Mangold, Rucola und Petersilie. Diese Lebensmittel sollten regelmäßig roh oder schonend gegart auf dem Speiseplan stehen. Da Vitamin K ein fettlösliches Vitamin ist, verbessert sich die Aufnahme, wenn gleichzeitig etwas Fett, z. B. Olivenöl oder Avocado, dazu kombiniert wird.

Vitamin K2 (Menachinon) kommt vor allem in fermentierten Lebensmitteln wie Natto (fermentierten Sojabohnen), aber auch in gereiftem Käse und in geringeren Mengen in Butter und Fleisch von Weidetieren vor. Besonders wirksam ist die Form MK-7, da sie eine lange Halbwertszeit im Körper hat.

Eine gesunde Darmflora ist ebenfalls hilfreich, da bestimmte Darmbakterien Vitamin K2 bilden können. Bei Störungen der Darmflora, Antibiotikaeinnahme oder chronischen Darmerkrankungen kann die körpereigene Bildung reduziert sein. Dann sollte besonders auf eine darmfreundliche Ernährung geachtet werden.

Eine Ergänzung mit Vitamin K2 kann helfen, wenn man einen ausgeprägten Mangel hat oder zu einer Risikogruppe gehört, z. B. bei Osteoporose, Herz-Kreislauf-Erkrankungen oder nach einer langen Antibiotikatherapie. Besonders wirksam ist eine kombinierte Einnahme mit Vitamin D3, da beide Vitamine gemeinsam die Kalziumverteilung im Körper steuern. Wichtig ist dabei, auf eine hochwertige Form wie MK-7 zu achten und die Dosierung individuell anzupassen.

ÜBERSICHT VITAMIN K	
Indikationen zur Bestimmung, u. a.	• Verdacht auf Vitamin-K-Mangel (Blutgerinnungsstörungen) • Knochengesundheit und Diagnostik von Osteoporose • Abklärung von Fettstoffwechsel- und Lebererkrankungen • Prüfung der Blutgerinnung und des Osteoporose-Risikos • Überprüfung der Vitamin-K-Speicher bei Neugeborenen • Untersuchung von Gefäßverkalkung (Prävention von Arteriosklerose)
Referenzwerte	• Vitamin K1: 0,2–2,0 ng/ml • Vitamin K2 (MK-7): 0,5–2,0 ng/ml
Sinnvolle Begleitwerte, v. a. bei Auffälligkeiten	Vitamin D, Vitamin A, Vitamin E, Kalzium, Phosphat, CRP, Magnesium, Gerinnungswerte (Quick, INR, aPTT), GFR, Fibrinogen, ucOC, Leberwerte (GOT, GPT, GGT, AP), Albumin, Blutfettwerte (Cholesterin, HDL, LDL, Triglyzeride), Kreatinin, Gesamteiweiß, ggf. Blutgerinnungsfaktoren.
Bewertung	**Erhöhte Werte bei z. B.** • hochdosierter Einnahme • reduzierter Ausscheidung, z. B. bei Leber- und Nierenerkrankungen
	Erniedrigte Werte bei z. B. • Fettverdauungsstörungen, z. B. bei Zöliakie • Lebererkrankungen • Neugeborenen • Alkoholismus • Einnahme von Medikamenten, z. B. Warfarin • langfristiger Antibiotikaeinnahme (Zerstörung von Bakterien im Darm, die Vitamin K2 bilden) • hochdosierter Einnahme von Vitamin A oder Vitamin E
Hinweise	• Ein schwerer Mangel bei Säuglingen ist lebensbedrohlich. • Die Gerinnungsdiagnostik gibt Hinweise auf den K1-Status. • Die Messung von Vitamin K2 ist komplex. Meist werden nur die Werte für MK-4 und MK-7 bestimmt. • Das untercarboxylierte Osteocalcin (ucOC) ist ein indirekter Marker für Vitamin K2.

Zink

Zink ist ein wichtiges Spurenelement, welches an über 300 verschiedenen enzymatischen Reaktionen beteiligt ist. Es spielt eine Rolle in der Zellteilung, beim antioxidativen Schutz und für die Gesundheit der Haut, Haare und Nägel. Zudem ist es wichtig für die Immunfunktion, die Entgiftung, den Neurotransmitterstoffwechsel, die Produktion und Regulation von Hormonen (z. B. Testosteron und Insulin), die DNA-Synthese, den Stoffwechsel, den Insulinstoffwechsel, die Funktion der Sinne, die Fruchtbarkeit, die Darmgesundheit, die Genexpression und die Funktion vieler Enzyme.

> **Zink kann vom Körper nicht gebildet und auch nicht in großem Umfang gespeichert werden. Daher muss es regelmäßig zugeführt werden.**

Bei Zinkmangel kann es zu häufigen Infekten, Wundheilungsstörungen, Haarausfall, brüchigen Nägeln, weißen Flecken auf den Nägeln, trockener Haut, Müdigkeit, Schwäche, Wachstumsstörungen, Hormonstörungen, Nachtblindheit, Insulinresistenz, Veränderungen des Geruchs- und Geschmackssinns, Konzentrationsproblemen, Reizbarkeit und Stressempfindlichkeit kommen.

Was kannst du tun?

Es sollten regelmäßig zinkreiche tierische Lebensmittel wie Rindfleisch, Lamm, Leber, Eier und Meeresfrüchte auf dem Speiseplan stehen. Diese enthalten Zink in einer Form, die der Körper besonders gut aufnehmen kann.

Gut zu wissen

Die Bestimmung im Serum hat nur eine begrenzte Aussagekraft, da Zink vorrangig im Zellinneren vorkommt. Die Bestimmung im Vollblut eignet sich daher besser.

Bei einer veganen oder vegetarischen Ernährung mit vielen phytathaltigen Lebensmitteln (wie Vollkornprodukten, Hülsenfrüchten, Nüssen und Samen) sollte bedacht werden, dass Phytate Zink binden und somit dessen Aufnahme im Darm erschweren können. Um die Bioverfügbarkeit von Zink aus pflanzlichen Quellen zu verbessern, sollten diese Lebensmittel eingeweicht, gekeimt oder fermentiert werden: Dadurch wird der Phytatgehalt deutlich reduziert und die Aufnahme erleichtert.

Auch Kombinationen von Lebensmitteln können die Zinkaufnahme verbessern: Sehr hilfreich ist es, zinkreiche Mahlzeiten mit Vitamin-C-haltigen Lebensmitteln zu kombinieren, da Vitamin C die Aufnahme von Zink im Darm positiv beeinflusst (s. S. 188f.).

Zudem unterstützt eine gesunde Darmflora die Aufnahme von Zink. Daher lohnt sich eine darmfreundliche Ernährung mit vielen Ballaststoffen aus Gemüse und fermentierten Lebensmitteln.

ÜBERSICHT ZINK	
Indikationen zur Bestimmung, u. a.	• Abklärung von Immunschwäche, häufigen Infektionen, Müdigkeit • Hautprobleme (Akne, Haarausfall, Wundheilungsstörungen) • Hormon- und Stoffwechselstörungen, z. B. Diabetes • Überprüfung der Spurenelemente bei Mangelernährung • Verdacht auf Zinkmangel (v. a. bei Erkrankungen) • Überdosierung oder Intoxikation am Arbeitsplatz
Referenzwerte	• Serum: 60–120 µg/dl • Vollblut: 4,5–7,5 mg/l (optimal > 6 mg/l)
Sinnvolle Begleitwerte, v. a. bei Auffälligkeiten	Kleines Blutbild, Kupfer, Coeruloplasmin, Albumin, CRP, Eisenwerte, Selen, Vitamin A, Magnesium, Kreatinin, Gesamteiweiß, Leberwerte (GOT, GPT, GGT, AP), GFR.
Bewertung	**Erhöhte Werte bei z. B.** • hochdosierter Einnahme • industrieller oder beruflicher Exposition, z. B. Metallstaubbelastung **Erniedrigte Werte bei z. B.** • Fehl- und Mangelernährung • veganer Ernährung • Aufnahmestörungen, z. B. bei chronisch-entzündlichen Darmerkrankungen, Akrodermatitis enteropathica • erhöhten Verlusten, z. B. bei Durchfall, Diabetes • Lebererkrankungen • chronischem Stress • exzessivem Sport • Stoffwechselstörungen, z. B. Hämopyrrollaktamurie (HPU), Kryptopyrrolurie (KPU) • Infektionen • Alkoholismus • Schwermetallbelastungen, z. B. Quecksilber, Cadmium • Schwangerschaft, Stillzeit

Hinweise	Weitere Werte zur Messung der Zinkversorgung sind die Zinkausscheidung im Urin, die Aktivität bestimmter Enzyme oder das Erythrozyten-/Leukozyten-Zink.

Kupfer

Kupfer, ein wichtiges Spurenelement, ist an zahlreichen Stoffwechselprozessen beteiligt. Es erfüllt wichtige Aufgaben bei der Blutbildung, der Energieproduktion, der Bildung von Kollagen und Elastin, der neuronalen Funktion durch die Bildung von Myelin, der Immunfunktion, dem Eisenstoffwechsel, dem Abbau von Histamin, dem Neurotransmitterhaushalt, der Pigmentbildung und dem antioxidativen Schutz. Zudem wirkt es als Cofaktor bei der Funktion vieler Enzyme mit.

Bei einem Kupfermangel kann es zu Anämie, Müdigkeit, Schwäche, Infektanfälligkeit, Bindegewebsschwäche, verzögerter Wundheilung, Knochenproblemen, Haarausfall, grauen Haaren und neurologischen Problemen kommen. Ein Kupferüberschuss kann gerade bei schweren chronischen Belastungen neurotoxische Effekte zeigen, und sich in einer kognitiven Beeinträchtigung, psychischen Symptomen oder einem Tremor mit Muskelzittern äußern.

Was kannst du tun?
Bei einem niedrigen Kupferspiegel sollten kupferreiche Lebensmittel regelmäßig in die Ernährung aufgenommen werden. Besonders gute Quellen sind Innereien wie Leber, Meeresfrüchte wie Austern oder Krabben, Nüsse und Samen (vor allem Cashewkerne, Sonnenblumenkerne), Hülsenfrüchte, Kakao (echter, ungesüßter Kakao) sowie Vollkornprodukte und grünes Blattgemüse.

Bei einer vegetarischen oder veganen Ernährung kann die Kupferaufnahme gut über Nüsse, Hülsenfrüchte und Getreideprodukte abgedeckt werden. Allerdings sollten diese gut aufbereitet werden, zum Beispiel durch Einweichen und Keimen. Das senkt den Phytatgehalt der pflanzlichen Lebensmittel, welcher sonst die Aufnahme von Mineralstoffen hemmt.

Kupfer wird im Körper in einem sensiblen Gleichgewicht mit Zink reguliert. Eine zu hohe Zinkzufuhr über längere Zeit kann

Achtung

Ein Kupferüberschuss kann toxisch wirken, da er die Bildung freier Radikale begünstigt. Zudem wird das Spurenelement in der Leber gespeichert. Sammelt sich dort zu viel überschüssiges Kupfer an, kann das die Leber schädigen.

ÜBERSICHT KUPFER	
Indikationen zur Bestimmung, u. a.	• Verdacht auf Morbus Wilson oder Menkes-Syndrom (erbliche Stoffwechselstörungen) • Anämien unklarer Ursache, v. a. mit Neutropenie (Verminderung der neutrophilen Granulozyten, s. S. 40) • Abklärung neurologischer Symptome • Verdacht auf Kupferüberladung oder -mangel
Referenzwerte	• Serum: 80–125 µg/dl (optimal mittlerer Bereich) • Vollblut: 0,7–1,3 mg/l (optimal mittlerer Bereich) • Coeruloplasmin (Kupfer-Transportprotein) im Serum: 0,2–0,6 g/l
Sinnvolle Begleitwerte, v. a. bei Auffälligkeiten	Kleines Blutbild, Coeruloplasmin, Zink, Albumin, CRP, Ferritin, Leberwerte (GOT, GPT, GGT, AP), Bilirubin, Gesamteiweiß, Harnstoff, Kreatinin, Kupferausscheidung im 24-h-Sammelurin.
Bewertung	**Erhöhte Werte bei z. B.** • hochdosierter Einnahme • Schwangerschaft (v. a. im 3. Trimester) • Leberschäden • Gallenstau (Cholestase) • Tumorerkrankungen • Schilddrüsenüberfunktion • Stress • akuten und chronischen Entzündungen sowie Infektionen • Einnahme von Medikamenten, z. B. Verhütung (Pille) **Erniedrigte Werte bei z. B.** • Fehl- und Mangelernährung • Aufnahmestörungen, z. B. bei chronisch-entzündlichen Darmerkrankungen, Zöliakie, übermäßiger Zinksupplementierung • erhöhter Fruktosezufuhr • Menkes-Syndrom • starkem Proteinmangel • Morbus Wilson (meist niedrige Serumwerte) • Coeruloplasmin-Mangel (z. B. durch Proteinverluste)

Hinweise	
	• Messbare Spezialwerte sind der Kupfergehalt in den Thrombozyten und die Aktivität kupferabhängiger Enzyme. • Zink und Kupfer stehen in Wechselwirkung: Zink kann zu einem Kupfermangel führen, und umgekehrt (s. S. 198ff.). • Ein Kupfermangel ähnelt einem Eisenmangel (s. S. 44ff.).

die Kupferaufnahme blockieren und somit einen Mangel begünstigen. Es ist wichtig, bei einer Zinksupplementierung immer die Kupferversorgung im Blick zu behalten und bei Bedarf Kupfer mit zu ergänzen. Dies ist besonders bei langfristiger Einnahme hoher Zinkdosen wichtig.

Zusätzlich unterstützt eine gute Versorgung mit anderen Mineralstoffen wie Eisen und Zink im richtigen Verhältnis die gesunde Funktion des Kupferstoffwechsels. Auch Antioxidantien wie Vitamin C und Vitamin E sollten nicht fehlen, da sie dabei helfen, oxidativen Stress zu reduzieren. So unterstützen sie Kupfer in seiner antioxidativen Funktion (s. S. 44ff., 188f., 194f., 198ff.).

Selen

Selen ist wichtig für den antioxidativen Schutz, die Bildung von Schilddrüsenhormonen, das Immunsystem, die Zellteilung, die Fruchtbarkeit, den Schutz sowie die Reparatur der DNA und die Entgiftung. Es ist Bestandteil von Selenoproteinen, die als Enzyme an wichtigen Prozessen im Körper beteiligt sind.

Erst ab einem Selenspiegel im Serum von etwa 100 µg/l ist genug des Spurenelements im Körper vorhanden, sodass alle selenabhängigen Enzyme mit ausreichend Selen versorgt sind (in der Theorie). Bei einigen selenabhängigen Enzymen sind höhere Spiegel nötig. Ein Mangel an Vitamin E kann die Effekte eines Selenmangels verstärken.

Symptome eines Selen-Mangels umfassen Müdigkeit, Erschöpfung, häufige Infekte, Schilddrüsenprobleme, kognitiven Leistungsabfall, Haarausfall, trockene Haut, dünnes sowie sprödes Haar, brüchige Nägel, weiße Flecken auf den Nägeln und Muskelbeschwerden.

Was kannst du tun?

Selen ist ein lebenswichtiges Spurenelement, welches eine zentrale Rolle für die Schilddrüsenfunktion, die Immunabwehr, den oxidativen Zellschutz und die Entgiftung spielt.

Besonders reich an Selen sind Paranüsse: Bereits ein bis zwei Nüsse täglich können den Tagesbedarf decken. Weitere gute Selenquellen sind Fisch (z. B. Lachs, Thunfisch, Kabeljau), Meeresfrüchte, Kokosnüsse, Eier, Innereien (z. B. Leber) und Hülsenfrüchte. Der Selengehalt in pflanzlichen Lebensmitteln hängt allerdings stark vom Gehalt des Spurenelements in den Böden ab. Dieser ist in Europa oft niedrig. Daher sind tierische Produkte in der Regel verlässlichere Selenquellen.

Wer auf tierische Produkte verzichtet, also sich vegetarisch oder vegan ernährt, sollte besonders auf eine bewusste Auswahl selenhaltiger pflanzlicher Lebensmittel achten und kann bei Bedarf auch gezielt mit Selenpräparaten ergänzen. Dabei haben sich gut bioverfügbare Formen wie Selenmethionin oder Selenhefe bewährt.

Bei einem nachgewiesenen Mangel oder bei erhöhtem Bedarf kann eine Nahrungsergänzung mit 100–200 µg Selen pro Tag sinnvoll sein. Eine längerfristige hochdosierte Einnahme sollte aber ärztlich überwacht werden, da zu hohe Selenwerte ebenfalls unerwünschte Wirkungen haben können. So kann es bei erhöhten Selenwerten zu einer sogenannten Selenose kommen, die sich in Symptomen wie Haarverlust, brüchigen Nägeln oder Verdauungsproblemen äußern kann. Auch ein Zink- oder Jodmangel kann die Selenaufnahme beeinträchtigen (s. S. 198ff.).

ÜBERSICHT SELEN	
Indikationen zur Bestimmung, u. a.	• Verdacht auf Selenmangel, z. B. bei anhaltender Müdigkeit, Immunschwäche, Haarausfall • Verdacht auf Schilddrüsenprobleme, z. B. Unterfunktion, Hashimoto-Thyreoiditis • Überprüfung bei Schwermetallbelastung (Quecksilber, Cadmium, Blei) • Kontrolle bei Selen-Supplementierung (Vermeidung einer Überdosierung und Toxizität)
Referenzwerte	• Serum: 60–120 µg/l (optimal 120–140 µg/l) • Vollblut: 90–230 µg/l (optimal 140–160 µg/l)
Sinnvolle Begleitwerte, v. a. bei Auffälligkeiten	Zink, Kupfer, CRP, Vitamin E, TSH, fT3, fT4, Leberwerte (GOT, GPT, GGT, AP), Glutathionperoxidase, Selenoprotein P, Kreatinin, GFR, Gesamteiweiß, Albumin.
Bewertung	**Erhöhte Werte bei z. B.** • hochdosierter Einnahme • Exposition gegenüber Selendämpfen, z. B. in der Elektroindustrie

	Erniedrigte Werte bei z. B. • Fehl- und Mangelernährung • Aufnahmestörungen, z. B. bei Zöliakie • Schilddrüsenunterfunktion • chronischen Entzündungen und Infektionen • chronischen Leber- und Nierenerkrankungen • Quecksilberbelastung • Alkoholismus • veganer oder vegetarischer Ernährung • Schwangerschaft, Stillzeit
Hinweise	• Der Selenwert im Urin wird bei Selenvergiftung gemessen. • Der Vollblutwert ist etwa 10 % höher als der Serumwert. • Knoblauchartiger Atem weist auf eine Selenvergiftung hin.

Chrom

Chrom spielt eine zentrale Rolle im Glukosestoffwechsel bei der Regulation des Blutzuckerspiegels. Zudem ist es wichtig für die Insulinsensitivität, den Fett- und Proteinstoffwechsel sowie den Cholesterinstoffwechsel (s. S. 113ff.).

Fehlt Chrom im Körper, kann sich das unter anderem in einer schlechteren Glukosetoleranz, erhöhten Blutzuckerwerten, Heißhunger, Gewichtsverlust, Konzentrationsstörungen, Schwäche, Müdigkeit und erhöhten Blutfettwerten äußern. Ein erhöhtes Risiko für einen Chrommangel besteht vor allem bei Menschen mit hohem Zuckerkonsum, älteren Menschen, Schwangeren und Personen, die intensivem körperlichem Stress ausgesetzt sind.

Was kannst du tun?
Chrom kommt in natürlichen Lebensmitteln nur in geringen Mengen vor. Gute Quellen sind Vollkornprodukte, Brokkoli, grüner Spargel, Trauben, Äpfel, Tomaten, Fleisch (v. a. Rind), Fisch, Eier, Hefe sowie Nüsse wie Haselnüsse oder Paranüsse. Besonders vorteilhaft ist die Aufnahme durch unverarbeitete, frische Lebensmittel, da der Chromgehalt bei industrieller Verarbeitung stark sinken kann.

Achtung

Ein Übermaß an Chrom kann toxisch sein. Besonders Chrom(VI)-Verbindungen sind krebserregend und schädigen die DNA. Diese Verbindungen finden sich oft in industriellen Umgebungen.

Da raffinierter Zucker und Weißmehlprodukte die Ausscheidung von Chrom erhöhen und den Bedarf steigern können, sollte gleichzeitig auf eine zuckerarme, ballaststoffreiche Ernährung geachtet werden. Besonders Menschen mit einem hohen Zuckerkonsum, einer bestehenden Insulinresistenz oder Diabetes sollten zusätzlich auf ihre Chromversorgung achten. Darüber hinaus helfen auch die Hinweise für Diabetes (s. S. 114ff., 173ff.).

Stress, intensive körperliche Belastung, Infekte oder eine Schwangerschaft können den Chrombedarf erhöhen. Um die Aufnahme zu optimieren, ist es hilfreich, Chrom zusammen mit Vitamin C einzunehmen, da dies hilft, die Bioverfügbarkeit zu verbessern (s. S. 188f.).

Bei deutlich erniedrigten Chromwerten oder erhöhtem Risiko kann eine gezielte Supplementierung sinnvoll sein. Hier haben sich Verbindungen wie Chrompicolinat oder Chromhefe bewährt, da sie gut bioverfügbar sind. Übliche Dosierungen bei Mangel oder Insulinresistenz liegen bei etwa 100–200 µg pro Tag, sollten aber idealerweise ärztlich begleitet werden.

Weitere Nährstoffe, die gemeinsam mit Chrom den Zucker- und Fettstoffwechsel unterstützen, sind Magnesium, Zink, B-Vitamine (vor allem B3 und B6) und Omega-3-Fettsäuren (s. S. 65ff., 133, 180ff., 198ff.). Regelmäßige Bewegung kann die Wirkung von Chrom unterstützen und die Insulinsensitivität verbessern.

ÜBERSICHT CHROM	
Indikationen zur Bestimmung, u. a.	• Insulinresistenz, Diabetes mellitus, metabolisches Syndrom • Fettstoffwechselstörungen, z. B. erhöhte Cholesterin- und Triglyzeridwerte • Überprüfung der Chromversorgung bei Mangelernährung oder speziellen Diäten • Verdacht auf Chrombelastung (industrielle Exposition bei Metallarbeitern und Lackierern) • Kontrolle bei Chrom-Supplementierung (Vermeidung einer Überdosierung und Toxizität)
Referenzwerte	• Serum: < 0,4 µg/l • Vollblut: 0,2–0,5 µg/l (optimal 0,4–0,5 µg/l)
Sinnvolle Begleitwerte, v. a. bei Auffälligkeiten	Nüchternblutzucker, HbA1c, HOMA-IR, Insulin, Blutfettwerte (Cholesterin, LDL, HDL, Triglyzeride), Leberwerte (GOT, GPT, GGT, AP), CRP, Kreatinin, GFR, Zink, Magnesium, Vitamin B3, Gesamteiweiß, Albumin.

Bewertung	**Erhöhte Werte bei z. B.** • hochdosierter Einnahme • Exposition in der Industrie, v. a. Metallverarbeitung, Farben, Ledergerbung • Niereninsuffizienz
	Erniedrigte Werte bei z. B. • Fehl- und Mangelernährung • Zucker- und kohlenhydratreicher Ernährung (s. S. 205) • Aufnahmestörungen, z. B. bei chronisch-entzündlichen Darmerkrankungen, Zöliakie • Diabetes • chronischem Stress • exzessivem Sport • Infektionen • Schwangerschaft, Stillzeit
Hinweise	Chrom arbeitet mit Zink, Magnesium und Vitamin B3 eng zusammen (s. S. 65ff., 182f., 198ff). Daher lohnt es sich, diese Werte bei Auffälligkeiten im Chromstatus zu bestimmen.

Mangan

Mangan ist als wichtiger Cofaktor vieler Enzyme an verschiedenen Prozessen im Körper beteiligt. So wirkt es am Knochenstoffwechsel, an der Blutgerinnung, der Energieproduktion, am antioxidativen Schutz, an der Bildung von Bindegewebe und am Insulinstoffwechsel mit. Zudem ist es wichtig für die Entgiftung, die Funktion des Gehirns und der Nerven (z. B. für die Bildung von Dopamin), den Fett- und Kohlenhydratstoffwechsel, den Harnstoffzyklus, den Insulinstoffwechsel und die Blutzuckerregulation.

Zu den Symptomen eines Manganmangels zählen Müdigkeit, Schwäche, Wachstumsstörungen, Konzentrationsprobleme, eine eingeschränkte Glukosetoleranz, Knochenschwund und eine schlechte Entwicklung der Knochen, schwache Sehnen und Knorpel, Hautprobleme, Gerinnungsstörungen, erhöhte Blutfettwerte, erhöhter oxidativer Stress und Fruchtbarkeitsprobleme.

Was kannst du tun?

Bei einem niedrigen Manganspiegel ist es wichtig, gezielt auf die Ernährung und – bei Bedarf – auf eine Ergänzung zu achten. Hilfreich ist es zunächst, oft manganreiche Lebensmittel zu sich zu nehmen. Besonders gute Quellen sind Vollkornprodukte wie Haferflocken und brauner Reis, Hülsenfrüchte wie Linsen oder Kichererbsen, Nüsse und Samen (z. B. Haselnüsse, Pekannüsse, Sonnenblumenkerne), grünes Blattgemüse wie Spinat und Grünkohl sowie Ananas, Heidelbeeren und Tee, insbesondere grüner und schwarzer Tee.

Da Mangan in der Nahrung relativ stabil ist, kommt es bei einer abwechslungsreichen, pflanzenbasierten Ernährung in der Regel selten zu schweren Mangelzuständen. Eine einseitige Ernährung, der starke Verzehr von verarbeiteten Lebensmitteln, chronische Verdauungsstörungen oder die langfristige Einnahme bestimmter Medikamente (wie Antazida oder Antibiotika) können jedoch die Aufnahme beeinträchtigen und zu Mangelsymptomen führen.

Zur besseren Aufnahme von Mangan ist es sinnvoll, diese mit anderen Nährstoffen wie Zink, Magnesium und Eisen abzustimmen (s. S. 44ff., 65ff., 198ff.). Sehr hohe Zink- oder Eisenmengen können die Manganaufnahme erschweren. Deshalb ist es wichtig, auf eine ausgewogene Zufuhr aller Spurenelemente zu achten.

Bei deutlich erniedrigtem Manganstatus kann eine gezielte Nahrungsergänzung in Betracht gezogen werden, am besten in Kombination mit anderen Mineralstoffen. Präparate mit Manganbisglycinat oder Mangangluconat bieten eine gute Bioverfügbarkeit. Typische Dosierungen liegen zwischen 2 und 5 mg pro Tag. Diese sollten aber individuell angepasst werden, da eine zu hohe Manganaufnahme, besonders über einen langen Zeitraum, ebenfalls gesundheitliche Risiken mit sich bringen kann.

ÜBERSICHT MANGAN	
Indikationen zur Bestimmung, u. a.	• Osteoporose, Gelenkbeschwerden, Knorpelschäden • neurologische Symptome, z. B. Zittern, Vergesslichkeit, Nervosität • Verdacht auf industrielle Schwermetallbelastung (Manganismus bei Metallarbeitern) • Kontrolle bei Mangan-Supplementierung
Referenzwerte	• Serum: 0,3–1,0 µg/l • Vollblut: 7–13 µg/l
Sinnvolle Begleitwerte, v. a. bei Auffälligkeiten	Kleines Blutbild, Nüchternblutzucker, HbA1c, Ferritin, CRP, Zink, Kupfer, Magnesium, Kreatinin, Leberwerte (GPT, GOT, GGT, AP), GFR, Gesamteiweiß, Albumin.

Bewertung	**Erhöhte Werte bei z. B.** • hochdosierter Einnahme • beruflicher Exposition, z. B. in der Metallindustrie • Hepatitis • Niereninsuffizienz • Eisenmangel • Herzerkrankungen, z. B. ischämische Herzkrankheit
	Erniedrigte Werte bei z. B. • Fehl- und Mangelernährung • Zucker- und kohlenhydratreicher Ernährung • Aufnahmestörungen, z. B. bei chronisch-entzündlichen Darmerkrankungen, Zöliakie • Hämopyrrollaktamurie (HPU), Kryptopyrrolurie (KPU) • Lebererkrankungen • exzessivem Sport • Schwangerschaft, Stillzeit
Hinweise	Ein Überschuss an Mangan kann zu Parkinson-ähnlichen Symptomen, Lungenproblemen, kognitiven Störungen, Verhaltensänderungen und Stimmungsschwankungen führen.

Molybdän

Molybdän ist ein wichtiger Cofaktor vieler Enzyme. Es ist unter anderem am Schwefelstoffwechsel beteiligt und unterstützt so den Abbau schwefelhaltiger Aminosäuren und die Entgiftung von Sulfiten im Körper. Zudem ist es wichtig für den Purin- und Harnsäurestoffwechsel, den Eisenstoffwechsel, den Abbau von Alkohol, die Energiegewinnung, die Umwandlung gefährlicher sulfithaltiger Chemikalien und die Entgiftung von Schwermetallen wie Quecksilber.

Ein Mangel an Molybdän kann sich zum Beispiel in Müdigkeit, Herzrasen, Nachtblindheit, verminderter Leistungsfähigkeit, Atembeschwerden, Kopfschmerzen und neurologischen Symptomen äußern.

Ein Überschuss an Molybdän kann den Harnsäurespiegel im Blut erhöhen und zu gichtähnlichen Symptomen führen. Zu viel Molybdän beeinflusst auch den Kupferstoffwechsel und kann zu einem Kupfermangel führen (s. S. 200ff.).

Was kannst du tun?

Bei einem niedrigen Molybdänspiegel sollten Lebensmittel mit einem hohen Gehalt des Spurenelements regelmäßig auf dem Speiseplan stehen. Gute Quellen sind Hülsenfrüchte wie Linsen, Erbsen und Bohnen, Vollkornprodukte, grünes Blattgemüse wie Spinat oder Mangold, Nüsse (vor allem Mandeln) und Innereien, zum Beispiel Leber. Der Molybdängehalt von pflanzlichen Lebensmitteln kann allerdings je nach Qualität der Böden stark schwanken.

Da Molybdän in der Nahrung meist gut verfügbar ist, kommt es selten zu einem isolierten Mangel, der allein diesen Nährstoff betrifft. Bei starker Fehlernährung, chronischen Darmerkrankungen wie Zöliakie, oder bei einer sehr einseitigen Ernährung kann jedoch ein Mangel auftreten. Auch eine übermäßige Aufnahme von Sulfiten (z. B. über konservierte Lebensmittel und Weine) kann den Bedarf an Molybdän erhöhen.

Eine gezielte Supplementierung mit Molybdän kann bei einem nachgewiesenen Mangel hilfreich sein. Auch wenn spezielle Belastungen bestehen, kann eine Nahrungsergänzung helfen. Dies ist zum Beispiel bei einer hohen Aufnahme von Sulfiten oder während Entgiftungskuren der Fall. Die Dosierungen liegen üblicherweise bei 50–200 µg pro Tag, sollten aber individuell angepasst werden, da extrem hohe Mengen langfristig zu Ungleichgewichten der Mineralstoffe führen können.

Zur Unterstützung der Aufnahme ist eine gesunde Darmflora wichtig. Auch eine gute Versorgung mit Begleitnährstoffen wie Schwefel, Zink und Kupfer kann helfen, den gesamten Stoffwechsel, in dem Molybdän eine Rolle spielt, zu stabilisieren (s. S. 198ff., 200ff.).

ÜBERSICHT MOLYBDÄN	
Indikationen zur Bestimmung, u. a.	• Verdacht auf Molybdänmangel • Gicht, erhöhte Harnsäureproduktion • Kontrolle bei industrieller Molybdänbelastung (Metallverarbeitung, Bergbau)
Referenzwerte	• Serum: 0,3–1,2 µg/l • Vollblut: 0,2–1,3 µg/l
Sinnvolle Begleitwerte, v. a. bei Auffälligkeiten	Kleines Blutbild, Harnsäure, Ferritin, Transferrin, CRP, Kupfer, Zink, Selen, Leberwerte (GOT, GPT, GGT, AP), Kreatinin, GFR, Gesamteiweiß, Albumin, Homocystein, Cystein.
Bewertung	**Erhöhte Werte bei z. B.** • hochdosierter Einnahme

	Erniedrigte Werte bei z. B. • Fehl- und Mangelernährung • Zucker- und kohlenhydratreicher Ernährung • Aufnahmestörungen, z. B. bei Zöliakie • Alkoholismus • chronischem Stress
Hinweise	Erhöhte Taurin-Konzentrationen im Urin deuten auf einen möglichen Molybdänmangel hin.

Bor

Bor ist ein wichtiges Spurenelement, welches an der Knochengesundheit, Entzündungsregulation, Wundheilung, der kognitiven Funktion und Hormonregulation (Testosteron und Östrogene) beteiligt ist. Es ist außerdem ein wichtiger Cofaktor im Kalzium-, Magnesium-, Phosphor- und Vitamin-D-Stoffwechsel.

Bei einem Bormangel kann es zu einem erhöhten Risiko für Osteoporose, zu Konzentrationsstörungen, hormonellen Problemen, Entzündungen, Wundheilungsstörungen und zu einer erhöhten Magnesium- sowie Kalziumausscheidung über den Urin kommen.

Was kannst du tun?

Reich an Bor sind besonders pflanzliche Lebensmittel wie Avocados, Nüsse (z. B. Mandeln, Walnüsse), Hülsenfrüchte wie Linsen und Kichererbsen, Beeren wie Heidelbeeren oder Erdbeeren, Äpfel, Birnen, Weintrauben, Brokkoli und Grünkohl. Auch Pflaumen und Rosinen liefern nennenswerte Mengen Bor. Menschen, die sich vor allem pflanzlich und abwechslungsreich ernähren, sind oft gut mit dem Spurenelement versorgt. Eine ballaststoffarme Ernährung mit vielen stark verarbeiteten Lebensmitteln kann dagegen das Risiko eines Mangels erhöhen. Zudem ist es ratsam, die Lebensmittel möglichst wenig verarbeitet zu sich zu nehmen, da Bor beim Schälen und Kochen verloren gehen kann.

Ist ein Mangel nachgewiesen oder ist der Bedarf erhöht, zum Beispiel bei hohem Osteoporose-Risiko oder bei hormonellen Ungleichgewichten, kann eine Nahrungsergänzung sinnvoll sein. In Studien wurden Dosierungen von 1–6 mg Bor pro Tag eingesetzt. Eine Ergänzung sollte immer individuell angepasst werden, da extrem hohe Bormengen über längere Zeit ungünstig sein können. Auch eine gute allgemeine Mineralstoffversorgung unterstützt die Wirkung von Bor. Vor allem Kalzium, Magnesium, Vitamin D und K2 sind wie Bor gut für den Knochenstoffwechsel (s. S. 61ff., 65ff., 190ff., 196f.).

ÜBERSICHT BOR	
Indikationen zur Bestimmung, u. a.	• Knochenerkrankungen, z. B. Osteoporose • Erkrankungen der Gelenke, z. B. Arthrose • Mangel an Vitamin D • hormonelle Störungen (Testosteron, Östrogene) • Kontrolle bei Bor-Supplementierung • Verdacht auf Umweltbelastung
Referenzwerte	37–140 µg/l
Sinnvolle Begleitwerte, v. a. bei Auffälligkeiten	Kalzium, Magnesium, Phosphor, Vitamin D, Östradiol, Testosteron, CRP, Kreatinin, GFR, Gesamteiweiß, Albumin.
Bewertung	**Erhöhte Werte bei z. B.** • hochdosierter Einnahme • beruflicher Exposition, z. B. in der Glas- und Keramikindustrie • Nierenerkrankungen (reduzierte Ausscheidung) **Erniedrigte Werte bei z. B.** • Fehl- und Mangelernährung • Aufnahmestörungen, z. B. bei chronisch-entzündlichen Darmerkrankungen, Zöliakie • Osteoporose • Testosteron- oder Östrogenmangel • chronischen Entzündungen • chronischem Stress
Maßnahmen bei einem Mangel	• Um genügend Bor über die Ernährung aufzunehmen, hilft es, viel Obst, Gemüse, Nüsse und Hülsenfrüchte zu essen. • Die frischen Lebensmittel sollten möglichst wenig verarbeitet werden, da Bor beim Schälen und Kochen verloren gehen kann.

KAPITEL 8

PROTEINE & AMINOSÄUREN

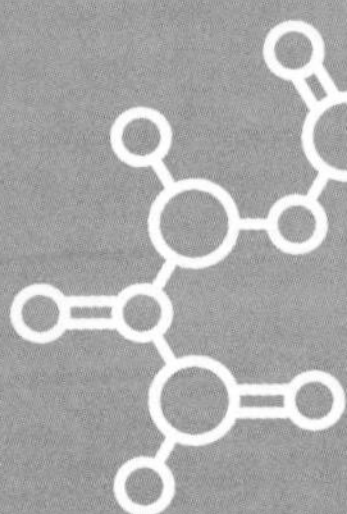

Proteine sind wahre Multitalente in unserem Körper. Sie geben Struktur, transportieren Nährstoffe, steuern Stoffwechselprozesse und sind an der Immunabwehr beteiligt. In diesem Kapitel sehen wir uns an, wie wir unseren Proteinhaushalt bestimmen können und welche Bedeutung Abweichungen haben. Wir lernen mehr über Proteine wie Albumin oder Aminosäuren wie Homocystein, und erfahren, wann eine Serum-Elektrophorese oder die Erstellung des Aminosäurenprofils sinnvoll ist.

Gesamteiweiß & Serum-Elektrophorese

Proteine sind wichtige Bausteine in unserem Körper und an nahezu allen Körperprozessen beteiligt. Wir benötigen sie beispielsweise zum Aufbau von Muskeln, Bindegewebe sowie Knochen, zur Produktion von Hormonen, Enzymen, Gerinnungsfaktoren, Antikörpern, Transportproteinen, und für vieles mehr. Fehlt es uns an Proteinen, können viele Körperprozesse nicht mehr reibungslos ablaufen und wir fühlen uns zunehmend müder, sind nicht mehr so leistungsfähig und entwickeln verschiedene Beschwerden.

Mit dem Gesamteiweißwert lässt sich labordiagnostisch die Eiweißversorgung, und somit auch der Ernährungsstatus, des Körpers untersuchen. Das Gesamteiweiß beschreibt die Summe aller im Blut gelösten Proteine. Den Großteil macht Albumin aus (ca. 60 %) und den Rest die α-, β- und γ-Globuline. Neben der Eiweißversorgung erlaubt der Gesamteiweißwert auch Rückschlüsse auf die Leber-, Nieren- und Immunfunktion, auf mögliche Entzündungsreaktionen und chronische Erkrankungen.

Bei Auffälligkeiten im Gesamteiweißwert wird anschließend die Serum-Elektrophorese durchgeführt, ein spezielles labordiagnostisches Verfahren. Sie wird auch veranlasst, wenn ein Verdacht auf Lebererkrankungen, Nierenerkrankungen, Tumoren, Autoimmunerkrankungen oder

Proteinfraktionen in der Serum-Elektrophorese

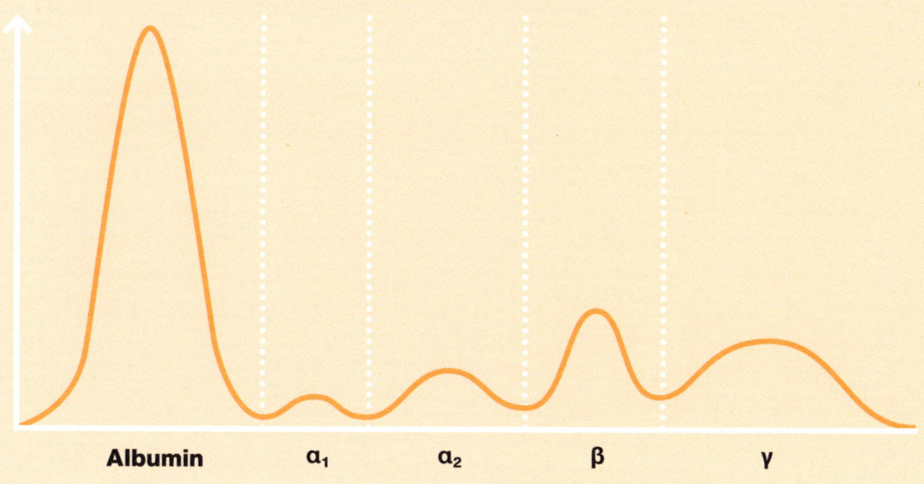

Antikörpermangel besteht, sowie wenn akute oder chronische Entzündungen vermutet werden oder die Blutsenkungsgeschwindigkeit erhöht ist (s. S. 139ff.).

Bei der Serum-Elektrophorese werden die Eiweiße nach ihrer elektrischen Ladung sowie Größe aufgeteilt und es entstehen charakteristische Banden. Die Ergebnisse liefern qualitative und quantitative Informationen über die wichtigsten Proteinfraktionen im Serum.

Die Referenzwerte (IMD 2025) für die einzelnen Fraktionen sehen wie folgt aus:

- Albumin: 55,8–66,1 %
- α_1-Globuline: 2,9–4,9 %
- α_2-Globuline: 7,1–11,8 %
- β-Globuline: 7,9–13,7 %
- γ-Globuline: 11,1–18,8 % (Antikörper)

Wichtige Muster

- Bei akuten Entzündungen sieht man meist eine Erhöhung der α_1-und α_2-Globuline. Es kann auch sein, dass Albumin leicht erniedrigt ist.
- Bei chronischen Entzündungen zeigt sich eine Erhöhung der β-und γ-Globuline (oft auch α_2), ggf. auch eine leichte Erniedrigung des Albumins.
- Bei Leberzirrhose sinkt das Albumin ab und die γ-Globuline steigen zur Kompensation an.
- Bei Autoimmunerkrankungen kommt es zum Anstieg der γ-Globuline.
- Beim nephrotischen Syndrom (starker Proteinverlust über die Niere) zeigen sich eine Verminderung des Albumins und erhöhte α_2- und β-Globuline.
- Beim Multiplen Myelom (Knochentumor) zeigt sich ein Peak vor oder innerhalb der γ-Globuline.
- Beim Antikörpermangelsyndrom oder bei einer Immundefizienz sieht man eine Verminderung oder sogar das Fehlen der γ-Globuline.

Wichtig: Die beschriebenen Muster sind häufige Erscheinungen. Es kann dennoch zu Abweichungen kommen. Bei Auffälligkeiten der Serum-Elektrophorese bedarf es immer weiterer Untersuchungen!

ÜBERSICHT GESAMTEIWEISS

Indikationen zur Bestimmung, u. a.	• Basisdiagnostik • Verdacht auf Mangelernährung oder Aufnahmestörungen • chronische Leber-, Nieren- oder Darmerkrankungen • Ödeme (Wassereinlagerungen) und Gewichtsverlust • Schwangerschaft • Verdacht auf Tumoren • Verbrennungen • Blutungen • Abklärung von Entzündungsreaktionen oder immunologischen Prozessen

Referenzwerte	• Gesamteiweiß: 6,6–8,3 g/dl (66–83 g/l) • Optimal: > 7 g/dl
Sinnvolle Begleitwerte, v. a. bei Auffälligkeiten	Albumin, Serum-Elektrophorese, Immunglobuline, CRP, Leberwerte (GOT, GPT, GGT, AP), Kreatinin, GFR, großes Blutbild, Urinstatus.
Bewertung	**Erhöhte Werte bei z. B.** • starker Dehydrierung (Flüssigkeitsmangel) • chronischen Entzündungen und Infektionen • Autoimmunerkrankungen • bestimmten Krebsarten, z. B. bei Multiplem Myelom • Diabetes insipidus • starkem Durchfall • Lebererkrankungen
	Erniedrigte Werte bei z. B. • Fehl- und Mangelernährung • Leberfunktionsstörungen • Nierenproblemen, z. B. bei nephrotischem Syndrom • chronischen Darmerkrankungen, z. B. Morbus Crohn, Zöliakie • Blutverlust • Verbrennungen • Überwässerung (Hyperhydration), z. B. bei Infusionen • chronischen Entzündungen mit hohem Verbrauch an Plasmaproteinen • Antikörpermangelsyndrom • Lebererkrankungen, z. B. Leberzirrhose • Tumoren • Schwangerschaft
Hinweise	Das Gesamteiweiß lässt sich bei Verdacht auf Proteinverluste auch im Urin bestimmen. Die Bestimmung des Gesamteiweißes im Liquor (Gehirn-Rückenmarks-Flüssigkeit) erfolgt bei Verdacht auf Erkrankungen des zentralen Nervensystems, Störungen der Blut-Hirn-Schranke und der intrathekalen Proteinsynthese (Proteinsynthese in Gehirn und Rückenmark).

Maßnahmen bei einem Mangel	Um die Proteinversorgung zu verbessern, sollte auf genügend Protein in der Ernährung geachtet werden: am besten 1–1,5 g pro kg Körpergewicht. Bei einem Mangel an Magensäure und Enzymen kann die Proteinaufnahme gestört sein. Hier hilft die Nahrungsergänzung mit Enzymen und Betain HCl.

Albumin

Albumin ist das wichtigste und mengenmäßig häufigste Eiweiß im Blut. Es wird in der Leber produziert und sorgt dafür, dass der kolloidosmotische Druck im Blut aufrechterhalten wird. Dieser sorgt dafür, dass Flüssigkeit in den Blutgefäßen bleibt und nicht ins Gewebe austritt. Darüber hinaus fungiert Albumin als Transportprotein z. B. für Hormone, Fettsäuren, Bilirubin, Kalzium, Medikamente und Schwermetalle. Es wirkt als Puffer zur Aufrechterhaltung des Blut-pH-Werts, kann freie Radikale binden und dient als Aminosäurenreserve in Mangelzuständen.

Labordiagnostisch dient Albumin als Marker für den Ernährungszustand, die Leber- und Nierenfunktion, den Flüssigkeitshaushalt, chronische Erkrankungen sowie Entzündungen.

ÜBERSICHT ALBUMIN	
Indikationen zur Bestimmung, u. a.	• Verdacht auf Flüssigkeitsmangel • Abklärung von Ödemen und Aszites • Verdacht auf Leber- und Nierenerkrankungen und Verlaufskontrolle • Beurteilung der Lebersyntheseleistung • Beurteilung des Ernährungsstatus, v. a. bei älteren Menschen • chronische Entzündungen, Autoimmunerkrankungen
Referenzwerte	35–53 g/l
Sinnvolle Begleitwerte, v. a. bei Auffälligkeiten	Gesamteiweiß, Serum-Elektrophorese, CRP, Leberwerte (GOT, GPT, GGT, AP), Kreatinin, GFR, Elektrolyte, großes Blutbild, Blutfettwerte, Urinstatus.

Bewertung	**Erhöhte Werte bei z. B.** • Flüssigkeitsmangel (Dehydration) • Hämokonzentration (z. B. bei Polycythaemia vera)
	Erniedrigte Werte bei z. B. • Überwässerung (Hyperhydration) • Proteinmangel infolge von Fehl- und Mangelernährung • Lebererkrankungen, z. B. Hepatitis, Leberzirrhose • chronischen Entzündungen • Verlusten bei Darmerkrankungen und Nierenerkrankungen, z. B. bei nephrotischem Syndrom, Morbus Crohn, Zöliakie • Verbrennungen, schweren Verletzungen • Flüssigkeitsansammlungen, z. B. Ödemen, Aszites • schweren Infektionen, Sepsis • genetischen Defekten bei der Bildung von Albumin • Schwangerschaft

Sexualhormon-bindendes Globulin (SHBG)

Das Sexualhormonbindende Globulin (SHBG) wird in der Leber produziert und spielt als Transportprotein im Hormonhaushalt eine wichtige Rolle. Etwa 90–95 % der Sexualhormone sind im Blut an SHBG, und zu kleinen Teilen auch an Albumin, gebunden. SHBG bindet bevorzugt Testosteron, Dihydrotestosteron (DHT) und Östradiol. So reguliert es die Verfügbarkeit an freien, aktiven Hormonen. Die Bestimmung von SHBG kann helfen, hormonelle Probleme zu erkennen, wenn typische Beschwerden bestehen oder wenn die Hormonwerte im Blut unauffällig sind.

Bei einem hohen SHBG-Spiegel wird zum Beispiel die Menge an freiem, aktivem Testosteron verringert. Es kann so zu Symptomen eines Testosteronmangels kommen, obwohl die Hormonwerte im Blut normwertig sind. Umgekehrt kann ein zu niedriger SHBG-Spiegel zum Anstieg von freien Hormonen und zu Symptomen eines Hormonüberschusses beitragen.

Achtung

SHBG sollte nie alleine bestimmt werden, sondern immer im Kontext der Sexualhormone (s. S. 156ff.).

ÜBERSICHT SEXUALHORMONBINDENDES GLOBULIN (SHBG)	
Indikationen zur Bestimmung, u. a.	• Verdacht auf Mangel oder Überschuss an Androgenen • unklare Abweichungen im Androgenprofil • Abweichendes freies Testosteron trotz normalem Gesamt-Testosteron • v. a. Funktionsstörung der Geschlechtsdrüsen • unerfüllter Kinderwunsch • Verlaufskontrolle einer Hormontherapie • Abklärung von Stoffwechsel- oder Lebererkrankungen
Referenzwerte	• Männer: 15–80 nmol/l • Frauen: 25–130 nmol/l
Sinnvolle Begleitwerte, v. a. bei Auffälligkeiten	Testosteron (frei und gesamt), Östradiol, LH, FSH, freier Androgenindex, DHEA, TSH, fT3, fT4, Leberwerte (GOT, GPT, GGT, AP), HOMA-IR, HbA1c.
Bewertung	**Erhöhte Werte bei z. B.** • Lebererkrankungen, z. B. Hepatitis, Leberzirrhose • Schilddrüsenüberfunktion • Einnahme bestimmter Medikamente, z. B. Verhütung (Pille), Hormonersatztherapie, Antiepileptika • Tumoren der Hoden oder der Eierstöcke • Gynäkomastie (Vergrößerung der Brustdrüsen beim Mann) • Hodenunterfunktion • Virilismus (männliche Merkmale bei der Frau) • Schwangerschaft • Wechseljahren • Essstörungen, z. B. Magersucht
	Erniedrigte Werte bei z. B. • Schilddrüsenunterfunktion • Adipositas • Insulinresistenz, Diabetes Typ 2 • Polyzystischem Ovarialsyndrom (PCOS) • Hyperandrogenismus (männliche Hormone erhöht) • Hyperprolaktinämie (Prolaktin erhöht) • Proteinverlusten, z. B. bei Nierenerkrankungen • Einnahme bestimmter Medikamente, z. B. Glukokortikoide • chronischen Entzündungen

Hinweise	Mit dem SHBG kann der freie Androgenindex (FAI) berechnet werden. Mithilfe dieses Indexes lässt sich das freie Testosteron beurteilen. Ein niedriger FAI kann trotz »normalem« Testosteronwert auf einen funktionellen Testosteronmangel hinweisen, bei welchem das Hormon nicht gut verfügbar ist.
Maßnahmen bei veränderten Werten	• Bei erhöhtem SHBG sollte man auf die Kalorienzufuhr und ausreichend gute Fette achten. Auch eine leberfreundliche Ernährung und die Reduktion von Alkohol können helfen. • Bei niedrigem SHBG sind eine ausgewogene, blutzuckerstabile Ernährung, regelmäßige Bewegung und gegebenenfalls eine Gewichtsreduktion sinnvoll.

Homocystein

Gut zu wissen

Homocystein gilt als Risikomarker für Arteriosklerose, Herz-Kreislauf-Erkrankungen und Thrombosen. In einigen Untersuchungen wurden erhöhte Homocysteinwerte auch mit neurodegenerativen Erkrankungen, bestimmten Krebsarten und Osteoporose in Zusammenhang gebracht.

Bei Homocystein handelt es sich um eine Aminosäure, die im Gegensatz zu anderen Aminosäuren (s. S. 221ff.) nicht am Aufbau von Proteinen im Körper beteiligt ist. Homocystein entsteht beim Abbau der Aminosäure Methionin. Damit der Homocystein-Anteil im Blut nicht zu hoch ansteigt, wird es durch enzymatische Prozesse in Cystathionin oder wiederum in Methionin umgewandelt. Diese Prozesse sind abhängig von Vitamin B6, Folsäure (Vitamin B9) und Vitamin B12 (s. S. 184ff.) als Cofaktoren.

In höheren Konzentrationen kann Homocystein negative Effekte auf die Gefäße, Zellen, Nerven, DNA und die Knochen haben. Es fördert unter anderem oxidativen Stress, also die Bildung freier Radikale. Zudem greift es direkt das Endothel an – dies ist die Schicht, welche die Blutgefäße auskleidet. Homocystein steigert in hohen Dosen außerdem die Gerinnungsneigung, wirkt neurotoxisch und beeinflusst die Bildung von Kollagen negativ. Dies wiederum erhöht das Risiko für gesundheitliche Probleme wie Arteriosklerose, erhöhten Blutdruck, Herz-Kreislauf-Erkrankungen, neurodegenerative Erkrankungen wie Demenz, Thrombosen, Osteoporose oder eine Endotheldysfunktion mit Symptomen wie Brustschmerzen und Kurzatmigkeit.

ÜBERSICHT HOMOCYSTEIN	
Indikationen zur Bestimmung, u. a.	• Früherkennung und Verlaufskontrolle bei Herz-Kreislauf-Erkrankungen • Abklärung des Risikos für Thrombosen oder Embolien, z. B. bei familiärer Belastung, Frühaborten, genetischer Thromboseneigung • Abklärung bei neurologischen Symptomen und Verdacht auf Demenz • Beurteilung bei Mängeln an Vitamin B6, B9 oder B12 • Unfruchtbarkeit, Aborte v. a. bei Frauen mit Kinderwunsch • Langzeit-Monitoring bei chronischen Entzündungen, Diabetes mellitus oder Nierenerkrankungen • Beurteilung bei veganer oder einseitiger Ernährung
Referenzwerte	< 12 µmol/l (optimal < 8 µmol/l)
Sinnvolle Begleitwerte, v. a. bei Auffälligkeiten	Vitamin B6, Vitamin B9, Vitamin B12, HoloTC, Methylmalonsäure, Gerinnungswerte (INR, aPTT, Quick), großes Blutbild, Kreatinin, GFR, Blutfettwerte, CRP, TSH, fT3, fT4, bei Bedarf auch Gentest auf MTHFR-Mutation.
Bewertung	**Erhöhte Werte bei z. B.** • Mangel an Vitamin B6, B9 und/oder B12 • genetischen Defekten, z. B. MTHFR-Mutation, CBS-Mangel (Mangel an Cystathionin-beta-Synthase) • Schilddrüsenunterfunktion • Niereninsuffizienz • Alkoholismus • erhöhter Methioninzufuhr • Rauchen • Bewegungsmangel • Einnahme bestimmter Medikamente, z. B. Verhütung (Pille), Phenytoin, Methotrexat
	Erniedrigte Werte bei z. B. (klinisch eher weniger relevant) • Überdosierung mit B-Vitaminen • genetisch-bedingter erhöhter Enzymaktivität • Proteinmangel (Methioninmangel) • erhöhtem Zellumsatz (Zellerneuerung)

Hinweise	• Werte > 30 µmol/l sind deutlich erhöht und treten z. B. bei genetischen Defekten und Vitaminmangel auf. Der klinische Kontext (z. B. Ernährung) ist wichtig für die Interpretation.
Maßnahmen bei erhöhten Werten	• Eine Einnahme von Vitamin B6, B9 und B12 ist sinnvoll. • Bei einer MTHFR-Genveränderung sollten aktivierte B-Vitamine, z. B. 5-MTHF statt Folsäure, eingesetzt werden. • Andere Risikofaktoren sind Rauchen, der Blutdruck, LDL-Cholesterin, Triglyzeride und Blutzucker (s. S. 114ff.). • Hilfreich ist die Unterstützung von Schilddrüse, Niere, Darm und Leber als Entgiftungs- und Stoffwechselorgane.

Essentielle und semi-essentielle Aminosäuren

Aminosäuren sind ungemein wichtig für viele Körperfunktionen. Sie werden für die Bildung von Proteinen benötigt, welche Grundvoraussetzung für den Aufbau von Geweben und die Produktion von Hormonen, Neurotransmittern, Enzymen und Transportproteinen ist. Dabei sind sie die kleinen Grundbausteine für den Aufbau von Proteinen. Daneben sind Aminosäuren auch wichtige Energielieferanten für unsere Muskeln und sie unterstützen unsere Immunfunktion, die Regulation von Entzündungen im Körper sowie die Entgiftung.

Insgesamt gibt es 20 proteinogene Aminosäuren. Diese sind Aminosäuren, aus denen Proteine gebildet werden.

Acht dieser Aminosäuren sind bei Erwachsenen essentiell. Das heißt, dass der Körper sie nicht selbst herstellen kann. Wir sind also auf die tägliche Aufnahme angewiesen.

Zu den 8 bzw. 9 essentiellen Aminosäuren gehören:

1. **Leucin,** u. a. wichtig für Muskelaufbau, Regeneration, Energiestoffwechsel, Blutzuckerregulation, Wundheilung
2. **Isoleucin,** u. a. wichtig für Muskelregeneration, Blutzuckerregulation, Energieproduktion, Immunfunktion, Hämoglobinbildung
3. **Valin,** u. a. wichtig für Muskelstoffwechsel, geistige Leistungsfähigkeit, Gewebereparatur, Regeneration
4. **Lysin,** u. a. wichtig für Kollagenbildung, Immunsystem, Wundheilung, Carnitinbildung, Kalziumaufnahme im Darm
5. **Methionin,** u. a. wichtig für Entgiftung, Methylierung, Struktur von Haut, Haaren und Nägeln

6. **Phenylalanin,** u. a. Vorstufe von Tyrosin, das wiederum für die Bildung von Dopamin, Adrenalin, Noradrenalin, Schilddrüsenhormonen und Melanin nötig ist
7. **Threonin,** u. a. wichtig für Haut, Bindegewebe, Darmfunktion, Fettstoffwechsel und Immunbarriere
8. **Tryptophan,** u. a. wichtig für die Bildung von Vitamin B3 und Vorstufe von Serotonin und Melatonin
9. **Histidin,** u. a. wichtig für Wachstum, Histaminbildung, als pH-Puffer und für die Nervengesundheit. Histidin gilt bei Erwachsenen als semi-essentiell, ist aber in bestimmten Situationen essentiell, zum Beispiel bei Stress oder bei chronischen Erkrankungen.

Leucin, Isoleucin und Valin weisen eine besondere Struktur mit verzweigten Seitenketten auf. Das Besondere an ihnen ist, dass sie im Gegensatz zu anderen Aminosäuren direkt in der Muskulatur verstoffwechselt werden können, weshalb sie schnell als Baustoff oder Energiequelle zur Verfügung stehen. Außerdem verfügen sie über Eigenschaften, die den Muskelabbau hemmen. Zudem wirken sie stimulierend auf das Muskelwachstum und stabilisieren den Blutzucker.

Semi-essentielle Aminosäuren sind Aminosäuren, die der Körper normalerweise selbst bilden kann. Unter bestimmten Umständen kann es jedoch sein, dass der Bedarf erhöht ist und man auf eine zusätzliche Zufuhr angewiesen ist. Dies ist der Fall, wenn sich der Körper im Wachstum befindet; außerdem bei Stress oder Verletzungen, bei Darmproblemen, chronischen Erkrankungen und während der Schwangerschaft. Zu den semi-essentiellen Aminosäuren gehören Alanin, Arginin, Glutamin, Glutaminsäure, Tyrosin, Cystein, Prolin, Serin, Glycin, Asparagin und Asparaginsäure.

Aminosäuren finden sich in einem optimalen Verhältnis und guter Bioverfügbarkeit in tierischen Proteinen. In pflanzlichen Lebensmitteln ist oftmals nicht das ganze Aminosäurenprofil enthalten, weshalb hier clever kombiniert werden muss, um alle wichtigen Aminosäuren in ausreichender Menge zuzuführen.

Ein langfristiger Mangel an Aminosäuren hat fatale Folgen. Beispielsweise kommt es zunehmend zu Muskelabbau, Immunschwäche, Haut- und Haarproblemen, Wundheilungsstörungen, Schlafstörungen, Stimmungsschwankungen, hormonellen Ungleichgewichten, Knorpel- und Knochenschwund, verminderter kognitiver Leistung und Funktionsstörungen vieler Organe.

Labordiagnostik

Ein Aminosäurenprofil kann je nach Ziel im Plasma oder Vollblut erstellt werden. Außerdem können Aminosäuren auch im Urin oder Liquor (Gehirn-Rückenmarks-Flüssigkeit) bestimmt werden, was jedoch nur bei besonderen Indikationen erfolgt.

Die Messung im Blut erfolgt zum Beispiel bei andauernder Erschöpfung, Muskelabbau, chronischen Erkrankungen, Verdacht auf Fehl- bzw. Mangelernährung, Lebererkrankungen, Stoffwechselstörungen und im Leistungssport.

Die Bestimmung im Plasma misst die freien Aminosäuren und sollte morgens nüchtern erfolgen. Außerdem sollte am Tag zuvor keine starke körperliche Anstrengung stattgefunden haben. Die Blutprobe muss auch sehr schnell verarbeitet und transportiert werden, da Aminosäuren sehr temperaturempfindlich sind und es schnell zu verfälschten Ergebnissen kommen kann.

Die Messung im Vollblut bestimmt sowohl die intra- als auch extrazellulären Aminosäuren. Dadurch können die Speicher im Gewebe und die funktionelle Verfügbarkeit besser ermittelt werden. Die Messung ist jedoch aufwendiger und wird nicht in jedem Standardlabor angeboten.

Mittlerweile gibt es auch eine Vielzahl von Trockenblut-Heimtests auf dem Markt, um das eigene Aminosäurenprofil untersuchen zu lassen. Der Vorteil dieser Tests ist die einfache Probenentnahme und bessere Stabilität gegenüber Temperaturschwankungen. Dennoch gibt es hier auch einige Nachteile gegenüber der Entnahme und Analyse einer größeren Blutprobe. Beispielsweise sind die Testergebnisse für einige (instabile) Aminosäuren meist unpräziser und es kann zu falsch-niedrigen Ergebnissen kommen, z. B. bei Glutamin und Asparagin. Auch die Entnahmetechnik kann zu schwankenden Ergebnissen beitragen und die Ergebnisse des Trockenbluttests sind nur begrenzt vergleichbar mit Plasma- und Vollblutwerten.

Möchte man eine exakte Verlaufskontrolle im Rahmen von beispielsweise Erkrankungen und einen aussagekräftigen Vergleich mit etablierten Referenzwerten, sollte man auf die Bestimmung im Plasma oder Vollblut setzen. Dies ist besonders bei instabilen Aminosäuren empfehlenswert. Für einen ersten Einblick in den eigenen Aminosäuren-Status und die Verlaufskontrolle einer Ernährungsanpassung oder Nahrungsergänzung kann man auch auf Trockenbluttests setzen.

Bei Auffälligkeiten in den Aminosäuren können noch weitere Laborwerte betrachtet werden, um ein vollständiges Gesamtbild zu erhalten. Zu den ergänzenden Parametern gehören: Gesamteiweiß, Albumin, Kreatinin, Glomeruläre Filtrationsrate (GFR), Harnstoff, Leberwerte, Vitamin B6, B9 und B12 sowie organische Säuren im Urin (s. S. 213ff., 216f., 92ff., 97f., 80ff., 184ff., 100f.).

SELBSTCHECK

Wie gut funktioniert deine Schilddrüse?

Beantworte die folgenden Fragen ehrlich mit »Ja« oder »Nein«

Energie und Stoffwechsel	Ja	Nein
Fühlst du dich oft müde, antriebslos oder verlangsamt?		
Hast du ungewollt zugenommen oder hast du Schwierigkeiten, Gewicht zu verlieren?		
Frierst du schnell oder hast du oft kalte Hände und Füße?		
Schwitzt du übermäßig – auch in Ruhe oder nachts?		

Stimmung und Konzentration		
Neigst du zu depressiven Verstimmungen oder Stimmungsschwankungen?		
Fällt es dir schwer, dich zu konzentrieren oder klar zu denken?		
Bist du häufig innerlich unruhig, gereizt oder ängstlich?		

Haut, Haare und Nägel		
Hast du trockene Haut, Haarausfall oder brüchige Nägel?		
Wachsen deine Haare langsam oder erscheinen sie dünner als früher?		

Verdauung und Zyklus

Neigst du zu Verstopfung oder verlangsamter Verdauung?

Hast du Zyklusunregelmäßigkeiten, PMS oder unerfüllten Kinderwunsch (Frauen)?

Ist deine Libido gesunken oder fühlst du dich sexuell weniger aktiv?

Herz und Kreislauf

Hast du einen langsamen oder sehr schnellen Puls?

Spürst du Herzstolpern, Unruhe oder Blutdruckschwankungen?

Halsbereich und Immunsystem

Spürst du ein Druckgefühl im Hals oder hast du eine tastbare Schwellung?

Leidest du unter häufiger Heiserkeit, einem Kloßgefühl im Hals oder Schluckbeschwerden?

Hast du Autoimmunerkrankungen in der Familie oder hast du selbst Hashimoto, Morbus Basedow, o. Ä.?

AUSWERTUNG Zähle, wie oft du mit »Ja« geantwortet hast

0–5 Ja-Antworten: Derzeit zeigen sich keine klaren Hinweise auf eine Schilddrüsenstörung. Bleib dennoch achtsam, vor allem bei familiärer Vorbelastung. Was der Schilddrüse hilft, erfährst du auf S. 170f.

6–10 Ja-Antworten: Deine Symptome können auf eine Unter- oder Überfunktion der Schilddrüse hinweisen. Eine genaue Labordiagnostik (TSH, fT3, fT4, TPO-AK, Tg-AK, ggf. TRAK) ist empfehlenswert.

11 oder mehr Ja-Antworten: Es gibt viele Hinweise auf eine Schilddrüsendysfunktion. Eine umfassende Laboranalyse und ggf. Ultraschalluntersuchung sollte zeitnah erfolgen.

SELBSTCHECK

Könnten deine Hormone aus dem Gleichgewicht geraten sein?

Beantworte die folgenden Fragen ehrlich mit »Ja« oder »Nein«

Energie und Stimmung	**Ja**	**Nein**
Fühlst du dich häufig müde, erschöpft oder »wie fremdgesteuert«?		
Neigst du zu Stimmungsschwankungen, Reizbarkeit oder depressiven Verstimmungen?		
Hast du das Gefühl, du bist weniger belastbar als früher?		

Schlaf und Stress		
Hast du Einschlaf- oder Durchschlafprobleme?		
Wirst du nachts zwischen 1–3 Uhr oder früh zwischen 3–5 Uhr wach?		
Reagierst du überempfindlich auf Stress oder fühlst du dich ständig »unter Strom«?		

Gewicht und Stoffwechsel		
Hast du ohne ersichtlichen Grund zugenommen oder Probleme, Gewicht zu verlieren?		
Hast du Heißhunger auf Süßes, Salziges oder Kaffee?		
Hast du kalte Hände oder Füße, trotz warmer Umgebung?		

Zyklus, Libido und Sexualhormone

Hast du Zyklusunregelmäßigkeiten, PMS, starke Blutungen oder Schmerzen (bei Frauen)?

Spürst du eine verminderte Libido oder sexuelle Unlust?

Hast du Hitzewallungen, Nachtschweiß oder Spannungsgefühle in der Brust?

Haut, Haare und Nägel

Leidest du unter Haarausfall, trockener Haut oder brüchigen Nägeln?

Hast du vermehrt Akne, fettige Haut oder verstärkte Körperbehaarung?

Kognitive Leistung und Konzentration

Hast du Konzentrationsprobleme, Brain Fog oder Wortfindungsstörungen?

Fällt es dir schwer, dich zu motivieren oder Entscheidungen zu treffen?

Lebensstil und Belastung

Leidest du unter chronischem Stress oder Schlafmangel?

Nimmst du regelmäßig Medikamente (z. B. Hormone, Psychopharmaka)?

Hattest du in letzter Zeit starke körperliche oder emotionale Belastungen?

AUSWERTUNG Zähle, wie oft du mit »Ja« geantwortet hast

0–5 Ja-Antworten:
Es gibt aktuell keine eindeutigen Hinweise auf eine hormonelle Störung. Bleib aufmerksam, und achte auf Ernährung, Schlaf, Bewegung und Stressbalance. Hinweise zur Unterstützung der einzelnen Hormone findest du auf S. 143ff.

6–10 Ja-Antworten:
Deine Antworten deuten auf ein mögliches hormonelles Ungleichgewicht hin. Eine funktionelle Hormonanalyse (z. B. Cortisol, Schilddrüsenhormone, Geschlechtshormone, Insulin, DHEA) könnte Klarheit bringen.

11 oder mehr Ja-Antworten:
Die Symptome sprechen für eine hormonelle Dysbalance. Eine Labordiagnostik, kombiniert mit einer Therapie (z. B. Ernährung, Stressreduktion, Mikronährstoffe, Pflanzenheilkunde), ist zu empfehlen.

SELBSTCHECK

Wie geht es deiner Leber?

Beantworte die folgenden Fragen ehrlich mit »Ja« oder »Nein«

Allgemeines Wohlbefinden	Ja	Nein
Fühlst du dich häufig erschöpft, antriebslos oder dauerhaft müde – auch nach dem Schlaf?		
Hast du morgens häufig einen bitteren Geschmack im Mund oder eine belegte Zunge?		
Wirst du nachts häufig zwischen 1–3 Uhr wach (Leberzeit laut TCM)?		
Haut und Augen		
Neigt deine Haut zu Unreinheiten, Rötungen oder Juckreiz?		
Beobachtest du eine gelbliche Verfärbung der Haut oder Augen (Sklera)?		
Hast du dunkle Augenringe oder geschwollene Lider?		
Verdauung und Appetit		
Hast du oft ein Druckgefühl im rechten Oberbauch oder ein Völlegefühl nach dem Essen?		
Hast du häufig Blähungen, Übelkeit oder fettige Stühle?		
Reagierst du empfindlich auf fettige Speisen, Alkohol oder Medikamente?		

Stimmung und Psyche

Leidest du unter Reizbarkeit, Stimmungsschwankungen oder innerer Unruhe?

Fällt es dir schwer, dich zu konzentrieren oder klar zu denken (Brain Fog oder »Gehirnnebel«)?

Stoffwechsel und Körpergewicht

Nimmst du schwer ab oder hast du trotz gesunder Ernährung Übergewicht im Bauchbereich?

Hast du Heißhunger auf Süßes oder ständig das Gefühl, »nicht richtig satt« zu werden?

Lebensstil und Belastung

Trinkst du regelmäßig Alkohol (auch in kleinen Mengen)?

Nimmst du regelmäßig Medikamente oder Nahrungsergänzungsmittel ein?

Hattest du in letzter Zeit Kontakt mit Umweltgiften, Schwermetallen oder Lösungsmitteln?

Hast du in den letzten 6 Monaten an Gewicht zugenommen, ohne deine Ernährung verändert zu haben?

AUSWERTUNG Zähle, wie oft du mit »Ja« geantwortet hast

0–4 Ja-Antworten: Deine Leber zeigt derzeit keine auffälligen Signale. Achte dennoch auf eine leberfreundliche Ernährung und vermeide Belastungen, soweit dies möglich ist (s. S. 80ff.).

5–8 Ja-Antworten: Es könnte eine Belastung oder eine funktionelle Einschränkung der Leber vorliegen. Eine labordiagnostische Kontrolle ist sinnvoll.

9 oder mehr Ja-Antworten: Deine Leber scheint deutlich überlastet zu sein. Eine gründliche Leberdiagnostik und Leberentlastung sollten durchgeführt werden.

SELBSTCHECK

Bestehen möglicherweise Nährstoffmängel?

Beantworte die folgenden Fragen ehrlich mit »Ja« oder »Nein«

Allgemeines Wohlbefinden	**Ja**	**Nein**
Fühlst du dich häufig müde oder energielos?		
Hast du Konzentrationsprobleme oder Gedächtnisschwierigkeiten?		
Leidest du häufig unter Stimmungsschwankungen, Reizbarkeit oder depressiver Verstimmung?		
Hast du häufig Kopfschmerzen?		

Haut, Haare und Nägel		
Hast du trockene, schuppige oder entzündete Haut?		
Leidest du unter brüchigen Nägeln oder Haarausfall?		
Hast du weiße Flecken oder Rillen auf den Nägeln?		
Dauert die Heilung von Wunden bei dir länger als erwartet?		

Muskulatur und Bewegung		
Hast du häufig Muskelkrämpfe oder Muskelschwäche?		
Fühlen sich deine Beine oder Arme oft schwer oder schlapp an?		
Hast du Schmerzen oder Steifheit in den Gelenken?		

Immunsystem

Bist du häufig erkältet oder hast du oft andere Infektionen?

Heilen Erkältungen bei dir langsamer als bei anderen?

Leidest du an Allergien oder Autoimmunerkrankungen?

Verdauung

Hast du häufig Blähungen, Durchfall oder Verstopfung?

Hast du Appetitlosigkeit oder Heißhungerattacken?

Fühlst du dich nach dem Essen oft unwohl oder aufgebläht?

Lebensstil und Ernährung

Ernährst du dich vegetarisch oder vegan?

Du isst nicht täglich frisches Obst und Gemüse, korrekt?

Trinkst du mehr als 3 Tassen Kaffee oder schwarzen Tee pro Tag?

Nimmst du häufig verarbeitete oder industrielle Lebensmittel zu dir?

Rauchst du oder trinkst du regelmäßig Alkohol?

Hast du in den letzten 6 Monaten unbeabsichtigt Gewicht verloren?

AUSWERTUNG Zähle, wie oft du mit »Ja« geantwortet hast

0–3 Ja-Antworten: Dein Risiko für Nährstoffmängel ist eher gering. Achte dennoch auf eine ausgewogene Ernährung mit frischen, unverarbeiteten Lebensmitteln. Falls du unsicher bist, lasse gezielt die richtigen Laborwerte bestimmen.

4–7 Ja-Antworten: Es könnte sinnvoll sein, deine Ernährung und deinen Lebensstil zu überprüfen. Eine gezielte Optimierung deiner Nährstoffzufuhr (z. B. durch Vollwertkost oder Supplementierung) kann Defizite ausgleichen.

8 oder mehr Ja-Antworten: Eine weiterführende Diagnostik von Vitaminen und Mineralstoffen (z. B. mit Blut- oder Urintests) ist empfehlenswert. So können eventuelle Nährstoffmängel ausgeglichen werden.

FAQs

1. **Muss ich für die Blutabnahme nüchtern sein?**
   Da viele Werte durch die Nahrungsaufnahme beeinflusst werden können, würde ich vorsichtshalber immer nüchtern zur Blutabnahme erscheinen.

2. **Wie viele Stunden vor der Blutabnahme darf ich noch essen oder trinken?**
   Mindestens 8 Stunden, besser 12 Stunden.

3. **Wie wirkt sich meine aktuelle Medikamenteneinnahme auf die Blutwerte aus?**
   Viele Medikamente beeinflussen bestimmte Blutwerte, daher solltest du sie bei der Befundinterpretation immer mit angeben und mit deinem Arzt oder Ärztin besprechen, ob du deine Medikamente vor oder erst nach der Blutentnahme einnehmen sollst.

4. **Wann ist der beste Zeitpunkt für eine Blutabnahme – morgens oder spielt das keine Rolle?**
   Am besten morgens zwischen 7–9 Uhr, da viele Werte tageszeitabhängig schwanken (z. B. Cortisol).

5. **Wo kann ich meine Laborwerte bestimmen lassen, wenn mein Hausarzt diese nicht übernimmt?**
   Man kann die Werte auch in freien Laboren, in privatärztlichen Praxen, bei Heilpraktikern oder über ausgewählte Onlineanbieter bestimmen lassen.

6. **Wie lange dauert es, bis meine Laborergebnisse vorliegen?**
   Je nach Parameter dauert es meist 1–5 Werktage, bei manchen Spezialwerten auch etwas länger.

7. **Warum wird manchmal mehr als ein Röhrchen Blut abgenommen?**
   Das liegt daran, dass unterschiedliche Werte verschiedene Röhrchen (mit oder ohne Zusätze) erfordern und es sein kann, dass manche Werte auch zu einem anderen Labor geschickt werden müssen.

8. **Wie oft sollte man seine Blutwerte überprüfen lassen?**
   Je nach Gesundheitszustand ist es gut, die Blutwerte 1–2 mal pro Jahr prüfen zu lassen, bei Beschwerden oder Therapien auch öfter.

9. **Was sind häufige Störgrößen, die meine Werte beeinflussen können?**
Ernährung, Medikamente, Stress, Sport, Alkohol, Infekte, Zyklus, Tageszeit, Hämolyse (durch Krankheiten oder Fehler bei der Blutabnahme), erhöhte Blutzuckerwerte, erhöhte Blutfettwerte, erhöhte Bilirubinwerte.

10. **Wie sicher und genau sind Selbsttests oder Trockenblutanalysen?**
Für einen ersten Überblick sind sie geeignet; für eine genaue Diagnostik sind Laborbluttests zuverlässiger.

11. **Warum sagt mein Arzt, meine Werte sind in Ordnung, obwohl ich mich schlecht fühle?**
Viele Labore arbeiten mit Referenz- statt Optimalwerten. Eine funktionelle Diagnostik sieht genauer hin und bezieht vor allem auch Grenzbereiche und die Beschwerden genauer mit ein.

12. **Welche Rolle spielt mein Lebensstil bei der Interpretation meiner Blutwerte?**
Das tägliche Leben spielt eine große Rolle: Die Ernährung, der Schlaf, Stress und die Bewegung beeinflussen viele Werte direkt.

13. **Warum sind manche Werte auffällig, obwohl ich mich gesund ernähre?**
Weil auch Nährstoffaufnahme, Stress, Genetik oder still ablaufende Prozesse eine Rolle spielen. Oftmals ist auch gesunde Ernährung eine subjektive Wahrnehmung: Wenn man genauer hinsieht, gibt es noch einiges an Verbesserungspotenzial.

14. **Kann ich durch Ernährung, Bewegung oder Nahrungsergänzung meine Blutwerte wirklich verbessern?**
Ja, viele Blutwerte lassen sich durch gezielte Lebensstilmaßnahmen positiv beeinflussen.

15. **Bei welchen Auffälligkeiten in den Standard-Laborwerten sollten die Alarmglocken angehen?**
Auffällige weiße Blutkörperchen, starke Anämie, sehr niedrige oder sehr hohe Blutzuckerwerte, stark erhöhte Entzündungswerte, stark abweichende Nierenwerte, stark erhöhte Leberwerte, stark erhöhte Bauchspeicheldrüsenwerte, stark erniedrigte oder stark erhöhte Elektrolyte, stark erhöhte oder erniedrigte Hormonwerte.

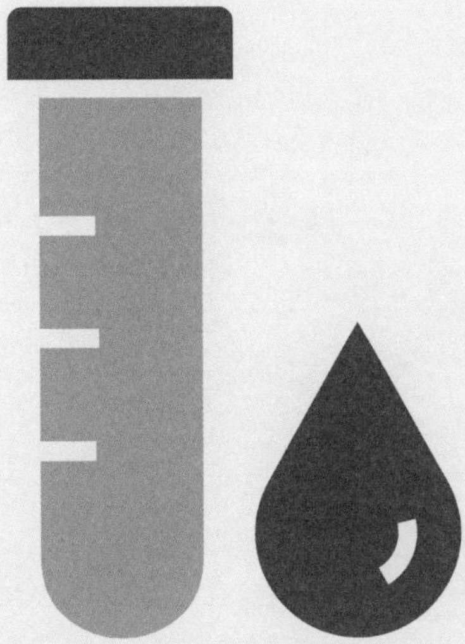

Sinnvolle Laborwerte zur Prävention

Nun hast du in diesem Buch einiges über verschiedene Laborparameter erfahren. Bestimmt stellst du dir jetzt die Frage, welche dieser Werte regelmäßig geprüft werden sollten, um auch für die Prävention einen guten Überblick zu behalten. Gleich vorneweg: Es sind nicht alle Parameter in diesem Buch. Jedoch gibt es eine Reihe von Werten, deren Bestimmung sich einmal jährlich durchaus lohnt, um früh Abweichungen zu erkennen und Problemen rechtzeitig vorbeugen zu können.

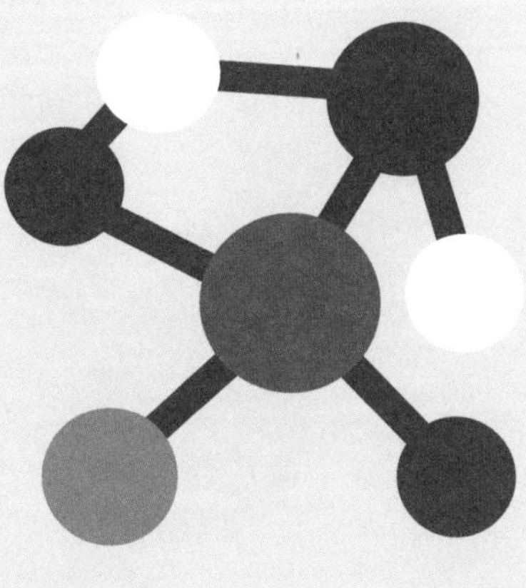

Zu diesen Werten gehören:

- Großes Blutbild
- Eisenstoffwechsel: Ferritin, Transferrin-Sättigung
- Elektrolyte: Natrium, Kalium, Kalzium, Magnesium
- Leberwerte: GOT, GPT, GGT, AP, GLDH, Bilirubin
- Nierenwerte: Kreatinin, Glomeruläre Filtrationsrate (GFR), Cystatin C, Harnsäure, Harnstoff
- Verdauungsenzyme: Amylase, Lipase
- Blutzuckerwerte: Nüchternblutzucker, Langzeitblutzucker (HbA1c)
- Blutfettwerte: Cholesterin, LDL, HDL, Triglyzeride, ggf. nur ApoB
- Entzündungswerte: C-reaktives Protein (CRP)
- Schilddrüsenhormone: Thyreotropin (TSH), freies T3 (fT3), freies T4 (fT4)
- Sexualhormone (Progesteron, Östradiol, Testosteron, DHEA) und Sexualhormonbindendes Globulin (SHBG)
- Vitamine: Vitamin D, ggf. Vitamin B9 und B12
- Spurenelemente: Selen, Zink, Kupfer
- Gesamteiweiß
- Aminosäuren: Homocystein

Abschließende Worte

Gesundheit ist ein wertvolles Gut, doch sie ist weit mehr als die bloße Abwesenheit von Krankheit. Gesundheit heißt Lebenskraft, Beweglichkeit, innere Balance, seelisches Wohlbefinden und die Fähigkeit, das Leben in seiner ganzen Tiefe zu genießen.

Die Welt der Labormedizin ist riesig und komplex. Mit diesem Buch möchte ich dir eine erste Hilfestellung geben, um deine eigenen Werte besser zu verstehen. Bei anhaltenden Problemen ist es wichtig, die richtige Diagnostik zu wählen und dann wird auch einiges an Detektivarbeit nötig, um die Zusammenhänge einzelner Werte im Kontext der Beschwerden besser interpretieren zu können. Selbstverständlich wird das mit diesem Buch alleine nicht immer klappen, dennoch ist es ein erster Schritt hin zu mehr Verständnis für die eigenen Werte.

Unsere Gesundheit ist ein hochdynamisches Zusammenspiel unzähliger Prozesse. Jeder Laborwert, jede kleine Abweichung, jede fein abgestimmte Regulation erzählt eine Geschichte über den Zustand deines Körpers – lange bevor sich Symptome bemerkbar machen.

Im Bereich der Prävention und Früherkennung liegt enormes Potenzial. Zu verstehen, was die einzelnen Laborwerte bedeuten, gibt dir die Möglichkeit, aktiv Einfluss auf deine Gesundheit zu nehmen. Du kannst Zusammenhänge verstehen und gegensteuern, bevor sich chronische Erkrankungen entwickeln.

Gesundheit ist nie statisch. Sie ist etwas, das wir in jedem Moment gestalten: durch unsere Ernährung, durch unsere Lebensweise, durch unseren Umgang mit Stress, Schlaf und Emotionen und durch die Art, wie wir für unseren Körper sorgen.

Sei liebevoll mit deinem Körper. Höre auf die feinen Signale, die er dir sendet. Nimm kleine Abweichungen ernst, aber auch als Chance wahr: als Einladung, genauer hinzuschauen, nachzuspüren, Verantwortung zu übernehmen und dich selbst neu kennenzulernen.

Ich hoffe, dieses Buch ist dir ein Wegweiser – ein Kompass, der dir hilft, dich in der Welt der Gesundheit zu orientieren.

Deine Gesundheit liegt in deinen Händen. Mach sie zu deiner Priorität. Aus Liebe zu dir selbst und dem Wunsch, das Beste aus deinem Leben zu machen.

Quellen

Böhm, Bernhard Otto; Niederau, Christoph M. (2024): Klinikleitfaden Labordiagnostik. Elsevier, Urban & Fischer, München.

Dörner, Klaus; Kohse, Klaus Peter (2019): Klinische Chemie und Hämatologie. 2. Auflage. Springer, Berlin.

Charité – Universitätsmedizin Berlin, Labor für Laboratoriumsmedizin und Pathobiochemie (o. J.): Angaben zur Labordiagnostik. URL: https://www.charite.de/

Universitätsklinikum Ulm, Abteilung Klinische Chemie (o. J.): Angaben zur Labordiagnostik. URL: https://www.uniklinik-ulm.de

Thomas, Lothar (Hrsg.) (o. J.): Labor und Diagnose. URL: https://labor-und-diagnose.de/

IMD Labor Berlin (o. J.): Angaben zur Labordiagnostik. URL: http://www.imd-berlin.de/

Alberts, Bruce; Heald, Rebecca; et al. (2022): Molecular Biology of the Cell. 7. Auflage. Garland Science, New York.

Trillium GmbH (2019): Referenzbereiche im medizinischen Labor. Trillium Diagnostik, Heft 3/2019. URL: https://www.trillium.de/zeitschriften/trillium-diagnostik/ausgaben-2019/td-heft-32019/schwerpunkt/referenzbereiche-im-medizinischen-labor.html

Robert Koch-Institut (2016): Ernährung in Deutschland – Faktenblatt zu KiGGS Welle 1: Obst- und Gemüsekonsum. Journal of Health Monitoring, 2. URL: https://www.rki.de/DE/Aktuelles/Publikationen/Journal-of-Health-Monitoring/GBEDownloadsJ/FactSheets/JoHM_2016_02_ernaehrung4.pdf

Zusätzliche Quellen für Inhalte der einzelnen Kapitel

Blutbild

Thomas, C.; Thomas, L. (2002): Biochemical markers and hematologic indices in the diagnosis of functional iron deficiency. Clinical Chemistry, 48(7); S. 1066–1076. PMID: 12089176.

Gell, D. A. (2018): Structure and function of haemoglobins. Blood Cells, Molecules and Diseases, 70; S. 13–42. DOI: 10.1016/j.bcmd.2017.10.006. PMID: 29126700.

Thomas, C.; Thomas, L. (2005): Anemia of chronic disease: pathophysiology and laboratory diagnosis. Laboratory Hematology, 11(1); S. 14–23. DOI: 10.1532/LH96.04049. PMID: 15790548.

Piva, E.; Brugnara, C.; Spolaore, F.; Plebani, M. (2015): Clinical utility of reticulocyte parameters. Clinical Laboratory Medicine, 35(1); S. 133–163. DOI: 10.1016/j.cll.2014.10.004. PMID: 25676377.

Ogawa, C.; Tsuchiya, K.; Maeda, K. (2020): Reticulocyte hemoglobin content. Clinica Chimica Acta, 504; S. 138–145. DOI: 10.1016/j.cca.2020.01.032. PMID: 32014518.

Thon, J. N.; Italiano, J. E. (2012): Platelets: production, morphology and ultrastructure. Handbook of Experimental Pharmacology, (210); S. 3–22. DOI: 10.1007/978-3-642-29423-5_1. PMID: 22918725.

Higgins, J. M.; Mahadevan, L. (2010): Physiological and pathological population dynamics of circulating human red blood cells. Proceedings of the National Academy of Sciences of the United States of America, 107(47); S. 20 587–20 592. DOI: 10.1073/pnas.1012747107. PMID: 21059904.

Yiannikourides, A.; Latunde-Dada, G. O. (2019): A short review of iron metabolism and pathophysiology of iron disorders. Medicines (Basel), 6(3); S. 85. DOI: 10.3390/medicines6030085. PMID: 31387234.

Chifman, J.; Laubenbacher, R.; Torti, S. V. (2014): A systems biology approach to iron metabolism. Advances in Experimental Medicine and Biology, 844; S. 201–225. DOI: 10.1007/978-1-4939-2095-2_10. PMID: 25480643.

Wang, W.; Knovich, M. A.; Coffman, L. G.; Torti, F. M.; Torti, S. V. (2010): Serum ferritin: past, present and future. Biochimica et Biophysica Acta (BBA) – General Subjects, 1800(8); S. 760–769. DOI: 10.1016/j.bbagen.2010.03.011. PMID: 20304033.

Thomas, C.; Thomas, L. (2002): Biochemical markers and hematologic indices in the diagnosis of functional iron deficiency. Clinical Chemistry, 48(7); S. 1066–1076. PMID: 12089176.

Ganz, T. (2011): Hepcidin and iron regulation, 10 years later. Blood, 117(17); S. 4425–4433. DOI: 10.1182/blood-2011-01-258467. PMID: 21346250.

Gomme, P. T.; McCann, K. B.; Bertolini, J. (2005): Transferrin: structure, function and potential therapeutic actions. Drug Discovery Today, 10(4); S. 267–273. DOI: 10.1016/S1359-6446(04)03333-1. PMID: 15708745.

Braun, J. (1999): Erythrocyte zinc protoporphyrin. Kidney International – Supplement, (69); S. S57–S60. DOI: 10.1046/j.1523-1755.1999.055suppl.69057.x. PMID: 10084287.

Zuther, M.; Rübsam, M. L.; Zimmermann, M.; Zarbock, A.; Hönemann, C. (2022): Improved diagnosis of iron deficiency anemia in the critically ill via fluorescence flowcytometric hemoglobin biomarkers. Cells, 12(1); S. 140. DOI: 10.3390/cells12010140. PMID: 36611936.

Burns, E. R.; Goldberg, S. N.; Lawrence, C.; Wenz, B. (1990): Clinical utility of serum tests for iron deficiency in hospitalized patients. American Journal of Clinical Pathology, 93(2); S. 240–245. DOI: 10.1093/ajcp/93.2.240. PMID: 2242107.

Saboor, M.; Moinuddin; Naureen, A. (2011): Soluble transferrin receptor: a differentiating marker between iron deficiency anaemia and anaemia of chronic disorders. Journal of Ayub Medical College Abbottabad, 23(3); S. 115–118. PMID: 23272450.

Elektrolyte

Krapf R. [3 dangerous electrolyte disturbances: hyponatremia, hyperkalemia and hypomagnesemia]. Schweiz Med Wochenschr 1993; 123: 739–48.

Sterns, R. H. (2015): Disorders of plasma sodium – causes, consequences, and correction. The New England Journal of Medicine, 372(1); S. 55–65. DOI: 10.1056/NEJMra1404489. PMID: 25551526.

Palmer, B. F.; Clegg, D. J. (2016): Physiology and pathophysiology of potassium homeostasis. Advances in Physiology Education, 40(4); S. 480–490. DOI: 10.1152/advan.00121.2016. PMID: 27756725.

Forman, D. T.; Lorenzo, L. (1991): Ionized calcium: its significance and clinical usefulness. Annals of Clinical and Laboratory Science, 21(5); S. 297–304. PMID: 1952778.

Bourke, E.; Delaney, V. (1993): Assessment of hypocalcemia and hypercalcemia. Clinical Laboratory Medicine, 13(1); S. 157–181. PMID: 8462259.

Bohn, A. A.; de Morais, H. A. (2017): A quick reference on chloride. Veterinary Clinics of North America:

Small Animal Practice, 47(2); S. 219–222. DOI: 10.1016/j.cvsm.2016.10.008. PMID: 28007306.

Greenberg, B. G.; Winters, R. W.; Graham, J. B. (1960): The normal range of serum inorganic phosphorus and its utility as a discriminant in the diagnosis of congenital hypophosphatemia. The Journal of Clinical Endocrinology and Metabolism, 20; S. 364–379. DOI: 10.1210/jcem-20-3-364. PMID: 13851552.

Prié, D.; Ureña Torres, P.; Friedlander, G. (2009): Latest findings in phosphate homeostasis. Kidney International, 75(9); S. 882–889. DOI: 10.1038/ki.2008.643. PMID: 19190675.

Rayana, M. C. B.; Burnett, R. W.; Covington, A. K.; D'Orazio, P.; Fogh-Andersen, N.; Jacobs, E. et al. (2008): IFCC Guideline for sampling, measuring and reporting ionized magnesium in plasma. Clinical Chemistry and Laboratory Medicine, 46; S. 21–26.

al-Ghamdi, S. M.; Cameron, E. C.; Sutton, R. A. (1994): Magnesium deficiency: pathophysiologic and clinical overview. American Journal of Kidney Diseases, 24(5); S. 737–752. DOI: 10.1016/s0272-6386(12)80667-6. PMID: 7977315.

Montagnana, M.; Lippi, G.; Targher, G.; Salvagno, G. L.; Guidi, G. C. (2008): Relationship between hypomagnesemia and glucose homeostasis. Clinical Laboratory, 54(5–6); S. 169–172. PMID: 18780662.

Salinas, M.; López-Garrigós, M.; Flores, E.; Leiva-Salinas, C. (2023): Improving diagnosis and treatment of hypomagnesemia. Clinical Chemistry and Laboratory Medicine, 62(2); S. 234–248. DOI: 10.1515/cclm-2023-0537. PMID: 37503587.

Organwerte

Takagi, Y.; Yasuhara, T.; Gomi, K. (2001): [Creatine kinase and its isozymes]. Rinsho Byori, Suppl 116; S. 52–61. (Artikel auf Japanisch). PMID: 11797380.

Weinberger, I.; Rotenberg, Z.; Sagie, A.; Fuchs, J.; Sperling, O.; Agmon, J. (1986): »Flipped« lactic dehydrogenase pattern in acute coronary insufficiency. Clinical Cardiology, 9(12); S. 597–599. DOI: 10.1002/clc.4960091202. PMID: 3780075.

Miyake, S. (1979): The mechanism of release of hepatic enzymes in various liver diseases. II. Altered activity ratios of GOT to GPT in serum and liver of patients with liver diseases. Acta Medica Okayama, 33(5); S. 343–358. PMID: 160182.

Takahashi, A.; Sekiya, C.; Yazaki, Y.; Ono, M.; Sato, H.; Hasebe, C.; Ishikawa, Y.; Okuno, K.; Yamada, M.; Namiki, M. (1986): [Hepatic GOT and GPT activities in patients with various liver diseases – especially alcoholic liver disease]. Hokkaido Igaku Zasshi, 61(3); S. 431–436. (Artikel auf Japanisch). PMID: 3744290.

Whitfield, J. B. (2001): Gamma glutamyl transferase. Critical Reviews in Clinical Laboratory Sciences, 38(4); S. 263–355. DOI: 10.1080/20014091084227. PMID: 11563810.

Tamber, S. S.; Bansal, P.; Sharma, S.; Singh, R. B.; Sharma, R. (2023): Biomarkers of liver diseases. Molecular Biology Reports, 50(9); S. 7815–7823. DOI: 10.1007/s11033-023-08666-0. PMID: 37482588.

Doumas BT, Wu TW. The measurement of bilirubin fractions in serum. CRC Crit Rev Clin Lab Sci 1991; 28: 415–46.

Vimalraj, S. (2020): Alkaline phosphatase: structure, expression and its function in bone mineralization. Gene, 754; S. 144 855. DOI: 10.1016/j.gene.2020.144855. PMID: 32522695.

Matsushita, K.; Mahmoodi, B. K.; Woodward, M.; Emberson, J. R.; Jafar, T. H.; Jee, S. H.; Polkinghorne, K. R.; Shankar, A.; Smith, D. H.; Tonelli, M.; Warnock, D. G.; Wen, C. P.; Coresh, J.; Gansevoort, R. T.; Hemmelgarn, B. R.; Levey, A. S.; Chronic Kidney Disease Prognosis Consortium (2012): Comparison of risk prediction using the CKD-EPI equation and the MDRD study equation for estimated glomerular filtration rate. JAMA, 307(18); S. 1941–1951. DOI: 10.1001/jama.2012.3954. PMID: 22570462.

Shlipak, M. G.; Matsushita, K.; Ärnlöv, J.; Inker, L. A.; Katz, R.; Polkinghorne, K. R.; Rothenbacher, D.; Sarnak, M. J.; Astor, B. C.; Coresh, J.; Levey, A. S.; Gansevoort, R. T.; CKD Prognosis Consortium (2013): Cystatin C versus creatinine in determining risk based on kidney function. The New England Journal of Medicine, 369(10); S. 932–943. DOI: 10.1056/NEJMoa1214234. PMID: 24004120.

Shafi, T.; Zhu, X.; Lirette, S. T.; Rule, A. D.; Mosley, T.; Butler, K. R.; Hall, M. E.; Vaitla, P.; Wynn, J. J.; Tio, M. C.; Dossabhoy, N. R.; Guallar, E.; Butler, J. (2022): Quantifying individual-level inaccuracy in glomerular filtration rate estimation: A cross-sectional study. Annals of Internal Medicine, 175(8); S. 1073–1082. DOI: 10.7326/M22-0610. PMID: 35785532.

Salt, W. B. 2nd; Schenker, S. (1976): Amylase – its clinical significance: a review of the literature. Medicine (Baltimore), 55(4); S. 269–289. DOI: 10.1097/00005792-197607000-00001. PMID: 781463.

Domínguez-Muñoz, J. E.; Pieramico, O.; Büchler, M.; Malfertheiner, P. (1993): Ratios of different serum pancreatic enzymes in the diagnosis and staging of chronic pancreatitis. Digestion, 54(4); S. 231–236. DOI: 10.1159/000201042. PMID: 7694884.

Zucker- und Fettstoffwechsel

Sherwani, S. I.; Khan, H. A.; Ekhzaimy, A.; Masood, A.; Sakharkar, M. K. (2016): Significance of HbA1c test in diagnosis and prognosis of diabetic patients. Biomarker Insights, 11; S. 95–104. DOI: 10.4137/BMI.S38440. PMID: 27398023.

Yi, S. W.; Park, H. B.; Jung, M. H.; Yi, J. J.; Ohrr, H. (2022): High-density lipoprotein cholesterol and cardiovascular mortality: a prospective cohort study among 15.8 million adults. European Journal of Preventive Cardiology, 29(5); S. 844–854. DOI: 10.1093/eurjpc/zwab230. PMID: 34971388.

Doran, B.; Guo, Y.; Xu, J.; Weintraub, H.; Mora, S.; Maron, D. J.; Bangalore, S. (2014): Prognostic value of fasting versus nonfasting low-density lipoprotein cholesterol levels on long-term mortality: insight from the National Health and Nutrition Examination Survey III (NHANES-III). Circulation, 130(7); S. 546–553. DOI: 10.1161/CIRCULATIONAHA.114.010001. PMID: 25015340.

Grundy, S. M.; Stone, N. J. (2019): Elevated apolipoprotein B as a risk-enhancing factor in 2018 cholesterol guidelines. Journal of Clinical Lipidology, 13(3); S. 356–359. DOI: 10.1016/j.jacl.2019.05.009. PMID: 31229022.

Tabas, I.; Williams, K. J.; Borén, J. (2007): Subendothelial lipoprotein retention as the initiating process in atherosclerosis: update and therapeutic implications. Circulation, 116(16); S. 1832–1844. DOI: 10.1161/CIRCULATIONAHA.106.676890. PMID: 17938300.

Otvos, J. D.; Mora, S.; Shalaurova, I.; Greenland, P.; Mackey, R. H.; Goff, D. C. Jr. (2011): Clinical implications of discordance between low-density lipoprotein cholesterol and particle number. Journal of Clinical Lipidology, 5(2); S. 105–113. DOI: 10.1016/j.jacl.2011.02.001. PMID: 21392724.

Emerging Risk Factors Collaboration; Di Angelantonio, E.; Sarwar, N.; Perry, P.; Kaptoge, S.; Ray, K. K.; Thompson, A.; Wood, A. M.; Lewington, S.; Sattar, N.; Packard, C. J.; Collins, R.; Thompson, S. G.; Danesh, J. (2009): Major lipids, apolipoproteins, and risk of vascular disease. JAMA, 302(18); S. 1993–2000. DOI: 10.1001/jama.2009.1619. PMID: 19903920.

van der Steeg, W. A.; Holme, I.; Boekholdt, S. M.; Larsen, M. L.; Lindahl, C.; Stroes, E. S.; Tikkanen, M. J.; Wareham, N. J.; Faergeman, O.; Olsson, A. G.; Pedersen, T. R.; Khaw, K. T.; Kastelein, J. J. (2008): High-density lipoprotein cholesterol, high-density lipoprotein particle size, and apolipoprotein A-I: significance for cardiovascular risk: the IDEAL and EPIC-Norfolk studies. Journal of the American College of Cardiology, 51(6); S. 634–642. DOI: 10.1016/j.jacc.2007.09.060. PMID: 18261682.

Sniderman, A. D.; Williams, K.; Contois, J. H.; Monroe, H. M.; McQueen, M. J.; de Graaf, J.; Furberg, C. D. (2011): A meta-analysis of low-density lipoprotein cholesterol, non-high-density lipoprotein cholesterol, and apolipoprotein B as markers of cardiovascular risk. Circulation: Cardiovascular Quality and Outcomes, 4(3); S. 337–345. DOI: 10.1161/CIRCOUTCOMES.110.959247. PMID: 21487090.

Lu, M.; Lu, Q.; Zhang, Y.; Tian, G. (2011): ApoB/apoA1 is an effective predictor of coronary heart disease risk in overweight and obesity. Journal of Biomedical Research, 25(4); S. 266–273. DOI: 10.1016/S1674-8301(11)60036-5. PMID: 23554700.

Entzündungswerte

Ballantyne, C. M.; Nambi, V. (2005): Markers of inflammation and their clinical significance. Atherosclerosis Supplements, 6(2); S. 21–29. DOI: 10.1016/j.atherosclerosissup.2005.02.005. PMID: 15823493.

Zhou, H. H.; Tang, Y. L.; Xu, T. H.; Cheng, B. (2024): C-reactive protein: structure, function, regulation, and role in clinical diseases. Frontiers in Immunology, 15; S. 1425168. DOI: 10.3389/fimmu.2024.1425168. PMID: 38947332.

Velissaris, D.; Zareifopoulos, N.; Lagadinou, M.; Platanaki, C.; Tsiotsios, K.; Stavridis, E. L.; Kasartzian, D. I.; Pierrakos, C.; Karamouzos, V. (2021): Procalcitonin and sepsis in the Emergency Department: an update. European Review for Medical and Pharmacological Sciences, 25(1); S. 466–479. DOI: 10.26355/eurrev_202101_24416. PMID: 33506938.

Hormone

Yamada, S.; Horiguchi, K.; Akuzawa, M. et al. (2023): The impact of age- and sex-specific reference ranges for serum thyrotropin and free thyroxine on the diagnosis of subclinical thyroid dysfunction: A multicenter study from Japan. Thyroid, 33; S. 428–438.

Persani, L.; Bonomi, M.; Radin, R.; Beck-Peccoz, P. (2012): Diagnostic and therapeutic challenges of acquired thyrotropic deficiency. Annales d’Endocrinologie (Paris), 73(2); S. 138–140. DOI: 10.1016/j.ando.2012.04.004. PMID: 22541997.

Hiller-Sturmhöfel, S.; Bartke, A. (1998): The endocrine system: an overview. Alcohol Health & Research World, 22(3); S. 153–164. PMID: 15706790.

Otsuka, H.; Abe, M.; Kobayashi, H. (2023): The effect of aldosterone on cardiorenal and metabolic systems. International Journal of Molecular Sciences, 24(6); S. 5370. DOI: 10.3390/ijms24065370. PMID: 36982445.

Elmlinger, M. W.; Kühnel, W.; Ranke, M. B. (2002): Reference ranges for serum concentrations of lutropin (LH), follitropin (FSH), estradiol (E2), prolactin, progesterone, sex hormone-binding globulin (SHBG), dehydroepiandrosterone sulfate (DHEAS), cortisol and ferritin in neonates, children and young adults. Clinical Chemistry and Laboratory Medicine, 40(11); S. 1151–1160. DOI: 10.1515/CCLM.2002.202. PMID: 12521235.

Vitamine & Mineralien

Dawson, M. I. (2000): The importance of vitamin A in nutrition. Current Pharmaceutical Design, 6(3); S. 311–325. DOI: 10.2174/1381612003401190. PMID: 10637381.

Song, A.; Mousa, H. M.; Soifer, M.; Perez, V. L. (2022): Recognizing vitamin A deficiency: special considerations in low-prevalence areas. Current Opinion in Pediatrics, 34(2); S. 241–247. DOI: 10.1097/MOP.0000000000001110. PMID: 35125379.

Hanna, M.; Jaqua, E.; Nguyen, V.; Clay, J. (2022): B vitamins: functions and uses in medicine. The Permanente Journal, 26(2); S. 89–97. DOI: 10.7812/TPP/21.204. PMID: 35933667.

Calderón-Ospina, C. A.; Nava-Mesa, M. O. (2020): B vitamins in the nervous system: current knowledge of the biochemical modes of action and synergies of thiamine, pyridoxine, and cobalamin. CNS Neuroscience & Therapeutics, 26(1); S. 5–13. DOI: 10.1111/cns.13207. PMID: 31490017.

Padayatty, S. J.; Levine, M. (2016): Vitamin C: the known and the unknown and Goldilocks. Oral Diseases, 22(6); S. 463–493. DOI: 10.1111/odi.12446. PMID: 26808119.

Carr, A. C.; Maggini, S. (2017): Vitamin C and immune function. Nutrients, 9(11); S. 1211. DOI: 10.3390/nu9111211. PMID: 29099763.

IMD Berlin (2021): Reference values for free 25-hydroxy-vitamin D. URL: https://www.imd-berlin.de/fileadmin/user_upload/inflammatio/Newsletter/2021/Reference_values_for_free_25-hydroxy-vitamin_D-1.pdf (Zugriff am: [22.03.2025])

Delrue, C.; Speeckaert, M. M. (2023): Vitamin D and vitamin D-binding protein in health and disease. International Journal of Molecular Sciences, 24(5); S. 4642. DOI: 10.3390/ijms24054642. PMID: 36902073.

Holick, M. F. The vitamin D deficiency pandemic: Approaches for diagnosis, treatment and prevention. Rev Endocr Metab Disord. 2017 Jun; 18(2): 153–165. DOI: 10.1007/s11154-017-9424-1. PMID: 28516265.

Holick, M. F.; Binkley, N. C.; Bischoff-Ferrari, H. A.; Gordon, C. M.; Hanley, D. A.; Heaney, R. P.; Murad, M. H.; Weaver, C. M.; Endocrine Society (2011): Evaluation, treatment, and prevention of vitamin D deficiency: an Endocrine Society clinical practice guideline. The Journal of Clinical Endocrinology & Metabolism, 96(7); S. 1911–1930. DOI: 10.1210/jc.2011-0385. PMID: 21646368.

Miyazawa, T.; Burdeos, G. C.; Itaya, M.; Nakagawa, K.; Miyazawa, T. (2019): Vitamin E: regulatory redox interactions. IUBMB Life, 71(4); S. 430–441. DOI: 10.1002/iub.2008. PMID: 30681767.

Mladěnka, P.; Macáková, K.; Kujovská Krčmová, L.; Javorská, L.; Mrštná, K.; Carazo, A.; Protti, M.; Remião, F.; Nováková, L.; OEMONOM researchers and collaborators (2022): Vitamin K – sources, physiological role, kinetics, deficiency, detection, therapeutic use, and toxicity. Nutrition Reviews, 80(4); S. 677–698. DOI: 10.1093/nutrit/nuab061. PMID: 34472618.

Saper, R. B.; Rash, R. (2009): Zinc: an essential micronutrient. American Family Physician, 79(9); S. 768–772. PMID: 20141096.

Skrajnowska, D.; Bobrowska-Korczak, B. (2019): Role of zinc in immune system and anti-cancer defense mechanisms. Nutrients, 11(10); S. 2273. DOI: 10.3390/nu11102273. PMID: 31546724.

Scheiber, I.; Dringen, R.; Mercer, J. F. (2013): Copper: effects of deficiency and overload. Metallomics: Metall Ions in Life Sciences, 13; S. 359–387. DOI: 10.1007/978-94-007-7500-8_11. PMID: 24470097.

Parsanathan, R. (2024): Copper's dual role: unravelling the link between copper homeostasis, cuproptosis, and cardiovascular diseases. Hypertension Research, 47(5); S. 1440–1442. DOI: 10.1038/s41440-024-01636-4. PMID: 38467792.

Mehdi, Y.; Hornick, J. L.; Istasse, L.; Dufrasne, I. (2013): Selenium in the environment, metabolism and involvement in body functions. Molecules, 18(3); S. 3292–3311. DOI: 10.3390/molecules18033292. PMID: 23486107.

Mojadadi, A.; Au, A.; Salah, W.; Witting, P.; Ahmad, G. (2021): Role for selenium in metabolic homeostasis and human reproduction. Nutrients, 13(9); S. 3256. DOI: 10.3390/nu13093256. PMID: 34579133.

Maret, W. (2019): Chromium supplementation in human health, metabolic syndrome, and diabetes. Metallomics: Metall Ions in Life Sciences, 19; [o. S.]. DOI: 10.1515/9783110527872-015. PMID: 30855110.

Baj, J.; Flieger, W.; Barbachowska, A.; Kowalska, B.; Flieger, M.; Forma, A.; Teresiński, G.; Portincasa, P.; Buszewicz, G.; Radzikowska-Büchner, E.; Flieger, J. (2023): Consequences of disturbing manganese homeostasis. International Journal of Molecular Sciences, 24(19); S. 14 959. DOI: 10.3390/ijms241914959. PMID: 37834407.

Mayr, S. J.; Mendel, R. R.; Schwarz, G. (2021): Molybdenum cofactor biology, evolution and deficiency. Biochimica et Biophysica Acta – Molecular Cell Research, 1868(1); S. 118 883. DOI: 10.1016/j.bbamcr.2020.118883. PMID: 33017596.

Jomova, K.; Makova, M.; Alomar, S. Y.; Alwasel, S. H.; Nepovimova, E.; Kuca, K.; Rhodes, C. J.; Valko, M. (2022): Essential metals in health and disease. Chemico-Biological Interactions, 367; S. 110 173. DOI: 10.1016/j.cbi.2022.110173. PMID: 36152810.

Pizzorno, L. (2015): Nothing boring about boron. Integrative Medicine (Encinitas), 14(4); S. 35–48. PMID: 26770156.

Proteine & Aminosäuren

IMD Labor Berlin (o. J.): Elektrophorese zur Auftrennung der Serumproteine. URL: https://www.imd-berlin.de/fachinformationen/diagnostikinformationen/elektrophorese-zur-auftrennung-der-serumproteine (Zugriff am: [22.03.25])

Militello, L.; El-Khoury, J. M.; Durant, T. J. S. (2024): Accounting for differences between serum and plasma: an indirect approach to derive reference intervals for total protein, albumin, and globulin. Clinica Chimica Acta, 562; S. 119 851. DOI: 10.1016/j.cca.2024.119851. PMID: 38977172.

Selby, C. (1990): Sex hormone binding globulin: origin, function and clinical significance.

Annals of Clinical Biochemistry, 27(6); S. 532–541. DOI: 10.1177/000456329002700603. PMID: 2080856.

Yuan, D.; Chu, J.; Lin, H.; Zhu, G.; Qian, J.; Yu, Y.; Yao, T.; Ping, F.; Chen, F.; Liu, X. (2023): Mechanism of homocysteine-mediated endothelial injury and its consequences for atherosclerosis. Frontiers in Cardiovascular Medicine, 9; S. 1109 445. DOI: 10.3389/fcvm.2022.1109445. PMID: 36727029.

Cheng, Z.; Yang, X.; Wang, H. (2009): Hyperhomocysteinemia and Endothelial Dysfunction. Current Hypertension Reviews, 5(2); S. 158–165. DOI: 10.2174/157340209788166940. PMID: 20495681.

Lipton, S. A.; Kim, W. K.; Choi, Y. B.; Kumar, S.; D'Emilia, D. M.; Rayudu, P. V.; Arnelle, D. R.; Stamler, J. S. (1997): Neurotoxicity associated with dual actions of homocysteine at the N-methyl-D-aspartate receptor. Proceedings of the National Academy of Sciences of the United States of America, 94(11); S. 5923–5928. DOI: 10.1073/pnas.94.11.5923. PMID: 9159176.

Majors, A.; Ehrhart, L. A.; Pezacka, E. H. (1997): Homocysteine as a risk factor for vascular disease. Enhanced collagen production and accumulation by smooth muscle cells. Arteriosclerosis, Thrombosis, and Vascular Biology, 17(10); S. 2074–2081. DOI: 10.1161/01.atv.17.10.2074. PMID: 9351374.

Glossar

Adenom
Gutartige Wucherung, die verschiedene Organe betreffen kann.

Akrodermatitis enteropathica
Erbliche Stoffwechselstörung, bei der die Aufnahme von Zink stark eingeschränkt ist.

Alkalose
Eine Störung des Säure-Basen-Haushalts mit erhöhtem Blut-pH-Wert. Die Ursache kann respiratorisch (erhöhte Atmung) oder metabolisch (stoffwechselbedingt) sein.

Aminosäuren
Bausteine von Proteinen. Sie können im Plasma oder Vollblut bestimmt werden, um Mangelernährung, Stoffwechselstörungen oder Muskelschwund abzuklären.

Anämie (Blutarmut)
Ein Zustand, bei dem nicht genügend rote Blutkörperchen oder Hämoglobin im Blut vorhanden sind, was zu Müdigkeit und Schwäche führen kann.

Anionenlücke
Rechnerisches Defizit an Anionen, das dadurch entsteht, das nicht alle Anionen im Blut routinemäßig gemessen werden. Die Anionenlücke hilft bei der Einschätzung einer metabolischen Azidose.

Antikoagulans
Ein Stoff, der die Blutgerinnung verhindert. EDTA und Heparin sind Beispiele dafür.

Aplastische Anämie
Anämie mit verringerten Erythrozyten, Leukozyten und Thrombozyten, die durch eine Funktionsstörung des Knochenmarks entsteht.

Arterielles Blut
Blut, das sauerstoffreich ist und typischerweise aus einer Arterie entnommen wird, um den Gasaustausch und den Säure-Basen-Haushalt zu untersuchen.

Aszites
Erkrankung, bei der sich Flüssigkeit in der Bauchhöhle ansammelt.

Atrophische Gastritis (Typ A)
Eine Form der Magenschleimhautentzündung (Gastritis), die chronisch ist und autoimmune Ursachen hat.

Autoantikörper
Antikörper, die sich gegen körpereigene Zellen oder andere Antikörper richten.

Autoimmunerkrankungen
Erkrankungen, bei denen das Immunsystem fälschlicherweise auf körpereigene Zellen reagiert und diese angreift.

Azidose
Eine Störung des Säure-Basen-Haushalts mit zu niedrigem Blut-pH-Wert. Die Ursache kann respiratorisch (Atemprobleme) oder metabolisch (stoffwechselbedingt) sein.

Basophile Granulozyten (Basophile)
Eine Art von weißen Blutkörperchen, die bei allergischen Reaktionen und Entzündungsprozessen eine Rolle spielen.

Biliäre Zirrhose
Erkrankung der Galle, die im fortgeschrittenen Stadium zu einer Leberzirrhose führt.

Bioidentische Hormone
Hormone, die bei Wechseljahresbeschwerden eingenommen werden können und die den körpereigenen Hormonen nachempfunden sind.

Blutgase
Sauerstoff und Kohlendioxid im Blut, die Hinweise auf den pH-Wert des Blutes geben.

Blutgerinnung (Hämostase)
Ein komplexer Prozess, der Blutungen stoppt, indem er die Bildung eines Blutgerinnsels (Thrombus) bewirkt.

BNP/NT-proBNP
Marker, die hauptsächlich zur Diagnose, Beurteilung und

Verlaufskontrolle von Herzinsuffizienz (Herzschwäche) eingesetzt werden. Die Werte sind alters- und geschlechtsabhängig.

Citratblut
Blutprobe, der Natriumcitrat als Antikoagulans zugefügt wurde, um die Blutgerinnung zu hemmen.

Cofaktor
Die Beteiligung von z. B. Vitaminen und Spurenelementen an biochemischen Vorgängen im Körper, z. B. bei der Bildung von Enzymen.

CRP (C-reaktives Protein)
Ein Entzündungsmarker im Blut.

Dehydration
Ein Zustand, bei dem der Körper zu wenig Flüssigkeit hat (Flüssigkeitsmangel).

Dermatitis
Entzündung der Haut, die sich unter anderem in Rötungen und Jucken zeigt.

Diabetes insipidus
Eine Diabetes-Form, bei der die Urinmenge sehr hoch ist und ein starkes Durstgefühl besteht.

Differenzialblutbild
Teil des großen Blutbildes, bei dem die verschiedenen Arten von weißen Blutzellen (Leukozyten) genauer untersucht und unterschieden werden.

Divertikulitis
Eine Entzündung der Divertikel (Ausstülpungen) in der Darmschleimhaut, die meist bei älteren Menschen auftritt.

EDTA-Blut
Blut, dem EDTA (Ethylendiamintetraessigsäure) als Antikoagulans zugesetzt wurde, um die Gerinnung zu verhindern. Es wird häufig für Blutbilder verwendet.

Ektop
Bezeichnet bei Hormonen die Bildung von Hormonen, die nicht durch die normalen Hormondrüsen stattfindet, sondern z. B. durch hormonbildende Tumoren.

Elektrolyte
Mineralstoffe im Blut und in anderen Körperflüssigkeiten, die eine elektrische Ladung tragen und für viele Körperfunktionen wichtig sind, z. B. Natrium, Kalium und Kalzium.

Embolie
Lebensgefährlicher Verschluss eines Blutgefäßes, z. B. durch Blutgerinnsel.

Endokrin
Das Hormonsystem oder die Hormondrüsen betreffend.

Entzündungswerte
Laborparameter, die auf eine Entzündung im Körper hinweisen, wie CRP, Procalcitonin und die Blutsenkungsgeschwindigkeit (BSG).

Eosinophile Granulozyten (Eosinophile)
Eine Art von weißen Blutkörperchen, die hauptsächlich bei der Abwehr von Parasiten und bei allergischen Reaktionen beteiligt sind.

Erythropoetin (EPO)
Ein Hormon, das für die Bildung der roten Blutkörperchen (Erythrozyten) notwendig ist. Gentechnisch hergestelltes Erythropoetin wird auch als Dopingmittel im Sport eingesetzt.

Erythrozyten
Rote Blutkörperchen, die für den Sauerstofftransport im Körper zuständig sind.

Erythrozytenindizes
Messwerte, die Informationen über die Größe und den Hämoglobingehalt der roten Blutkörperchen geben (MCH, MCHC, MCV).

Erythrozytenverteilungsbreite (EVB)
Ein Maß für die Größenunterschiede der roten Blutkörperchen. Eine hohe EVB deutet auf größere Unterschiede in der Zellgröße hin und kann auf verschiedene Arten von Anämien hinweisen, z. B. auf eine mikrozytäre Anämie.

Ferritin
Ein Proteinkomplex, der Eisen speichert. Der Ferritinwert im Blut gibt Auskunft über die Eisenspeicher im Körper.

Fibrinogen
Ein Gerinnungsfaktor im Blut, der für die Bildung von Blutgerinnseln wichtig ist.

FSH (Follikel-Stimulierendes Hormon)
Ein Gonadotropin, das in der Hirnanhangsdrüse produziert wird und die Funktion der Keimdrüsen (Eierstöcke, Hoden) reguliert. Die Bestimmung ist Teil der Abklärung u. a. bei Fertilitäts- oder Zyklusstörungen.

Gastrinom
Ein Tumor, der Gastrin produziert und sich meist in der Bauchspeicheldrüse befindet.

Gesamteiweiß
Misst die Gesamtmenge aller Proteine im Serum oder Plasma. Es dient als Basisparameter zur Beurteilung u. a. des Ernährungszustands.

Gewebe
Zellverbände, die bestimmte Funktionen im Körper erfüllen (z. B. Muskelgewebe, Bindegewebe).

GFR (Glomeruläre Filtrationsrate)
Ein Maß für die Filterleistung der Nieren.

GLDH (Glutamatdehydrogenase)
Ein Enzym, das vor allem in den Mitochondrien der Leberzellen vorkommt und als sehr leberspezifischer Marker für Leberschädigungen gilt.

Glukose (Nüchternglukose)
Misst den Blutzuckerspiegel nach einer Fastenperiode. Sie dient der Diagnose und Verlaufskontrolle von Prädiabetes, Diabetes mellitus und Unterzuckerung.

Glykohämoglobin (HbA1c)
Entsteht durch die Bindung von Glukose an Hämoglobin in den roten Blutkörperchen. Da rote Blutkörperchen eine Lebensdauer von etwa 120 Tagen haben, spiegelt der HbA1c-Wert die durchschnittliche Blutzuckerkonzentration der letzten 8–12 Wochen wider. Er ist ein Langzeitparameter zur Diabeteskontrolle und -diagnostik.

Gonadotropine
Hormone der Hirnanhangsdrüse (Hypophyse), die die Funktion der Keimdrüsen (Gonaden) regulieren. Sie sind wichtig für die Fertilität, den Menstruationszyklus und die Pubertätsentwicklung.

Gramnegative Bakterien
Bakterien, die sich bei einem lichtmikroskopischen Testverfahren, der Gram-Färbung, rot verfärben.

Großes Blutbild
Umfasst alle Parameter des kleinen Blutbildes sowie eine differenzierte Zählung der Untertypen der weißen Blutkörperchen (Differenzialblutbild).

Hämatokrit
Der prozentuale Anteil der festen Blutbestandteile (hauptsächlich rote Blutkörperchen) am Gesamtvolumen des Blutes.

Hämochromatose
Auch Eisenspeicherkrankheit genannt. Bei dieser Erkrankung, die manchmal genetisch bedingt ist, kommt es zu erhöhten Eisenspiegeln (Eisenüberladung).

Hämoglobin
Der rote Blutfarbstoff in den Erythrozyten, der Sauerstoff transportiert.

Hämokonzentration
Verdickung des Blutes mit Erhöhung des Hämatokrits.

Hämolyse
Die Auflösung von roten Blutkörperchen, wodurch Hämoglobin freigesetzt wird. Die Ursache können manche Erkrankungen sein, oder es kann durch Fehler bei der Blutabnahme zu einer Hämolyse der Blutprobe kommen.

Hämolytische Anämie
Eine Form der Anämie, bei der Erythrozyten zu früh oder in zu hohem Maß abgebaut werden (Hämolyse).

Haptoglobin
Ein Transportprotein für

Hämoglobin und Akute-Phase-Protein, dessen Wert als Marker für Entzündungen und Hämolyse dient.

Harnsäure
Ein Abbauprodukt des Purinstoffwechsels. Erhöhte Werte (Hyperurikämie) können zu Gicht oder Nierensteinen führen.

Harnstoff
Das Endprodukt des Protein--stoffwechsels, das in der Leber gebildet und über die Nieren ausgeschieden wird.

Harnstoff-Kreatinin-Quotient
Ein Quotient, der bei hohen Harnstoffwerten hilft, die Ursache des Nierenproblems einzugrenzen.

Homocystein
Eine Aminosäure, deren erhöhte Blutspiegel mit einem hohen Risiko für Herz-Kreislauf-Erkrankungen, Thrombosen und neurologische Probleme in Verbindung gebracht werden.

Hormone
Botenstoffe, die von Drüsen (z. B. Schilddrüse, Nebennieren, Eierstöcke, Hoden) produziert werden und vielfältige Körperfunktionen steuern.

Hyper-
Vorsilbe, die einen Überschuss oder eine übermäßige Konzentration eines Stoffes im Blut bezeichnet (z. B. Hyperkaliämie = zu viel Kalium im Blut).

Hyperhydration
Ein Zustand, bei dem der Körper zu viel Flüssigkeit hat. Die Ursache können zum Beispiel Nierenerkrankungen oder Infusionen sein.

Hyperplasie
Vergrößerung eines Organs oder Gewebes durch vermehrtes Zellwachstum.

Hypo-
Vorsilbe, die einen Mangel oder eine zu geringe Konzentration eines Stoffes im Blut bezeichnet (z. B. Hyponatriämie = zu wenig Natrium im Blut).

Hypochlorhydrie
Verringerung der Salzsäure im Magen.

Hypovolämie
Zustand, bei dem die Blutmenge verringert ist. Eine mögliche Ursache ist Flüssigkeitsmangel.

Kardiale Troponine
Proteine, die bei Schädigung des Herzmuskels ins Blut freigesetzt werden. Sie sind die wichtigsten Marker bei Verdacht auf Herzinfarkt oder andere Herzschäden.

Kardiovaskulär
Das Herz-Kreislauf-System betreffend.

Kleines Blutbild
Eine grundlegende Blutanalyse, die die Anzahl von roten und weißen Blutkörperchen, Thrombozyten, die Hämoglobinkonzentration, den Hämatokrit und Erythrozytenindizes bestimmt.

Knochenmark
Das Gewebe im Inneren der Knochen, in dem Blutzellen gebildet werden.

Kreatinin
Ein Stoffwechselprodukt, das von den Nieren ausgeschieden wird. Der Kreatininwert im Blut gibt Auskunft über die Nierenfunktion.

Kugelzellanämie
Erblich bedingte Anämie, bei der die bikonkaven Erythrozyten eine runde Form annehmen und aufgrund dieser Form vermehrt abgebaut werden.

Kurzdarmsyndrom
Eine Störung des Dünndarms, die entweder angeboren ist oder nach operativer Entfernung von Teilen des Dünndarms entstehen kann.

Laktatdehydrogenase (LDH)
Ein Enzym, das in fast allen Körperzellen vorkommt. Erhöhte Werte können auf Gewebeschäden hinweisen.

LDL/HDL-Quotient
Ein Quotient aus LDL- und HDL-Cholesterin, der zur

Abschätzung des Herz-Kreislauf-Risikos verwendet wird. Ein höherer Wert bedeutet ein höheres Risiko.

Leukozyten
Weiße Blutkörperchen, die Teil des Immunsystems sind und den Körper vor Infektionen und Krankheiten schützen.

LH (Luteinisierendes Hormon)
Ein Gonadotropin der Hirnanhangsdrüse, das die Funktion der Keimdrüsen reguliert. Bei Frauen löst der LH-Peak den Eisprung aus, bei Männern stimuliert es die Testosteronproduktion.

Lymphozyten
Eine Art von weißen Blutkörperchen, die eine wichtige Rolle bei der Immunabwehr spielen. Es gibt verschiedene Arten von Lymphozyten, darunter B-Zellen, T-Zellen und natürliche Killerzellen (NK-Zellen).

Megaloblastäre Anämie
Gruppe von Anämien, bei denen die Entwicklung der roten Blutkörperchen gestört ist, sodass es zu ungewöhnlich großen Erythroblasten (Megaloblasten) kommt.

Metabolisches Syndrom
Eine Störung des Kohlenhydrat- und Fettstoffwechsels mit Bluthochdruck, Übergewicht und erhöhten Blutzuckerwerten.

Metabolite
Stoffwechselprodukte oder Abbauprodukte von Stoffwechselvorgängen.

Methylierung
Die Übertragung einer Methylgruppe, welche für viele Prozesse im Körper wichtig ist, z. B. für die Entgiftung und die Genexpression.

Monozyten
Eine Art von weißen Blutkörperchen, die Krankheitserreger und Zelltrümmer beseitigen.

Myelin
Fettreiche Substanz, die die Nervenfasern einhüllt und sie schützt.

Myom
Ein gutartiger Knoten in oder an der Gebärmutter.

Nephrotisches Syndrom
Eine Reihe von Erkrankungen, die die Niere betreffen und bei denen es zu einem erhöhten Verlust von Proteinen über den Urin kommt.

Neutrophile Granulozyten (Neutrophile)
Die häufigste Art von weißen Blutkörperchen, die bei der Abwehr von bakteriellen Infektionen eine wichtige Rolle spielen.

Ödeme
Schwellungen durch Flüssigkeitsansammlungen.

Organwerte
Laborwerte, die Informationen über die Funktion bestimmter Organe liefern, z. B. Herz, Leber oder Nieren.

Perniziöse Anämie
Eine Form der Anämie, die durch Fehlen des Intrinsic-Factors im Magen entsteht und zu einem gefährlichen Mangel an Vitamin B12 führen kann.

Phäochromozytom
Hormonbildender Tumor, der meistens in der Nebenniere entsteht und z. B. Adrenalin produziert.

Physiologisch
Gesunder, nicht krankhafter Zustand des Körpers.

Plasma
Der flüssige Teil des Blutes, der nach Entfernung der Blutzellen übrig bleibt, nachdem das Blut mit einem Antikoagulans behandelt wurde.

Polycythaemia vera
Seltene Erkrankung der Stammzellen, bei der es zu erhöhten Erythrozyten, Thrombozyten und Leukozyten im Blut kommt.

Polyglobulie
Eine erhöhte Anzahl von roten Blutkörperchen. Das Gegenteil ist Anämie (Blutarmut).

Polyneuropathie
Eine Erkrankung des peri-

pheren Nervensystems, die sich in Muskelbeschwerden, Taubheitsgefühlen oder Schwindel äußern kann.

Porphyrie
Verschiedene Stoffwechselerkrankungen, bei denen die Bildung von Häm, eines wichtigen Bausteins von Hämoglobin, gestört ist.

Procalcitonin (PCT)
Ein Biomarker, der vor allem bei schweren bakteriellen Infektionen und Sepsis stark ansteigt. Es hilft, bakterielle von viralen Infektionen zu unterscheiden und die Notwendigkeit einer Antibiotikatherapie einzuschätzen.

Renale tubuläre Azidose
Nierenerkrankung, bei der zu wenig Säuren ausgeschieden werden und die zu einer metabolischen Azidose führt.

Retikulozyten
Vorstufen der roten Blutkörperchen, die im Knochenmark gebildet werden. Die Anzahl der Retikulozyten im Blut gibt Auskunft über die Aktivität des Knochenmarks.

Rhabdomyolyse
Zerfall von Muskelfasern, z. B. aufgrund von Verletzungen.

Schilddrüsenautonomie
Eine Erkrankung der Schilddrüse, bei der unkontrolliert (unabhängig von Hypothalamus und Hirnanhangsdrüse) Hormone gebildet werden. Eine Ursache kann Jodmangel sein.

Schilddrüsenknoten (heiß)
Ein hormonell aktiver Knoten in der Schilddrüse.

Schwangerschaftsgestose
Eine Reihe von Erkrankungen, die nur im Rahmen einer Schwangerschaft auftreten.

Serum
Der flüssige Teil des Blutes, der nach der Gerinnung und Entfernung der Blutzellen übrig bleibt.

Sichelzellanämie
Erblich bedingte Anämie, bei welcher das Hämoglobin eine veränderte Form ausbildet (HbS). Sichelzellen sind Erythrozyten, die HbS enthalten.

Thalassämie
Eine erbliche Störung der Hämoglobinbildung, bei der bestimmte Proteinketten des Hämoglobins in geringerem Umfang gebildet werden.

Thrombose
Bildung eines Blutgerinnsels in einem Blutgefäß.

Thrombozyten
Blutplättchen, die für die Blutgerinnung wichtig sind.

Transferrin
Ein Protein, das Eisen im Blut transportiert.

Transferrinsättigung
Ein Maß dafür, wie viel Eisen an Transferrin gebunden ist.

Triglyzeride
Eine Form von Blutfetten. Erhöhte Werte sind ein Risikofaktor für Herz-Kreislauf-Erkrankungen und Bauchspeicheldrüsenentzündung (Pankreatitis).

TSH (Thyreotropin)
Ein Hormon der Hirnanhangsdrüse, das die Schilddrüse zur Produktion von Schilddrüsenhormonen (fT3, fT4) anregt. Es ist der wichtigste Screening-Parameter für Schilddrüsenfunktionsstörungen (Über- oder Unterfunktion).

Urin
Von den Nieren produzierte Ausscheidungsflüssigkeit.

Urindiagnostik
Untersuchung des Urins auf verschiedene Parameter. Sie liefert Hinweise auf Nierenfunktion, Stoffwechselvorgänge oder Infektionen.

Venöses Blut
Blut, das sauerstoffarm ist und typischerweise aus einer Vene entnommen wird, und welches für die meisten Laboruntersuchungen wie das Blutbild verwendet wird.

Vollblut
Blut in seinem ursprünglichen Zustand, das alle Blutbestandteile enthält.

Register

ÜBER DIE AUTORIN

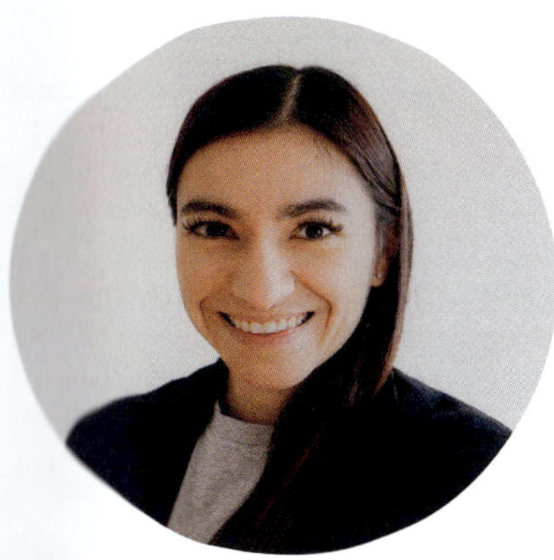

Christina Winzig ist studierte Molekularmedizinerin und ausgebildete Medizinredakteurin mit Weiterbildungen u. a. im Bereich der Labormedizin, Immunologie, Darmgesundheit, Nährstofftherapie, Präventionsmedizin und ganzheitlichen Gesundheitsberatung. Sie arbeitet mit einer Vielzahl von Menschen zusammen, die ihre Gesundheit verbessern möchten, und bildet in ihren Onlinekursen u. a. zu Laborwerten weiter. Auch auf ihren Social-Media-Kanälen klärt sie über verschiedene medizinische Themen auf, veranstaltet Online Kongresse und tritt auch selbst als Speakerin auf.

DK | Penguin Random House

Texte Christina Winzig
Lektorat Catharina Kriesl
Layout, Covergestaltung und Illustrationen Studio Rio, München

DK Verlag:
Projektbetreuung Caren Kinscherf, Silke Tauscher
Herstellungsbetreuung Claudia Rode
Herstellung Christine Rühmer

ISBN 978-3-8310-5191-5
5902-970898-24082-02

Druck und Bindung TBB, a.s., Slowakei

MIX
Papier | Fördert gute Waldnutzung
FSC® C018179
FSC www.fsc.org

www.dk-verlag.de

Wichtiger Hinweis
Autorin und Verlag lehnen Haftung für Schäden aller Art ab, die sich direkt oder indirekt aus der Anwendung der Informationen in diesem Buch ergeben. Die Angaben in diesem Buch dienen nur zu Informationszwecken und als Orientierungshilfe und können die Beratung durch einen Arzt nicht ersetzen.

Die hier im Buch genannten Laborwerte sind allgemeine Referenzbereiche, die je nach Labor, Messmethode und individueller Situation variieren können. Sie basieren auf den aktuellsten wissenschaftlichen Erkenntnissen und den zum Zeitpunkt der Veröffentlichung verfügbaren Informationen zum jeweiligen Thema. Die Wissenschaft ist jedoch einem ständigen Wandel unterworfen, und neue Forschungsergebnisse können zu einer Anpassung bestehender Empfehlungen führen. Obwohl wir uns bemüht haben, die Informationen so präzise und vollständig wie möglich darzustellen, können wir keine Garantie für die absolute Fehlerfreiheit oder dauerhafte Aktualität übernehmen.

Dieses Buch ist für die breite Öffentlichkeit bestimmt, daher erlaubt sich die Autorin gelegentlich, komplexe wissenschaftliche Zusammenhänge vereinfacht darzustellen.